Differential Diagnoses in Surgical Pathology: Breast

外科病理鉴别诊断图谱：
乳腺

［美］琼·辛普森（Jean Simpson）
［美］梅林达·桑德斯（Melinda Sanders）　著

应建明　薛丽燕　郭嫦媛　主译

北京科学技术出版社

著作权合同登记号　图字：01-2023-3312

图书在版编目 (CIP) 数据

外科病理鉴别诊断图谱. 乳腺 / （美）琼·辛普森
(Jean Simpson)，（美）梅林达·桑德斯
(Melinda Sanders) 著；应建明，薛丽燕，郭嫱媛主译
. — 北京：北京科学技术出版社，2023.11
　　书名原文：Differential Diagnoses in Surgical
Pathology: Breast
　　ISBN 978-7-5714-3085-6

　　Ⅰ. ①外… Ⅱ. ①琼… ②梅… ③应… ④薛… ⑤郭
… Ⅲ. ①乳房疾病—外科学—病理学—图谱 Ⅳ.
① R602-64 ② R655.804-64

　　中国国家版本馆 CIP 数据核字 (2023) 第 111060 号

注　意

　　本书提供了准确的药物适应证、不良反应和疗程剂量，但有可能发生改变。读者须阅读药商提供的外包装上的用药信息。作者、编辑、出版者或发行者对因使用本书信息所造成的错误、疏忽或任何后果不承担责任，对出版物的内容不做明示或隐含的保证。作者、编辑、出版者或发行者对由本书引起的任何人身伤害或财产损害不承担任何责任。

责任编辑：杨　帆	电　话：0086-10-66135495（总编室）		
责任校对：贾　荣	0086-10-66113227（发行部）		
图文制作：山东新华印务有限公司	网　址：www.bkydw.cn		
责任印制：吕　越	印　刷：北京捷迅佳彩印刷有限公司		
出 版 人：曾庆宇	开　本：889 mm×1194 mm　1/16		
出版发行：北京科学技术出版社	字　数：305 千字		
社　　址：北京西直门南大街 16 号	印　张：16		
邮政编码：100035	版　次：2023 年 11 月第 1 版		
ISBN 978-7-5714-3085-6	印　次：2023 年 11 月第 1 次印刷		

定　价：298.00 元

译校者名单

主　译

应建明　薛丽燕　郭嫦媛

副主译

杜　强　李　琳　薛学敏　李　卓　雷荟仔

译　者（按姓氏拼音排列）

曹　铮　戴洪甜　杜　强　方　庆　冯小龙

郭嫦媛　贾　佳　雷荟仔　李　琳　李　卓

李卓（博士后）　李丽红　刘晓琪　饶　薇

王　欣　王炳智　王亚希　文亚茹　薛丽燕

薛学敏　杨召阳　应建明　袁　培

前　言

组织病理学仍然是诊断和治疗乳腺疾病的基础。现今，乳腺成像技术、分子检测技术和乳腺癌的免疫治疗都已取得一定的进展，是否需要采取补充手术、化学预防、放疗和（或）化疗等治疗措施，须基于乳腺疾病的形态学特征。

组织病理学并不是一种"静态"的或者过时的学科。实际上，特定组织学标准的确立使得诊断具有可重复性。研究者们通过长期随访研究，将这些诊断标准与成千上万例患者的预后数据联系起来，确定了良性乳腺疾病的流行病学特征，这些研究能够帮助医师筛选可能从化学预防中获益的个体。同时，也证明了单纯进行乳腺活检并不会增加癌症进展的风险。

粗针活检的广泛使用对乳腺病理学的实践具有深远的影响，本书中的很多图片都来自粗针活检标本。粗针活检的诊断要求类似冰冻诊断：判断下一步应该做什么。更具体地说就是明确是否应该切除病变。

非常感谢Dr. David Page给予笔者向他学习乳腺病理学知识的机会，他坚持统一诊断标准，并基于临床背景指导笔者的日常工作。此外，还要感谢提供疑难会诊病例的病理学家们对笔者的信任。本书中的绝大多数疾病都与1~2个疾病进行鉴别诊断，能够帮助医师明确诊断，笔者希望本书能够成为教科书的补充，帮助读者的诊断水平更上一层楼。

琼·辛普森（*Jean Simpson*）

梅林达·桑德斯（*Melinda Sanders*）

目　录

第一章
腺泡的非增生性改变

	柱状细胞病变不伴非典型性	小叶单位的囊性扩张
年龄	成年女性	成年女性
影像学	钙化，点状成簇	钙化或分叶状肿块，常伴有分隔
病因学	不明	不明原因的特殊结缔组织改变导致小叶单位扩张
组织学	1. 小叶单位增大（*图 1.1.1*） 2. 被覆的柱状细胞有极性地排列在基底侧（*图 1.1.2,* *1.1.3*）	腺泡扩张、融合，被覆单层上皮细胞，通常呈立方形或伴有顶浆分泌（*图 1.1.4 ~ 1.1.6*）
特殊检查	无	无
治疗	无	出现症状时进行细针穿刺
临床意义	无危险因素	无危险因素

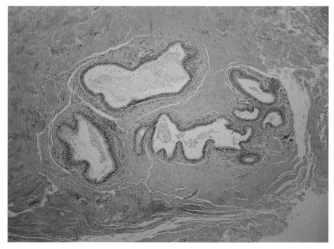

图 1.1.1　**柱状细胞病变不伴非典型性**　小叶单位增大，由扩张的腺泡组成，腔面呈波浪状。小叶内结缔组织纤维化

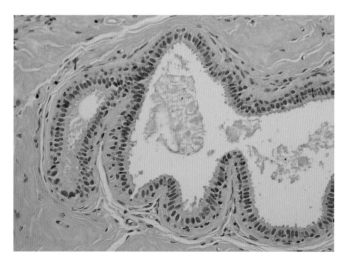

图 1.1.2　**柱状细胞病变不伴非典型性**　扩张的腺腔内含分泌物，被覆单层柱状上皮细胞；外侧肌上皮细胞排列有序，不伴非典型性

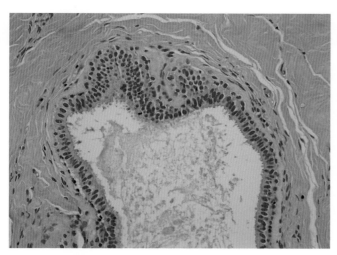

图 1.1.3　**柱状细胞病变不伴非典型性**　柱状细胞位于基底侧，有细胞极性，细胞核小，无明显核仁。肌上皮细胞显著

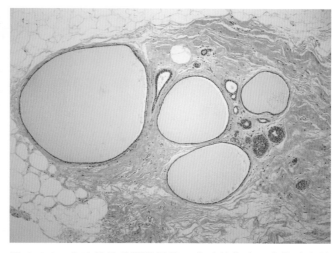

图 1.1.4　**小叶单位的囊性扩张**　小叶单位中一半的腺泡扩张，腔面呈圆形

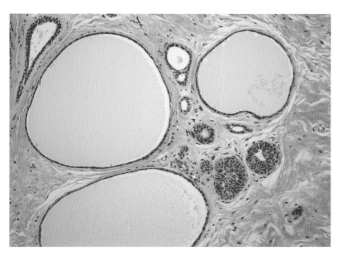

图 1.1.5　**小叶单位的囊性扩张**　扩张的腺泡内含半透明分泌物，缺乏组织细胞或炎症细胞。扩张的腺泡旁可见大小及形态正常的腺泡

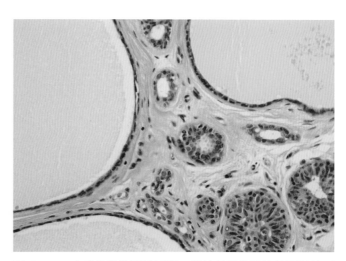

图 1.1.6　**小叶单位的囊性扩张**　囊性扩张的腺泡被覆极性正常的矮立方上皮，局部上皮细胞变少

	柱状细胞病变不伴非典型性	柱状细胞病变伴非典型性
年龄	成年女性	成年女性
影像学	钙化，典型者呈簇状，通常呈点状分布，可能是无定形的，很少呈多形性	钙化，典型者呈簇状，可能是无定形的或呈点状，很少呈多形性
病因学	不明	不明
组织学	1. 小叶单位扩张，被覆单层或双层细胞（*图 1.2.1 ～ 1.2.3*） 2. 具有基底侧极性（*图 1.2.4，1.2.5*） 3. 细胞核无显著的核仁	1. 小叶单位扩张（*图 1.2.6，1.2.7*），被覆的上皮细胞失去极性 2. 细胞核呈圆形，核仁突出（*图 1.2.8，1.2.9*） 3. 缺乏导管上皮非典型增生（ADH)的结构特征，例如，筛状结构、拱形结构和微乳头结构（*图 1.2.10*）
遗传学	无	染色体 16q 缺失
治疗	如果在粗针穿刺活检中发现该病变，则无须切除	如果在粗针穿刺活检中发现该病变，则须切除，因为其与更具有临床意义的病变相关；如果在切除活检标本中发现，则无须治疗
临床意义	无	患癌风险轻度升高（1.5 倍）

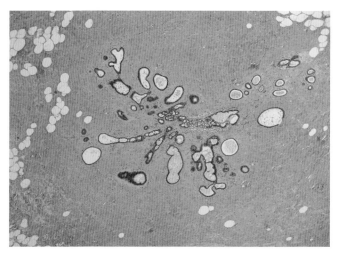

图 1.2.1　**柱状细胞病变不伴非典型性**　小叶单位中的大部分腺泡扩张并且有不规则的轮廓

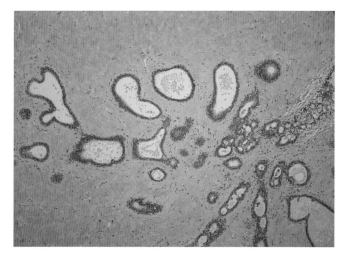

图 1.2.2　**柱状细胞病变不伴非典型性**　扩张的腺腔内有钙化分泌物，被覆单层柱状上皮细胞

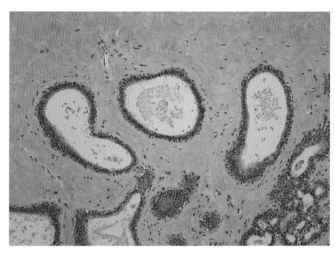

图 1.2.3 **柱状细胞病变不伴非典型性** 腺泡细胞明显拉长，可见显著的顶突

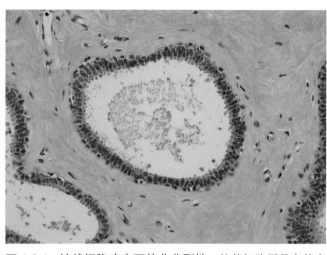

图 1.2.4 **柱状细胞病变不伴非典型性** 柱状细胞层具有基底侧极性。肌上皮层排列有序

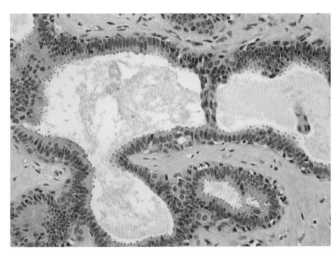

图 1.2.5 **柱状细胞病变不伴非典型性** 虽然偶尔可见细胞桥，但细胞核与长轴平行、互相重叠，这是普通增生的诊断标准。局灶假复层或平切可导致细胞层次增多和极性消失

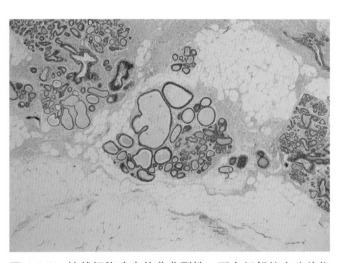

图 1.2.6 **柱状细胞病变伴非典型性** 两个相邻的小叶单位包含数个增大、扩张的腺泡。低倍镜下，衬覆细胞的特征不明显

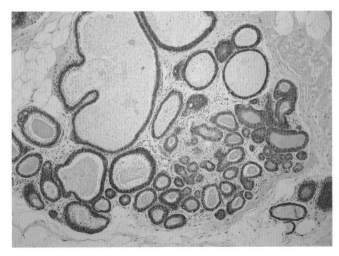

图 1.2.7 **柱状细胞病变伴非典型性** 高倍镜下，可见扩张的腺泡呈球状

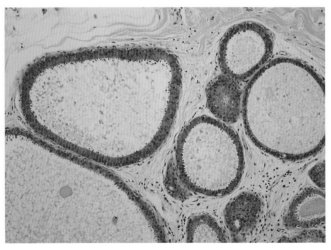

图 1.2.8 **柱状细胞病变伴非典型性** 这些扩张的腺泡含有分泌物，被覆细胞的细胞核呈圆形，核质比增高

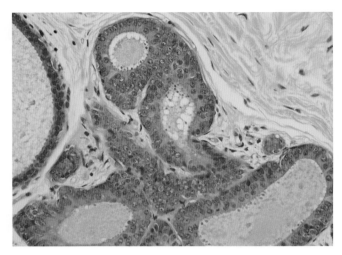

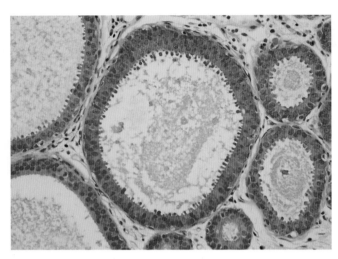

图 1.2.9　**柱状细胞病变伴非典型性**　除了失去极性，细胞核有明显的核仁。相邻的正常腺泡（左侧）被覆单层细胞，有小核仁

图 1.2.10　**柱状细胞病变伴非典型性**　腺泡被覆数层管腔上皮细胞，极性缺失，存在肌上皮细胞，但不突出。大部分腺泡可见胞突。不具备诊断导管上皮非典型增生（ADH）的结构特征（如筛状结构、拱形结构和微乳头结构）

	顶浆分泌改变	柱状细胞病变伴非典型性
年龄	成年女性	成年女性
影像学	钙乳型钙化，可呈簇状分布；聚集的顶浆分泌囊肿可形成肿块并伴有钙化	钙化，典型者呈簇状，可表现为点状或无定形，很少呈多形性
临床联系	患者常处于围绝经期	无特殊联系
组织学	1. 小叶单位扩张，被覆单层细胞伴顶浆分泌（图 1.3.1，1.3.2） 2. 顶端可见红色细胞质颗粒（图 1.3.3，1.3.4） 3. 细胞核增大，核仁显著	1. 小叶单位扩张（图 1.3.5），被覆的上皮细胞失去正常的极性 2. 细胞核呈圆形，增大、拥挤，通常有明显的核仁（图 1.3.6） 3. 缺乏导管上皮非典型增生（ADH）的结构特征，例如，筛状结构、拱形结构和微乳头结构（图 1.3.7，1.3.8）
遗传学	无	染色体 16q 缺失
治疗	细针穿刺引流囊肿	如果粗针穿刺标本中存在其他更具临床意义的病变，则须切除；如果在切除活检标本中发现，则无须进一步治疗
临床意义	无	患癌风险轻度升高（1.5 倍）

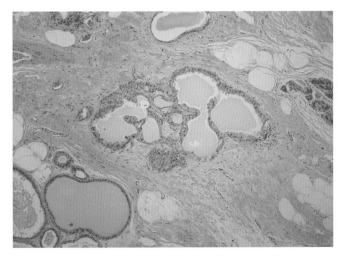

图 1.3.1 **顶浆分泌改变** 累及两个相邻的小叶单位，腺泡部分融合，含有嗜酸性分泌物

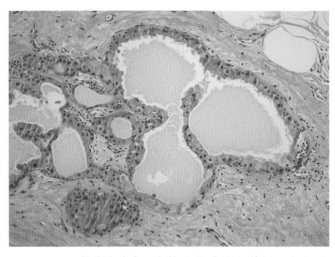

图 1.3.2 **顶浆分泌改变** 由扩张的腺泡和单层立方细胞构成

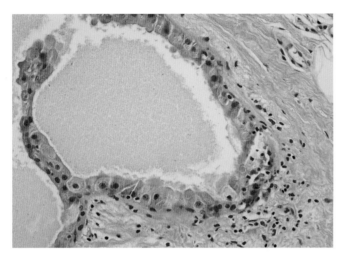

图 1.3.3　**顶浆分泌改变**　顶泌细胞的细胞质丰富，呈淡染或嗜酸性、细颗粒状。核质比正常

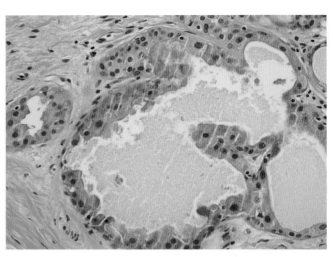

图 1.3.4　**顶浆分泌改变**　细胞核呈圆形、形态温和，保持正常极性。细胞的顶端分泌物含有特征性的红色细胞质颗粒

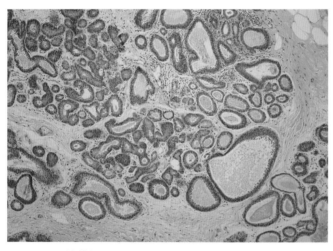

图 1.3.5　**柱状细胞病变伴非典型性**　3 个相邻的小叶单位扩张，腺泡大小不一；明显的嗜碱性提示核质比增高

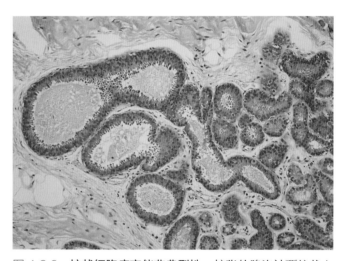

图 1.3.6　**柱状细胞病变伴非典型性**　扩张的腺泡被覆柱状上皮有显著的顶突。在该放大倍数下，可以看到细胞核增大和缺乏正常极性

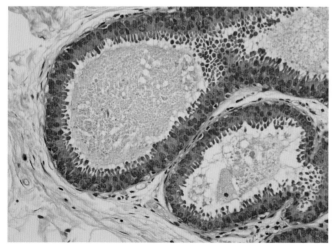

图 1.3.7　**柱状细胞病变伴非典型性**　单个假复层细胞的细胞核呈圆形。存在肌上皮细胞，但不突出。没有导管上皮非典型增生（ADH）的复杂结构

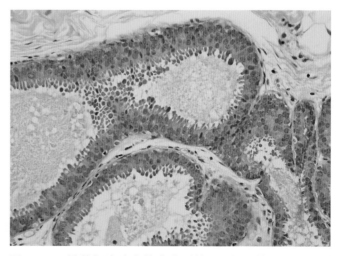

图 1.3.8　**柱状细胞病变伴非典型性**　平切可能出现多层结构。可见顶突，但没有真正的拱形结构或桥接

	分泌性改变	柱状细胞病变伴非典型性
年龄	任何年龄，通常是育龄期	任何年龄，通常是 40～60 岁
影像学	乳腺出现簇状钙化，通常为球形	乳腺簇状钙化，可能呈点状、无定形性，很少具有多形性
临床联系	常出现在哺乳期后；存在产生催乳素的垂体瘤；服用了引起催乳素分泌的药物	不明
组织学	1. 所有或部分小叶单位出现分泌性改变（*图 1.4.1*） 2. 腺泡有不同程度的扩张，细胞质呈嗜酸性、泡状（*图 1.4.2*） 3. 管腔中存在分泌物 4. 细胞呈鞋钉样，含有小而深的细胞核（*图 1.4.3*） 5. 细胞核位于细胞顶端，类似 Arias-Stella 反应的细胞（*图 1.4.3*）	1. 小叶单位增大，呈嗜碱性、球状，腺泡有不同程度的扩张（*图 1.4.4*） 2. 管腔含有分泌性物质，常伴钙化（*图 1.4.5*） 3. 组成腺泡的细胞失去基底侧极性（*图 1.4.6，1.4.7*） 4. 细胞核呈圆形，核仁突出（*图 1.4.7，1.4.8*） 5. 胞突很常见
遗传学	无	染色体 16q 缺失
治疗	无	如果在对其他更具临床意义的病变行核芯针活检时发现该病变，则进行切除活检；如果在切除活检标本中发现该病变，则无须进一步治疗
临床意义	无	患癌风险轻度升高（1.5 倍）

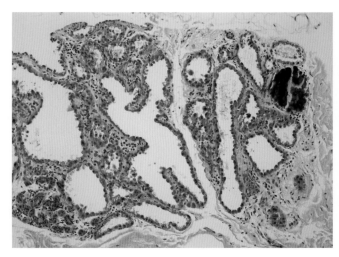

图 1.4.1　**分泌性改变**　两个相邻小叶单位存在分泌性改变，其特征是多个腺泡扩张，其中一个腺泡的轮廓呈波浪状。注意砂粒体（右侧），左下角的小叶单位包含几个正常的腺泡

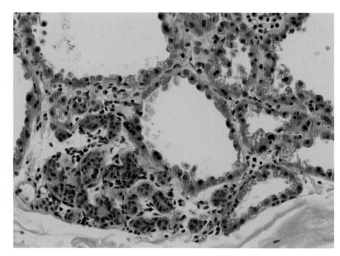

图 1.4.2　**分泌性改变**　腺泡被覆单层立方细胞，细胞质呈嗜酸性，其泡状内含物是分泌性改变的特征

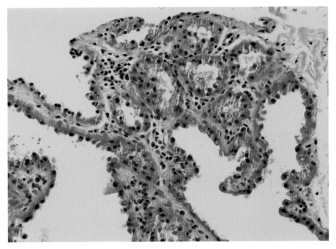

图 1.4.3　**分泌性改变**　细胞核染色深，呈污点状，位于顶端（鞋钉样细胞），类似子宫内膜的 Arias–Stella 反应的细胞

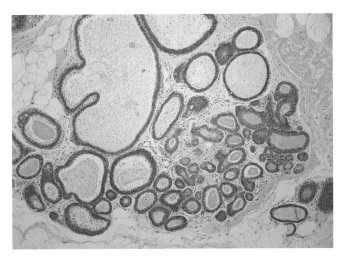

图 1.4.4　**柱状细胞病变伴非典型性**　可见腺泡在增大的小叶单位中呈球形，大多数管腔内含有分泌物

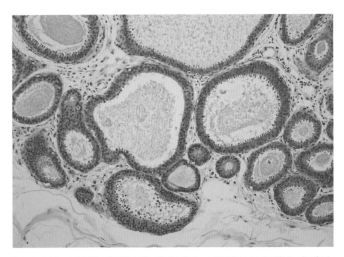

图 1.4.5　**柱状细胞病变伴非典型性**　特征是呈显著的嗜碱性

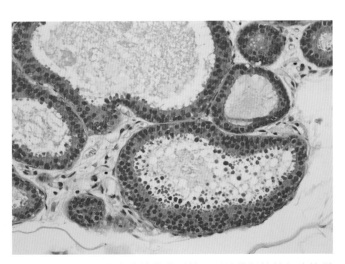

图 1.4.6　**柱状细胞病变伴非典型性**　可见特征性的细胞核增大、圆形核和极性丧失

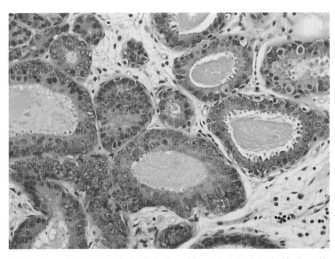

图 1.4.7　**柱状细胞病变伴非典型性**　可见细胞极性丧失、核增大和显著的核仁，存在肌上皮细胞

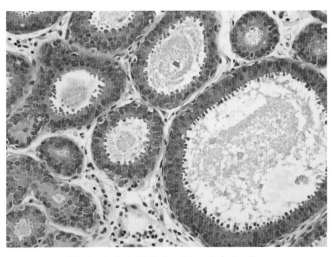

图 1.4.8　**柱状细胞病变伴非典型性**　核仁很明显

	小叶单位的囊性扩张	导管扩张症
年龄	围绝经期	围绝经期
影像学	钙化，或有圆形肿块，常伴有分隔	输乳管扩张，内含浓缩分泌物，分支状钙化。乳腺 X 线图像非常特殊
临床联系	不明	不明，乳腺炎患者或吸烟者的偶发表现
组织学	1. 展开、融合的腺泡导致囊肿形成（*图 1.5.1*） 2. 小叶单位的结构可能不明显 3. 囊肿的被覆上皮细胞可变薄（*图 1.5.2*），细胞可呈立方形（*图 1.5.3*） 4. 管腔中经常可见泡沫组织细胞（*图 1.5.2*） 5. 对于长期存在的囊肿，可能有囊周纤维化，但没有导管壁（*图 1.5.4*）	1. 真性导管疾病 2. 扩张的导管含有浓缩的黏稠物质，导管周围纤维化和并慢性炎症（*图 1.5.5 ～ 1.5.8*）
遗传学	无	无
治疗	有症状时进行细针针吸治疗	无
临床意义	没有癌症风险	没有癌症风险

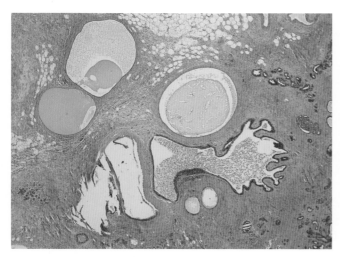

图 1.5.1　**小叶单位的囊性扩张**　腺泡展开并融合

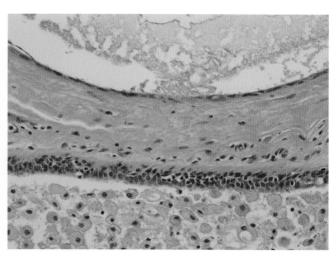

图 1.5.2　**小叶单位的囊性扩张**　可见由变薄的上皮细胞（顶部）构成的单纯性囊肿，而相邻的囊肿保持着双层细胞排列，并含有大量泡沫组织细胞（底部）

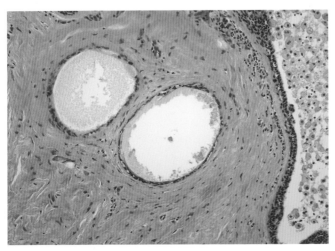

图 1.5.3　**小叶单位的囊性扩张**　除了囊肿管腔内的组织细胞外，偶尔有组织细胞与被覆上皮相混合。相邻的小囊肿只含有分泌物

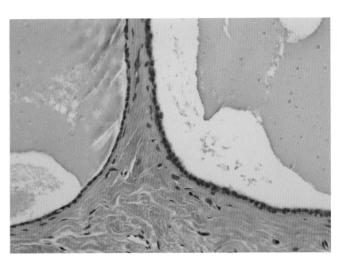

图 1.5.4　**小叶单位的囊性扩张**　可见由单层低立方上皮构成的小叶单位。小叶单位的特化性间质被纤维化间质替代，但在扩大的间隙周围没有导管壁

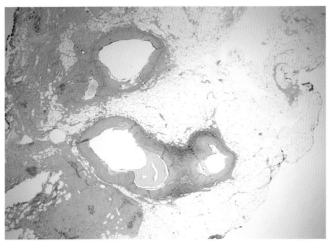

图 1.5.5　**导管扩张症**　特征是导管壁增厚和导管周围慢性炎症

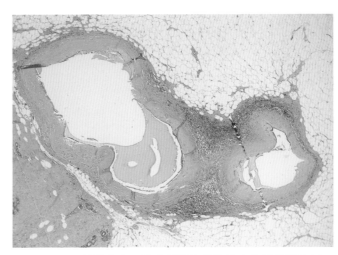

图 1.5.6　**导管扩张症**　这种纤维化结构是真实导管的特征。注意管腔内可见黏液样物质，管腔内壁上皮明显减少或局部缺失

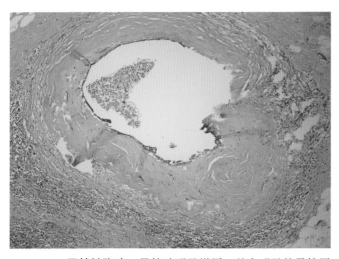

图 1.5.7　**导管扩张症**　导管壁明显增厚，并有明显的导管周围慢性炎症

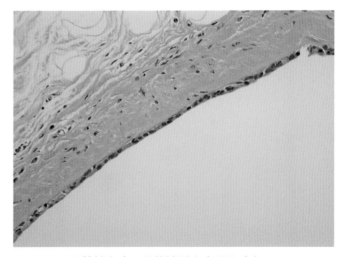

图 1.5.8　**导管扩张症**　导管被覆上皮明显减少

	黏液囊肿样病变	囊肿破裂
年龄	成年女性	成年女性
影像学	钙化，或圆形肿块	钙化
临床联系	不明	不明
组织学	1. 终末导管小叶单位破裂，黏液湖渗入间质（*图 1.6.1 ~ 1.6.4*） 2. 残留的上皮细胞可松散地附着在原有管壁的扩张腔隙上（*图 1.6.5 ~ 1.6.8*）	1. 囊肿呈圆形 2. 囊肿的衬覆细胞常不明显，由囊肿内容物、泡沫组织细胞和巨细胞与间质细胞混合形成，紧邻囊肿，没有与囊肿分离（*图 1.6.9 ~ 1.6.12*）
遗传学	无	无
治疗	只有与其他需要切除的病变相关时才需要切除，如导管上皮非典型增生（ADH）	无
临床意义	黏液囊肿样病变可伴有囊肿、正常增生、异型增生、导管原位癌或黏液癌。相关的上皮改变决定了风险	无

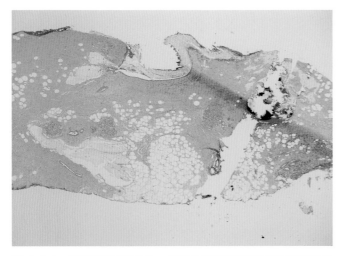

图 1.6.1　**黏液囊肿样病变**　非特化结缔组织中可见挤压的黏液湖，紧邻破裂的导管及大的营养不良性钙化

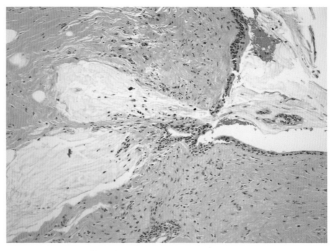

图 1.6.2　**黏液囊肿样病变**　破裂的囊肿附近的黏液湖中含有一些淡染、退变的上皮成分

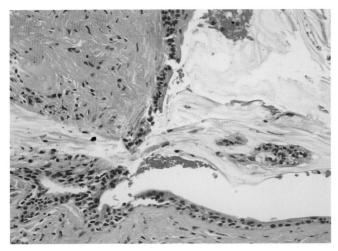

图 1.6.3　**黏液囊肿样病变**　破裂导管内的细胞为具有极性的管腔上皮细胞，细胞质丰富，细胞核呈圆形。存在显著的肌上皮层（底部）

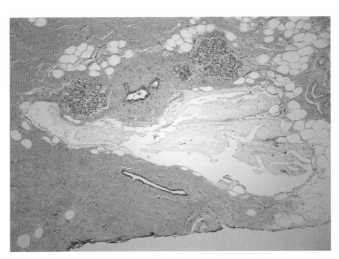

图 1.6.4　**黏液囊肿样病变**　几乎无细胞的黏液湖分割了非特化结缔组织

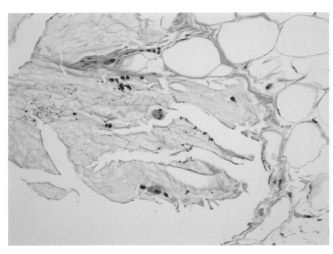

图 1.6.5　**黏液囊肿样病变**　黏液外渗处可见一些退化的上皮细胞

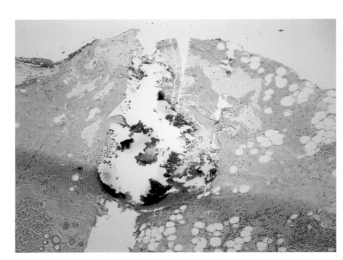

图 1.6.6　**黏液囊肿样病变**　扩张的导管内充满了大而破碎的钙化物。周围间质含有多个黏液囊肿样病变的小黏液湖

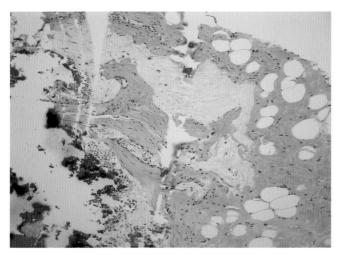

图 1.6.7　**黏液囊肿样病变**　充满钙化物的导管扭曲变形，其衬覆细胞几乎观察不到

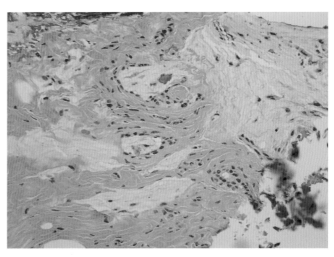

图 1.6.8　**黏液囊肿样病变**　渗出的黏液中，少数细胞发生退变

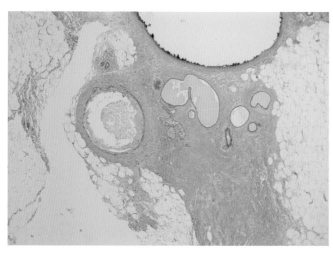

图 1.6.9　**囊肿破裂**　破裂的顶浆分泌囊肿内含有嗜碱性分泌物，而非黏液

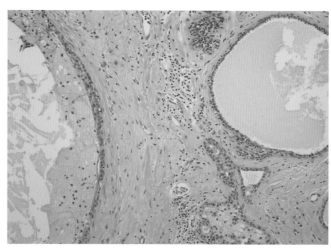

图 1.6.10　**囊肿破裂**　囊肿内（左侧）及周围间质内可见泡沫组织细胞

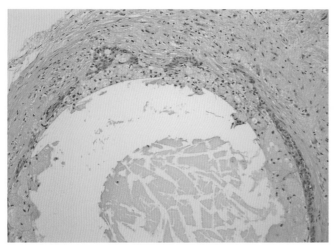

图 1.6.11　**囊肿破裂**　囊壁部分被泡沫组织细胞所覆盖，部分存在于邻近间质中

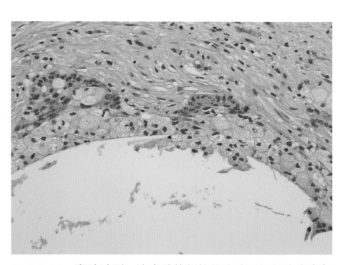

图 1.6.12　**囊肿破裂**　该囊肿特征性的泡沫组织细胞有类似上皮细胞中透明细胞改变或细胞内黏液的物质

参考文献

Aroner SA, Collins LC, Schnitt SJ, et al. Columnar cell lesions and subsequent breast cancer risk: a nested case–control study. Breast Cancer Res. 2010;12:R61.

Boulos FI, Dupont WD, Simpson JF, et al. Histologic associations and long-term cancer risk in columnar cell lesions of the breast: a retrospective cohort and a nested case–control study. Cancer. 2008;113:2415–2421.

Dupont WD, Page DL. Risk factors for breast cancer in women with proliferative breast disease. N Engl J Med. 1985;312:146–151.

Hartmann LC, Sellers TA, Frost MH, et al. Benign breast disease and the risk of breast cancer. N Engl J Med. 2005;353:229–237.

London SJ, Connolly JL, Schnitt SJ, et al. A prospective study of benign breast disease and the risk of breast cancer. JAMA. 1992;267:941–944.

Rosen PP. Columnar cell hyperplasia is associated with lobular carcinoma in situ and tubular carcinoma. Am J Surg Pathol. 1999;23:1561.

Sahoo S, Recant WM. Triad of columnar cell alteration, lobular carcinoma in situ, and tubular carcinoma of the breast. Breast J. 2005;11:140–142.

Schnitt SJ, Collins LC. Columnar cell lesions and flat epithelial atypia of the breast. Semin Breast Dis. 2005:100–111.

Schnitt SJ, Vincent-Salomon A. Columnar cell lesions of the breast. Adv AnatPathol. 2003;10:113–124.

（贾佳译，郭嫦媛、应建明审校）

第二章
上皮增生性病变：普通型导管上皮增生和非典型导管上皮增生

	不伴有异型性的导管上皮旺炽型增生	筛状型导管上皮非典型增生（ADH）
年龄	成年女性	成年女性
影像学	通常为偶然发现，钙化，很少形成肿块	通常为偶然发现，钙化
细胞学	不明	不明
组织学	1. 累及终末导管小叶单位（*图2.1.1*） 2. 细胞核重叠且分布不均匀，细胞核形态不一（*图2.1.1～2.1.5*） 3. 有不规则的"边窗"结构形成（*图2.1.2～2.1.5*） 4. 细胞边界不明显（*图2.1.4，2.1.5*）	1. 累及终末导管小叶单位（*图2.1.6，2.1.7*） 2. 细胞形态单一，分布均匀（*图2.1.8，2.1.9*） 3. 有明显的细胞边界，实性型ADH显示细胞均匀排列 4. 在小腺腔周围，形成微结节状结构（*图2.1.8，2.1.9*）
特殊检查	无，CK5/6表达不定	无，CK5/6通常呈阴性
分子生物学	无	染色体16q、17p缺失
治疗	无	活检发现后可手术切除，乳腺钼靶随访，应用（或不应用）抗激素治疗
临床意义	患癌风险轻度升高（1.5倍），但不影响临床处理	同侧及对侧患癌风险中度升高（4～5倍）

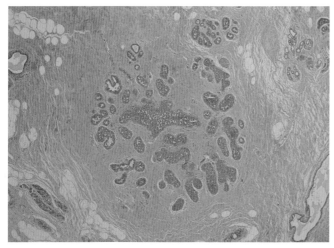

图 2.1.1 **不伴有异型性的导管上皮旺炽型增生** 导管上皮增生导致终末导管小叶单位扩张，局限于小叶单位内，不累及周围邻近的导管

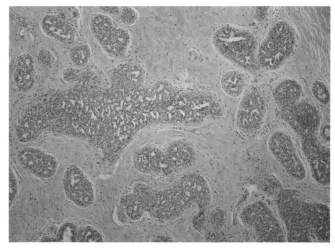

图 2.1.2 **不伴有异型性的导管上皮旺炽型增生** 导管上皮增生形成"边窗"结构，使小叶单位轮廓不规则

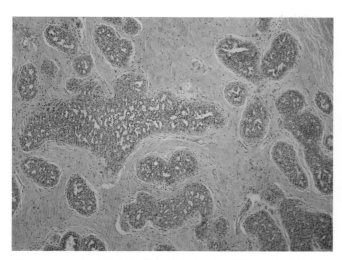

图 2.1.3　**不伴有异型性的导管上皮旺炽型增生**　高倍镜下可见"边窗"结构及不规则的边界

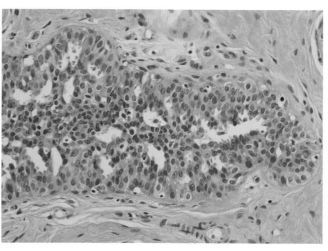

图 2.1.4　**不伴有异型性的导管上皮旺炽型增生**　细胞排列不均匀，形成"边窗"结构，细胞核形态多样且重叠

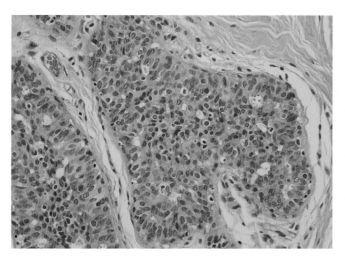

图 2.1.5　**不伴有异型性的导管上皮旺炽型增生**　细胞核形态多样且有重叠，但很少形成"边窗"结构

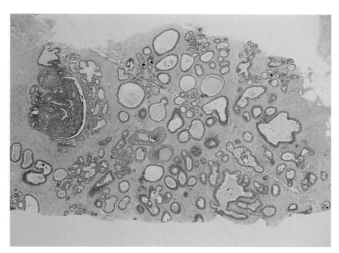

图 2.1.6　**筛状型导管上皮非典型增生（ADH）**　一些小叶内腺泡扩张，导管上皮增生

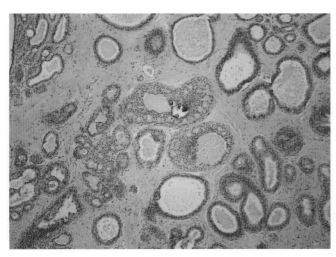

图 2.1.7　**筛状型导管上皮非典型增生（ADH）**　中央两个腺体由增生的腺泡填充，形态一致且单一的细胞形成"边窗"结构。其中一个增生的腺体内可见微钙化

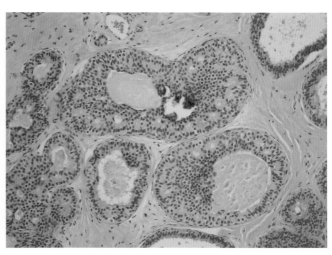

图 2.1.8　**筛状型导管上皮非典型增生（ADH）**　细胞核形态一致，排列整齐

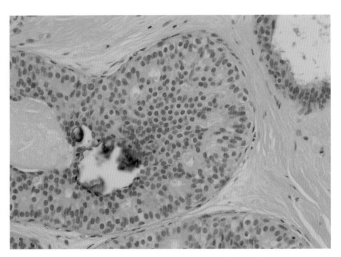

图 2.1.9　**筛状型导管上皮非典型增生（ADH）**　细胞大小
一致，可形成小菊形团结构，细胞界限清晰

	实性型导管上皮旺炽型增生	实性型 ADH
年龄	成年女性	成年女性
影像学	通常为偶然发现，钙化	通常为偶然发现，钙化
细胞学	未知	未知
组织学	1. 终末导管小叶单位扩张（图 2.2.1） 2. 实性生长方式，很少形成"边窗"结构（图 2.2.2 ~ 2.2.4） 3. 细胞核变化多样（图 2.2.3, 2.2.4） 4. 细胞排列拥挤，细胞核重叠，细胞边界不明显（图 2.2.3, 2.2.4）	1. 累及终末导管小叶单位（图 2.2.5） 2. 管腔被呈实性生长、形态单一的细胞占据（图 2.2.5 ~ 2.2.8） 3. 细胞排列均匀、整齐，有明显的细胞边界（图 2.2.7, 2.2.8）
特殊检查	无，CK5/6 呈镶嵌样表达	无，CK5/6 通常呈阴性
分子生物学	无	染色体 16q、17p 缺失
治疗	活检发现后一般不需要切除	活检发现后可手术切除，采用乳腺钼靶随访，应用（或不应用）抗激素治疗
临床意义	患癌风险轻度升高（1.5 倍），但不影响临床处理	同侧及对侧患癌风险中度升高（4 ~ 5 倍）

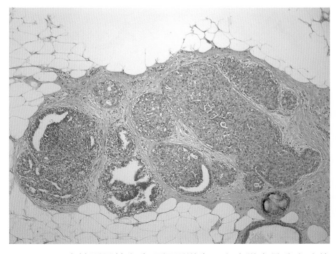

图 2.2.1　**实性型导管上皮旺炽型增生**　上皮增生导致小叶单位扩张、扭曲，小部分腺管仍可见残存腺腔，大部分腺管被增生的上皮细胞充满，呈实性生长方式，无"边窗"结构形成

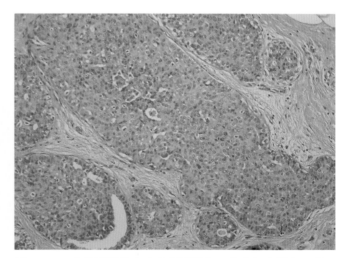

图 2.2.2　**实性型导管上皮旺炽型增生**　上皮细胞增生旺盛，细胞边界不明显，细胞核重叠，这些是典型的不伴有异型性的导管上皮旺炽型增生的特点

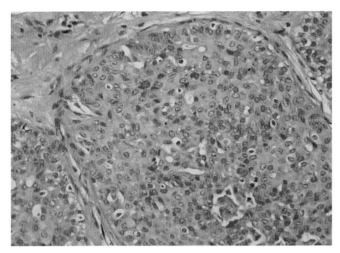

图 2.2.3　**实性型导管上皮旺炽型增生**　细胞核形态多样，互相重叠，且分化成熟

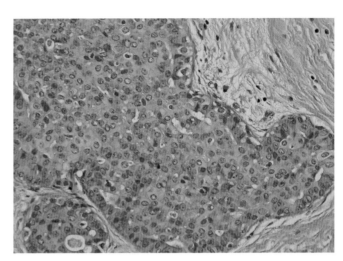

图 2.2.4　**实性型导管上皮旺炽型增生**　偶尔可见细胞核内包涵体。注意细胞排列不均匀

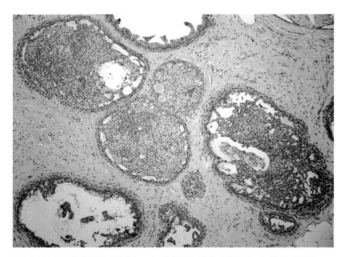

图 2.2.5　**实性型 ADH**　上皮细胞增生导致小叶单位扩张

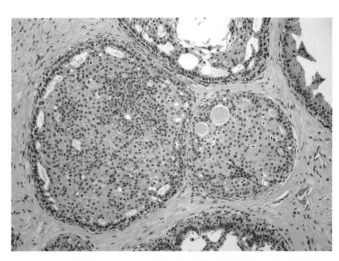

图 2.2.6　**实性型 ADH**　在伴有非典型增生时，细胞均匀一致，细胞核重叠，在管腔内分布不规则

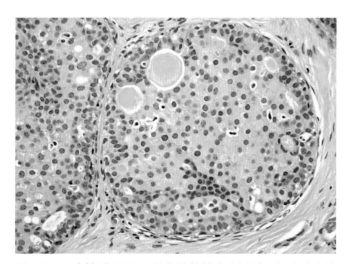

图 2.2.7　**实性型 ADH**　扩张腺管的中央区域，细胞形态单一且排列整齐

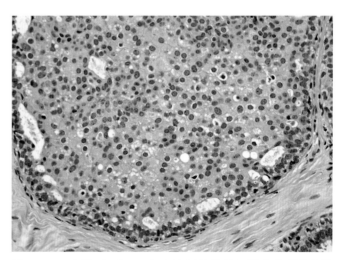

图 2.2.8　**实性型 ADH**　细胞边界清楚是识别非典型增生的重要线索。但在紧邻管腔基底膜周围可见到裂隙样腔隙和细胞形态多样的普通型增生的区域，这样可以确认只有部分管腔受累

	类似男性乳房发育的旺炽型增生	微乳头型 ADH
年龄	成年女性	成年女性
影像学改变	通常为偶然发现，钙化	通常为偶然发现，钙化
细胞学	未知	未知
组织学	1. 细胞增生影响终末导管及部分小叶单位（*图 2.3.1*） 2. 增生的终末导管小叶单位形成微乳头（*图 2.3.2 ~ 2.3.5*） 3. 微乳头逐渐变细，附着在管腔上，核仁固缩（*图 2.3.3 ~ 2.3.5*）	1. 终末导管小叶单位扩张（*图 2.3.6*） 2. 棒状微乳头结构由排列整齐的、单一的细胞构成（*图 2.3.7，2.3.8*） 3. 微乳头由基底膜向上延伸而来，缺乏纤维血管中轴（*图 2.3.7，2.3.8*）
特殊检查	无，CK5/6 呈镶嵌样表达	无，CK5/6 通常呈阴性
分子生物学	无	染色体 16q、17p 缺失
治疗	活检发现后一般不需要切除	活检发现后可手术切除，乳腺钼靶随访，应用（或不应用）抗激素治疗
临床意义	患癌风险轻度升高（1.5 倍），但不影响临床处理	同侧及对侧患癌风险中度升高（4 ~ 5 倍）

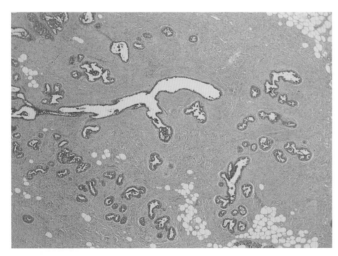

图 2.3.1 **类似男性乳房发育的旺炽型增生** 小叶单位周围和 1 个终末导管内可见上皮增生。注意小叶单位内由纤维间质构成的特化性间质

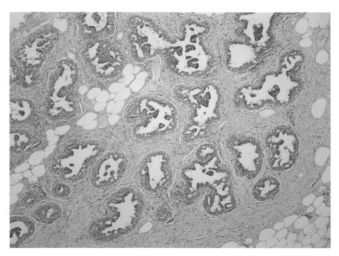

图 2.3.2 **类似男性乳房发育的旺炽型增生** 小叶单位的腺泡有微乳头状突起，其中一些形成不规则的拱桥结构

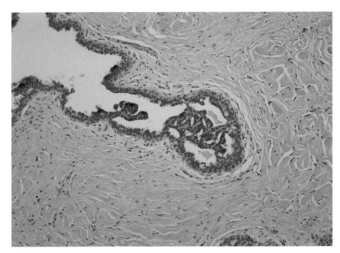

图 2.3.3　**类似男性乳房发育的旺炽型增生**　增生的导管上皮周围的间质很像假性血管瘤样间质增生

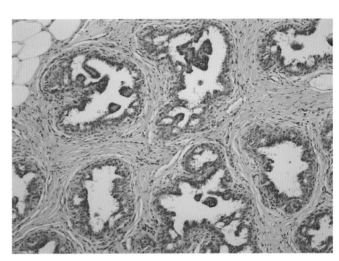

图 2.3.4　**类似男性乳房发育的旺炽型增生**　细胞增生形成的微乳头的茎部不僵硬，微乳头逐渐变细，并附着在管腔上，这是男性乳房发育过程中导管上皮增生的特征

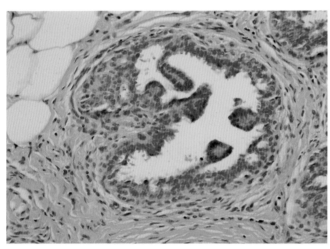

图 2.3.5　**类似男性乳房发育的旺炽型增生**　排列在微乳头状突起上的细胞小而固缩，微乳头中央有一个无细胞区，本例中没有非典型增生，只有旺炽型增生

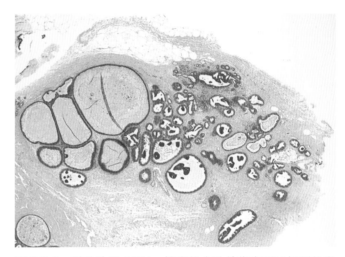

图 2.3.6　**微乳头型 ADH**　扩张的小叶单位内可见僵硬的微乳头突起

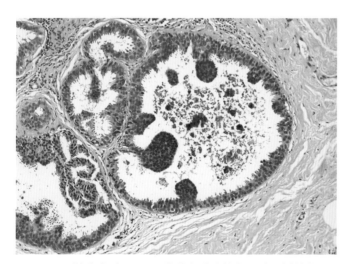

图 2.3.7　**微乳头型 ADH**　微乳头形成棒状及球茎样结构

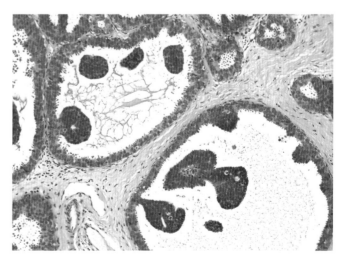

图 2.3.8　**微乳头型 ADH**　构成微乳头的细胞排列整齐、均匀一致。微乳头是僵硬的，并附着在基底膜上

	复杂性乳头状大汗腺样改变	微乳头型 ADH 伴大汗腺样特征
年龄	成年女性，常发生在围绝经期	成年女性，通常在 55 岁以后发生
影像学改变	通常为偶然发现；钙化；当表现为聚集性囊肿时，可能出现囊性和实性肿块	钙化
细胞学	不明	不明
组织学	1. 扩张的终末导管小叶单位衬覆大汗腺样细胞（*图 2.4.1，2.4.2*） 2. 大汗腺样细胞构成的微乳头结构向管腔内伸展（*图 2.4.1 ~ 2.4.3*） 3. 大汗腺样细胞构成的微乳头结构内可见纤维血管轴心（*图 2.4.4*） 4. 大汗腺样细胞形态温和，内可见嗜酸性颗粒（*图 2.4.4，2.4.5*） 5. 微乳头结构纤细，无僵硬的条索样结构（*图 2.4.5*）	1. 终末导管小叶单位扩张，其内包含许多微乳头结构（*图 2.4.6 ~ 2.4.8*） 2. 棒状微乳头结构由排列整齐的、单一的细胞构成，缺乏纤维血管轴心（*图 2.4.7，2.4.8*） 3. 微乳头由基底膜向上延伸而来，构成微乳头的细胞与管腔周围的细胞形态一致（*图 2.4.8*）
特殊检查	无	无，CK5/6 通常呈阴性
分子生物学	无	染色体 16q、17p 缺失
治疗	不需要切除	活检发现后可手术切除，乳腺钼靶随访，应用（或不应用）抗激素治疗
临床意义	无	同侧及对侧患癌风险中度升高（4 ~ 5 倍）

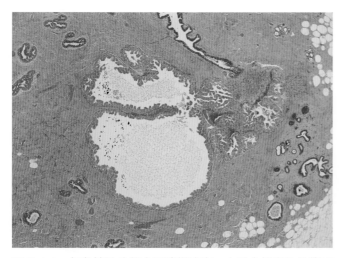

图 2.4.1　**复杂性乳头状大汗腺样改变**　小叶内扩张的导管可见乳头状大汗腺样改变

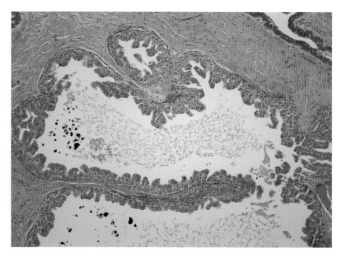

图 2.4.2　**复杂性乳头状大汗腺样改变**　大汗腺样细胞形成微乳头结构，中央可见纤维血管轴心

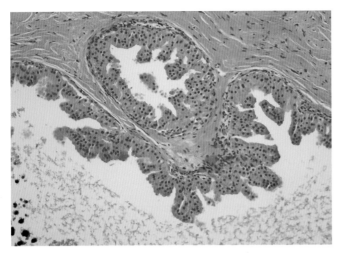

图 2.4.3　**复杂性乳头状大汗腺样改变**　由大汗腺样细胞构成的纤细微乳头向管腔内伸展

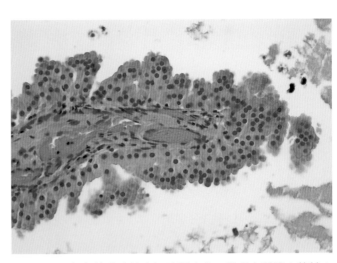

图 2.4.4　**复杂性乳头状大汗腺样改变**　排列在纤维血管轴心两侧的细胞发生大汗腺样改变

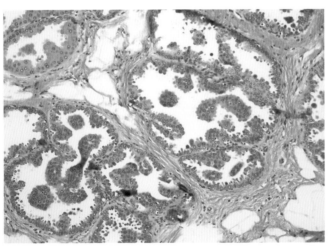

图 2.4.5　**复杂性乳头状大汗腺样改变**　在 ADH 中构成棒状、球茎样微乳头结构的细胞排列整齐、均匀一致地从基底膜向管腔内伸展

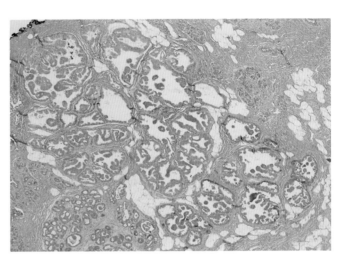

图 2.4.6　**微乳头型 ADH 伴大汗腺样特征**　在本例中，一些腺泡内可见均匀一致的细胞构成微乳头结构

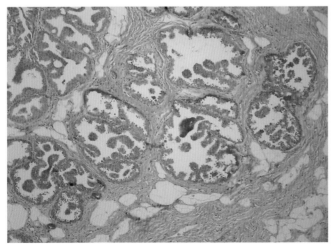

图 2.4.7　**微乳头型 ADH 伴大汗腺样特征**　棒状、球茎样微乳头结构从基底膜向上伸出，而不是附着在上皮表面

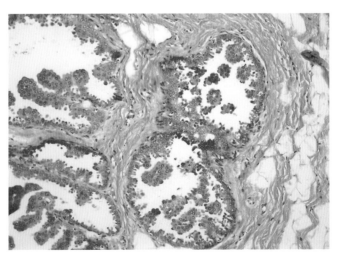

图 2.4.8　**微乳头型 ADH 伴大汗腺样特征**　乳头间可见到有极向的第二种细胞

	筛状型 ADH	胶原小球病
年龄	成年女性	成年女性
影像学改变	通常为偶然发现；钙化	钙化
细胞学	未知	未知
组织学	1. 细胞增生导致终末导管小叶单位扩张（图 2.5.1，2.5.2） 2. "边窗"结构周围的细胞均匀一致、僵硬（图 2.5.2 ～ 2.5.7） 3. 均匀一致的细胞形成小菊形团结构（图 2.5.6） 4. 僵硬的"边窗"结构是由垂直排列（不平行）的细胞构成的呈拱桥样结构（图 2.5.7）	1. 球状物由基底膜样物质构成并形成筛状结构（图 2.5.8，2.5.9） 2. 组成球状物的细胞的核不明显，而小体周围细胞的核清晰（图 2.5.8，2.5.9） 3. 管腔周围上皮细胞与真管腔相连（图 2.5.9） 4. 真管腔细胞内含中性黏液（阿尔辛蓝 /PAS 染色呈蓝色），而假管腔内含酸性黏液（阿尔辛蓝 /PAS 染色呈粉红色），证实为基底膜样物质
特殊检查	无，CK5/6 通常呈阴性	特殊染色：阿尔辛蓝 /PAS 染色或免疫组化染色证实有基底膜样物质
分子生物学	染色体 16q、17p 缺失	无
治疗	活检发现后可手术切除，乳腺钼靶随访，应用（或不应用）抗激素治疗	无
临床意义	同侧及对侧患癌风险中度升高（4 ~ 5 倍）	无

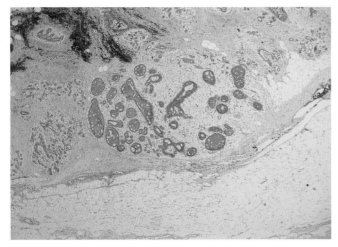

图 2.5.1 **筛状型 ADH** 细胞增生导致终末导管及部分小叶单位扩张

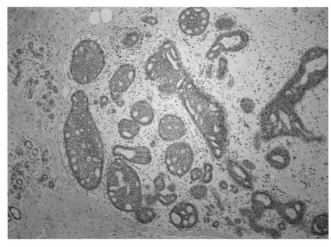

图 2.5.2 **筛状型 ADH** 在本例中，细胞均匀一致，有僵硬的"边窗"结构

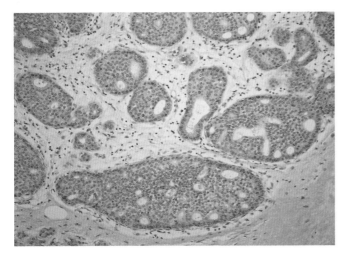

图 2.5.3　**筛状型 ADH**　细胞边界清楚，均匀一致地排列形成"边窗"结构

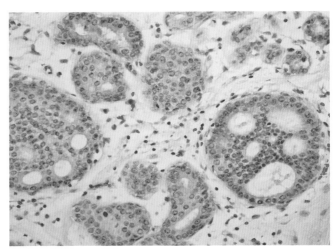

图 2.5.4　**筛状型 ADH**　均匀一致、形态温和的细胞形成拱桥样结构

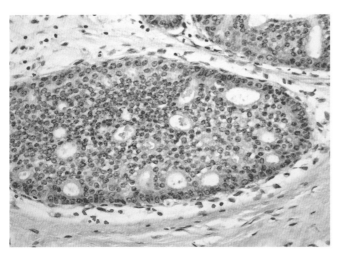

图 2.5.5　**筛状型 ADH**　有一些"边窗"结构并不规则，但是其他的筛孔状结构圆而光滑，由均匀一致的细胞构成

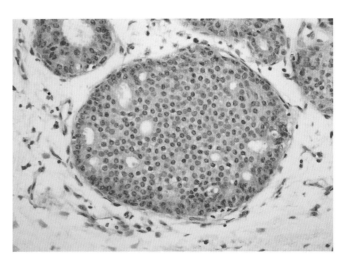

图 2.5.6　**筛状型 ADH**　细胞均匀一致

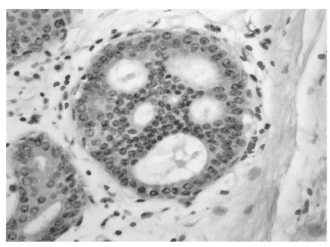

图 2.5.7　**筛状型 ADH**　均匀一致的细胞不完全累及管腔称为非典型增生。部分细胞桥接增厚且形态一致，右上角的筛状间隙主要由细胞质构成

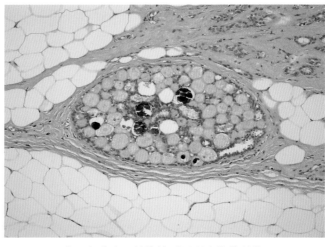

图 2.5.8　**胶原小球病**　低倍镜下呈现出筛状结构

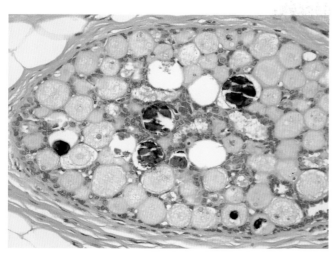

图 2.5.9　**胶原小球病**　由基底膜样物质构成的小球是胶原小球病呈现筛状结构的主要原因。注意假管腔内钙化。罕见真腺腔，其内衬管腔上皮细胞

参考文献

Collins Lc, Baer Hj, Tamimi Rm, Et Al. Magnitude and laterality of breast cancer risk according to histologic type of atypical hyperplasia: results from the Nurses' Health Study. Cancer.2007;109:180–187.

Dupont Wd, Page Dl. Risk Factors For Breast Cancer In Women With Proliferative Breast Disease. N Engl J Med.1985; 312:146–151.

Dupont Wd, Page Dl. Relative Risk Of Breast Cancer Varies With Time Since Diagnosis Of Atypical Hyperplasia. Hum Pathol.1989;20:723–5.

Hartmann Lc, Sellers Ta, Frost Mh, Et Al. Benign Breast Disease And The Risk Of Breast Cancer. N Engl J Med. 2005; 353:229–237.

Jensen Ra, Page Dl. Epithelial Hyperpasia. In: Elston Cw, Ellis Io, Eds. The Breast. 3Rd Ed. Edinburgh: Churchill Livingstone;1988:65–89.

Kelsey Jl, Gammon Md, John Em. Reproductive Factors And Breast Cancer. Epidemiol Rev. 1993;15:36–47.

London Sj, Connolly Jl, Schnitt Sj, Et Al. A Prospective Study Of Benign Breast Disease And The Risk Of Breast Cancer. Jama.1992;267:941–944.

Marshall Lm, Hunter Dj, Connolly Jl, Et Al. Risk Of Breast Cancer Associated With Atypical Hyperplasia Of Lobular And Ductal Types. Cancer Epidemiol Biomarkers Prev. 1997;6:297–301.

Page Dl, Dupont Wd, Jensen Ra. Papillary Apocrine Change Of The Breast: Associations With Atypical Hyperplasia And Risk Of Breast Cancer. Cancer Epidemiol Biomarkers Prev.1996;5:29–32.

Page Dl, Dupont Wd, Rogers Lw, Et Al. Atypical Hyperplastic Lesions Of The Female Breast: A Long-Term Follow-Up Study. Cancer. 1985;55:2698–2708.

Tavassoli Fa, Norris Hj. A Comparison Of The Results Of Long-Term Follow-Up For Atypical Intraductal Hyperplasia And Intraductal Hyperplasia Of The Breast. Cancer.

（冯小龙译，郭嫦媛、应建明审校）

第三章
小叶瘤变及其他上皮增生性病变

	伴有透明细胞的旺炽型增生	不典型小叶增生（ALH）
年龄	成年女性	成年女性，绝经后发病率下降
影像学	偶然发现或与钙化相关	偶然发现，极少与钙化相关
病因学	不明	不明
组织学	1. 小叶单位因不均一的上皮细胞增生而扩张，伴有"边窗"结构形成（*图 3.1.1*） 2. "边窗"结构不规则，呈裂隙状排列（*图 3.1.2 ~ 3.1.4*） 3. 细胞核形状不一，易见核重叠（*图 3.1.2 ~ 3.1.4*） 4. 细胞边界不清晰（*图 3.1.3，3.1.4*）	1. 小叶单位由形态单一的细胞构成，部分腺泡内充满形态一致、黏附性较差的小细胞（*图 3.1.5, 3.1.6*） 2. 腺泡含有特征性的细胞，但并无明显的扩张和扭曲（*图 3.1.5 ~ 3.1.8*） 3. 可见残存的腺上皮和肌上皮细胞（*图 3.1.7，3.1.8*） 4. 常见细胞质内包涵体（*图 3.1.8*）
特殊检查	无；CK5/6 表达不一致	无；通常不表达 E-cadherin，存在 p120 表达
遗传学	无	存在 *CDH1* 基因突变（染色体 16q22.1）
治疗	无	穿刺活检偶然发现的病变需进行乳腺钼靶随访，应用（或不应用）抗雌激素治疗，不需要手术切除
临床意义	患癌风险轻度升高（1.5 倍），但不影响治疗方式的选择	患癌风险中度升高（4 ~ 5 倍）；双侧乳腺均有患癌风险，但病变侧乳腺的患癌风险更高（3：1）

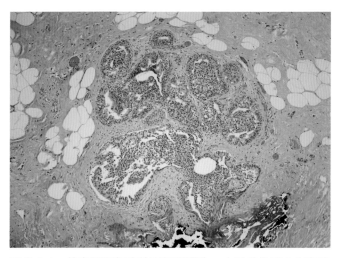

图 3.1.1　**伴有透明细胞的旺炽型增生**　小叶单位因上皮细胞增生而扩张，形成特征性的不规则的"边窗"结构

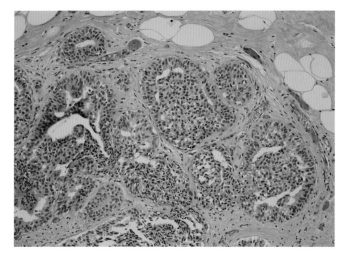

图 3.1.2　**伴有透明细胞的旺炽型增生**　细胞分布不均，无异型性，周围形成裂隙样腔隙，相对于基底膜细胞有极性

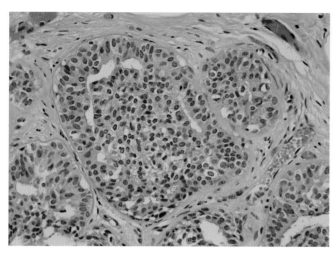

图 3.1.3　**伴有透明细胞的旺炽型增生**　许多上皮细胞的胞质透亮，可能提示细胞来源具有单一性

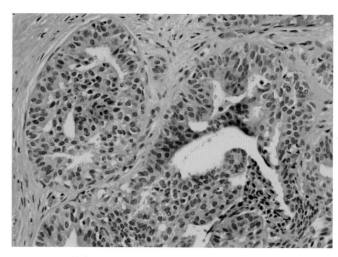

图 3.1.4　**伴有透明细胞的旺炽型增生**　细胞边界不清、细胞核形状不规则、细胞分布不均是无异型性的旺炽型增生的特征性表现

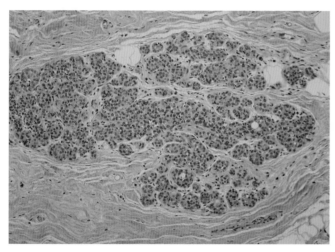

图 3.1.5　**不典型小叶增生（ALH）**　可见 4 个小叶单位和 1 个终末导管因一致性的细胞增生而轻度扩张

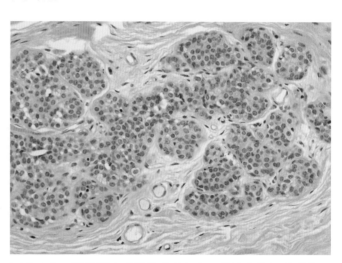

图 3.1.6　**不典型小叶增生（ALH）**　腺泡内的细胞形态一致、分布均匀，细胞缺乏黏附性。部分腺泡内可见残存管腔，病变小叶扩张不明显，无明显扭曲变形

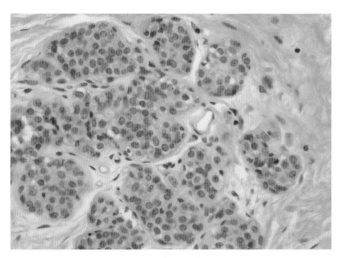

图 3.1.7　**不典型小叶增生（ALH）**　残留的肌上皮细胞及管腔上皮细胞与 ALH 细胞混合存在

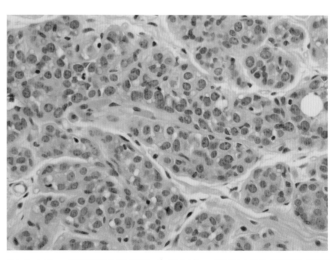

图 3.1.8　**不典型小叶增生（ALH）**　较多 ALH 细胞的细胞质内可见包涵体

	伴有显著肌上皮增生的普通型增生	ALH
年龄	成年女性	成年女性，绝经后发病率下降
影像学	偶然发现，或与钙化相关	偶然发现，极少与钙化相关
病因学	不明	不明
组织学	1. 簇状小叶单位内可见不一致的细胞增生（*图 3.2.1*） 2. 细胞类型混杂：肌上皮细胞的细胞质透明，位于腺泡外侧，腺泡内侧的腺上皮细胞的细胞质呈嗜酸性（*图 3.2.1 ~ 3.2.4*） 3. 两种细胞成分均可见细胞核形状不一、核重叠的现象（*图 3.2.2 ~ 3.2.4*） 4. 可见不规则的"边窗"及胞质透明的肌上皮细胞（*图 3.2.2 ~ 3.2.4*） 5. 肌上皮细胞缺乏细胞质内包涵体（*图 3.2.2 ~ 3.2.4*）	1. 乳腺小叶单位被形态单一的增生细胞不同程度地累及，细胞黏附性差（*图 3.2.5，3.2.6*） 2. 增生的细胞分布均匀，边界不清，腺泡无扩张（*图 3.2.6 ~ 3.2.8*） 3. 细胞质内包涵体常见（*图 3.2.8*） 4. 腺泡排列紧密，但腺泡之间可见明显的间质（*图 3.2.8*）
特殊检查	无；CK5/6、E-cadherin 呈弥漫阳性	无；常不表达 E-cadherin，表达 p120
遗传学	无	存在 *CDH1* 基因突变（染色体 16q22.1）
治疗	活检样本中发现，无须切除治疗	活检发现病变需进行乳腺钼靶随访，应用（或不应用）抗雌激素治疗，不需要手术切除
临床意义	与旺炽型增生同时发生时，患癌风险轻度升高（1.5 倍）；双侧乳腺均有患癌风险，但风险的等级不影响治疗方案	患癌风险中度升高（4 ~ 5 倍）；双侧乳腺均有患癌风险，但病变侧乳腺的患癌风险更高（3 : 1）

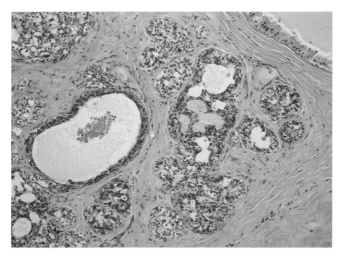

图 3.2.1 **伴有显著肌上皮增生的普通型增生** 腺泡因细胞质透亮的细胞增生而轻度扩张，部分腺泡出现不规则"边窗"结构

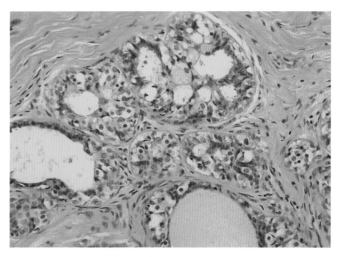

图 3.2.2 **伴有显著肌上皮增生的普通型增生** 腺泡外侧细胞质透亮的肌上皮细胞增生，"边窗"结构周围包绕着细胞质呈嗜酸性的腺上皮细胞，两种细胞成分分布不均

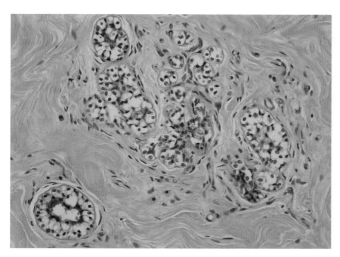

图 3.2.3 **伴有显著肌上皮增生的普通型增生** 萎缩的乳腺小叶单位几乎完全由细胞质透亮的肌上皮细胞组成，仅小叶单位中央可见少许残留的腺上皮细胞

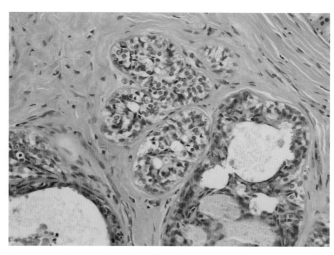

图 3.2.4 **伴有显著肌上皮增生的普通型增生** 可见腺泡因细胞质透亮的肌上皮细胞增生而轻度扩张，少数散在分布的腺上皮围绕在管腔周围，外侧为肌上皮

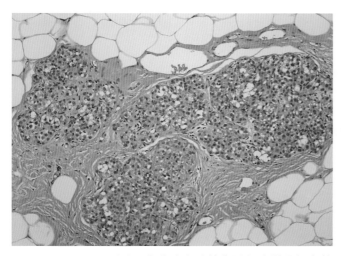

图 3.2.5 **ALH** 可见 4 个乳腺小叶单位因细胞增生轻度扩张，低倍镜下细胞有明显的一致性

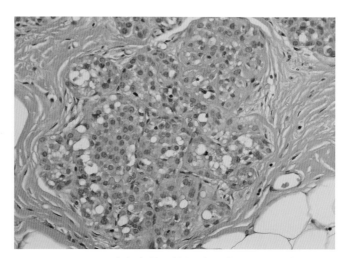

图 3.2.6 **ALH** 腺泡由单一性细胞组成，细胞核位于细胞中央，细胞的黏附性差

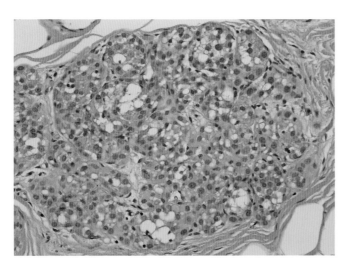

图 3.2.7 **ALH** 该乳腺小叶单位中低黏附性的生长方式更为显著。细胞质内包涵体明显，多个腺泡内残留细胞间腔隙

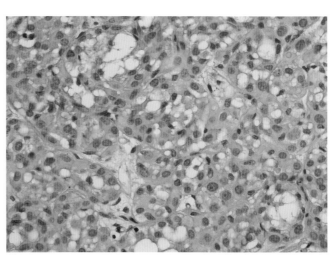

图 3.2.8 **ALH** 许多细胞可见细胞质内包涵体。残存的腺上皮细胞混杂其中，具有小而深染的细胞核

	ALH	实性型导管上皮非典型增生（ADH）
年龄	成年女性，绝经后发病率下降	成年女性
影像学	偶然发现，极少与钙化相关	偶然发现或影像提示钙化
病因学	不明	不明
组织学	1. 乳腺小叶单位因细胞实性增生而扩张（*图 3.3.1，3.3.2*） 2. 低倍镜下，小叶内的细胞形态一致、黏附性差（*图 3.3.2 ～ 3.3.4*） 3. 腺泡内充满小而一致的细胞，细胞间存在少量空隙（与小叶原位癌的鉴别要点见 3.4）（*图 3.3.3*） 4. 腺泡可部分累及，可见残存的细胞间腔隙（*图 3.3.4*） 5. 常见细胞质内包涵体（*图 3.3.4*）	1. 终末导管小叶单位因细胞增生而扩张（*图 3.3.5*） 2. 腺泡内形态一致的细胞实性增生（*图 3.3.6，3.3.7*） 3. 细胞核形态一致、分布均匀，细胞边界清晰；偶见微小菊形团（*图 3.3.7*）
特殊检查	无，E-cadherin 常呈阴性	无，CK5/6 常呈阴性
遗传学	表达 p120；存在 *CDH1* 基因突变（染色体 16q22.1）	染色体 16q、17p 缺失
治疗	活检发现 ALH 需进行乳腺钼靶随访，应用（或不应用）抗雌激素治疗，不需要手术切除	活检样本中发现，应予以切除治疗；需进行乳腺钼靶随访，应用（或不应用）抗雌激素治疗
临床意义	患癌风险中度升高（4 ～ 5 倍）；双侧乳腺均有患癌风险，病变侧乳腺的患癌风险更高（3：1）	患癌风险中度升高（4~5 倍），双侧乳腺的患癌风险均升高

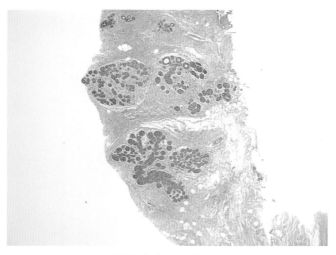

图 3.3.1 **ALH** 活检样本内见几个因上皮增生而扩张的乳腺小叶单位

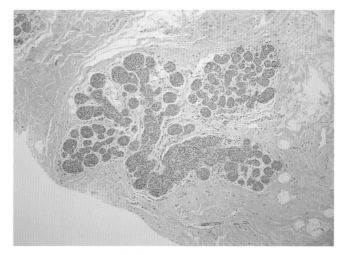

图 3.3.2 **ALH** 低倍镜下可见细胞形态一致、分布均匀

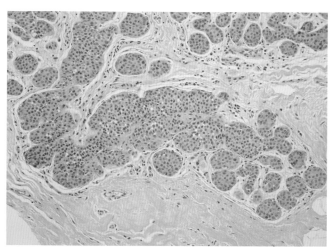

图 3.3.3 **ALH** 细胞黏附性差，终末导管常见不同程度的累及，与小叶原位癌不同

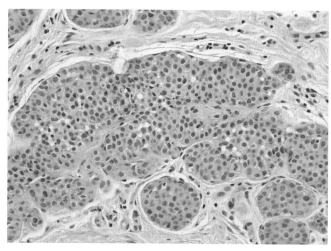

图 3.3.4 **ALH** 细胞黏附性差，缺乏清晰的细胞边界。细胞质内包涵体散在分布

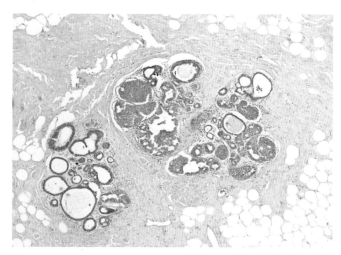

图 3.3.5 **实性型导管上皮非典型增生（ADH）** 相邻的两个乳腺小叶单位部分区域可见实性增生的细胞（中央区）

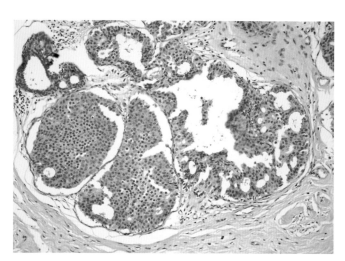

图 3.3.6 **实性型导管上皮非典型增生（ADH）** 细胞形态一致、分布均匀

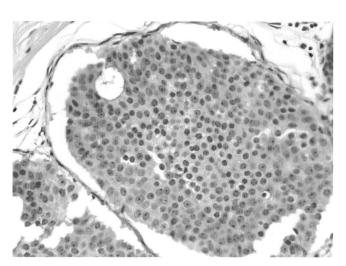

图 3.3.7 **实性型导管上皮非典型增生（ADH）** 细胞具有黏附性，细胞边界清晰，其内偶见微小菊形团形成

	ALH	小叶原位癌
年龄	成年女性，绝经后发病率下降	成年女性，绝经后发病率下降
影像学	偶然发现，极少与钙化相关	偶然发现，极少与钙化相关
病因学	不明	不明
组织学	1. 乳腺小叶单位因细胞实性增生而轻度扩张（*图 3.4.1 ~ 3.4.3*） 2. 低倍镜下，细胞形态一致、黏附性差（*图 3.4.1*） 3. 腺泡内充满小而一致的细胞，细胞间存在少量空隙（*图 3.4.3*） 4. 常见细胞质内包涵体（*图 3.4.3*）	1. 乳腺小叶单位内超过半数的腺泡因细胞增生而显著扩张、扭曲（*图 3.4.4，3.4.5*） 2. 细胞形态一致、排列均匀、黏附性差，常见细胞质内包涵体（*图 3.4.6，3.4.7*） 3. 细胞常沿导管呈 Paget 样生长，这是其特征性表现（*图 3.4.5*）
特殊检查	与小叶原位癌的表达无差异；常不表达 E-cadherin，表达 p120	与 ALH 的表达无差异；常不表达 E-cadherin（*图 3.4.7*），表达 p120
遗传学	存在 *CDH1* 基因突变（染色体 16q22.1）	存在 *CDH1* 基因突变（染色体 16q22.1）
治疗	活检发现 ALH 需要进行乳腺钼靶随访，应用（或不应用）抗雌激素治疗，不需要手术切除	活检发现小叶原位癌需要进行乳腺钼靶随访，应用（或不应用）抗雌激素治疗，不需要手术切除
临床意义	患癌风险中度升高（4 ~ 5 倍）；双侧乳腺均有患癌风险，病变侧乳腺的患癌风险更高（3:1）	患癌风险明显升高（9 ~ 10 倍）；双侧乳腺均有患癌风险，病变侧乳腺的患癌风险更高（3:1）。绝经后患癌风险降低

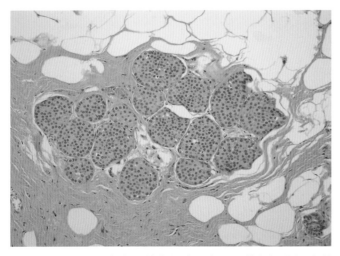

图 3.4.1　**ALH**　该小叶单位的腺泡内可见特征性的细胞增生；腺泡无明显扭曲扩张

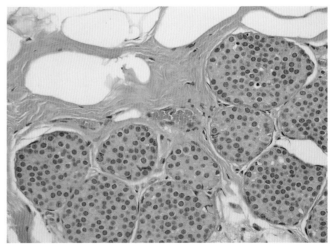

图 3.4.2　**ALH**　细胞增殖的程度提示为 ALH，半数的腺泡形态正常

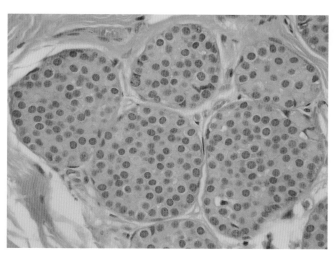

图 3.4.3 **ALH** 图中上方 2 个腺泡的宽度仅 5、6 个细胞，提示为 ALH

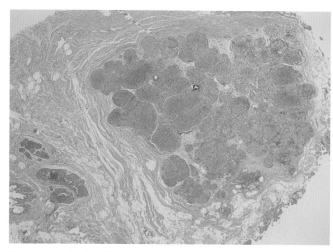

图 3.4.4 **小叶原位癌** 受累小叶显著扩张、扭曲（右）。肿瘤细胞常沿导管呈 Paget 样扩散（左）

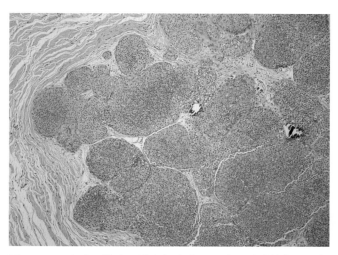

图 3.4.5 **小叶原位癌** 增生细胞小而一致，黏附性较差，与 ALH 相似，但半数以上的腺泡显著扩张、扭曲，提示为小叶原位癌

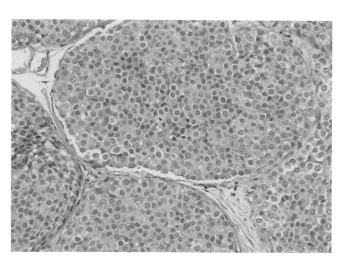

图 3.4.6 **小叶原位癌** 所有腺泡均显著扩张、扭曲，无残存的正常腺上皮细胞

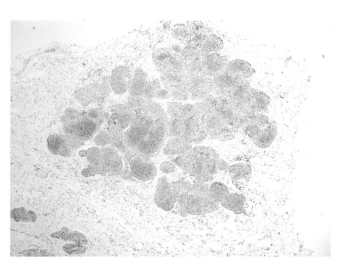

图 3.4.7 **小叶原位癌** E-cadherin 表达缺失

	小叶原位癌	实性型无异型性的旺炽型增生
年龄	成年女性，绝经后发病率下降	成年女性
影像学	偶然发现，极少与钙化相关	可见钙化，偶然发现，或为实性结节
病因学	不明	不明
组织学	1. 乳腺小叶单位因细胞增生而扩张、扭曲（*图3.5.1～3.5.3*） 2. 细胞形态一致、排列均匀，细胞黏附性差，常见细胞质内包涵体（*图3.5.3～3.5.5*） 3. 常见肿瘤细胞沿导管呈 Paget 样生长（*图3.5.2*）	1. 终末导管小叶单位因上皮细胞增生而扩张（*图3.5.7*） 2. 呈实性生长方式，无"边窗"结构形成（*图3.5.8～3.5.10*） 3. 细胞分布不均，细胞边界不清（*图3.5.8～3.5.10*） 4. 细胞核形状不一、重叠，细胞呈旋涡状或流水样排列（*图3.5.8～3.5.10*）
特殊检查	无，常不表达 E-cadherin（*图3.5.6*），表达 p120	无，CK5/6 表达程度不一
遗传学	存在 *CDH1* 基因突变（染色体 16q22.1）	无，CK5/6 不规则表达
治疗	活检发现病变需要进行乳腺钼靶随访，应用（或不应用）抗雌激素治疗，不需要手术切除	不需要手术切除
临床意义	患癌风险明显升高（9～10倍）；双侧乳腺均有患癌风险，病变侧乳腺的患癌风险更高（3:1），绝经后风险降低	患癌风险轻度升高（1.5倍），双侧乳腺均有患癌风险，风险等级不影响治疗方式的选择

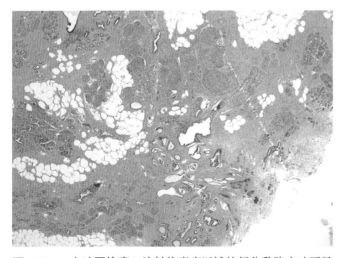

图 3.5.1　**小叶原位癌**　放射状瘢痕区域的部分乳腺小叶可见显著的细胞增生

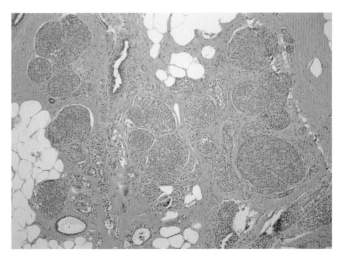

图 3.5.2　**小叶原位癌**　乳腺小叶单位内超过半数的腺泡显著扩张、扭曲。终末导管（左上）内可见肿瘤细胞呈 Paget 样生长

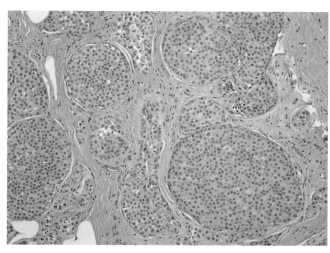

图 3.5.3　**小叶原位癌**　形态一致、排列均匀、黏附性差的细胞累及小叶单位而非真正的导管，腺泡扩张、扭曲

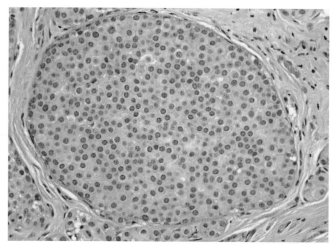

图 3.5.4　**小叶原位癌**　细胞形态一致、黏附性差

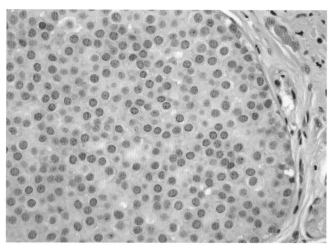

图 3.5.5　**小叶原位癌**　不典型小叶增生和小叶原位癌均具有位于细胞中央、形态温和的小细胞核，两者的鉴别主要依赖于腺泡扩张、扭曲的程度。本例为小叶原位癌

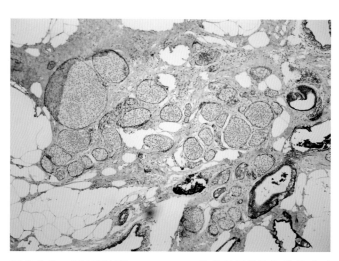

图 3.5.6　**小叶原位癌**　E-Cadherin 染色显示腺泡细胞几乎不表达这种细胞黏附分子

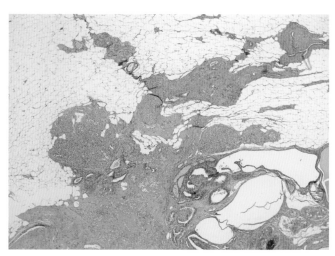

图 3.5.7　**实性型无异型性的旺炽型增生**　放射状瘢痕内部分小叶单位上皮细胞增生

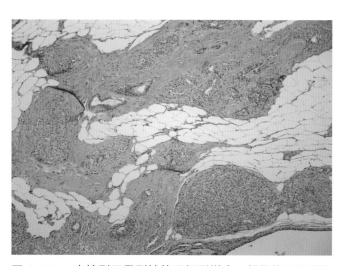

图 3.5.8　**实性型无异型性的旺炽型增生**　低倍镜下细胞核形态多样、细胞分布不均，呈旋涡样表现

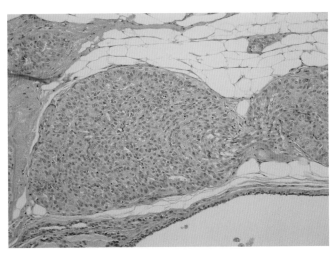

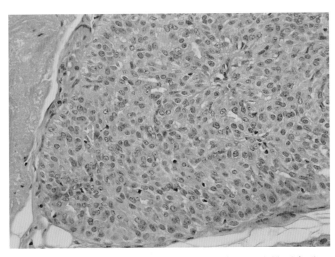

图 3.5.9　**实性型无异型性的旺炽型增生**　可见明显的细胞核重叠、细胞分布不均

图 3.5.10　**实性型无异型性的旺炽型增生**　细胞排列紊乱、细胞核重叠、形态不一。细胞边界不清为该病变的特征性表现

参考文献

Acs G, Lawton TJ, Rebbeck TR, et al. Differential expression of E-cadherin in lobular and ductal neoplasms of the breast and its biologic and diagnostic implications. Am J Clin Pathol.2001;115:85–98.

Anderson JA. Lobular carcinoma in situ. A histological study of 52 cases. Acta Pathol Microbiol Scand A. 1974;82:735–741.

Carter BA, Page DL, Schuyler P, et al. No elevation in long-term breast carcinoma risk for women with fibroadenomas that contain atypical hyperplasia. Cancer. 2001;92:30–36.

Collins LC.Does the extent of atypical hyperplasia in a benign breast biopsyinfluence the magnitude of breast cancer risk? An update from the Nurses' Health Study. Mod Pathol.2013;26:34A:133.

Collins LC, Baer HJ, Tamimi RM, et al. Magnitude and laterality of breast cancer risk according to histologic type of atypical hyperplasia: results from the Nurses' Health Study. Cancer.2007;109:180–187.

Foote F,Stewart,F. Lobular carcinoma in situ: a rare form of mammary carcinoma. Am J Pathol. 1941;17:491–496.

Haagensen CD, Lane N, Lattes R, et al. Lobular neoplasia(so-called lobular carcinoma in situ) of the breast. Cancer.1978;42:737–769.

Hartmann LC,Sellers TA,Frost MH, et al. Benign breast disease and the risk of breast cancer. N Engl J Med.2005;353:229–237.

Marshall LM, Hunter DJ, Connolly JL, et al. Risk of breast cancer associated with atypical hyperplasia of lobular and ductal types. Cancer Epidemiol Biomarkers Prev. 1997;6:297–301.

Page DL, Dupont WD, Rogers LW. Ductal involvement by cells of atypical lobular hyperplasia in the breast: a long-term follow-up study of cancer risk. Hum Pathol. 1988;19:201–207.

Page DL, Dupont WD, Rogers LW, et al. Atypical hyperplastic lesions of the female breast. A long-term follow-up study. Cancer. 1985;55:2698–2708.

Page DL,Kidd TE Jr,Dupont WD,et al. Lobular neoplasia of the breast: higher risk for subsequent invasive cancer predicted by more extensive disease. Hum Pathol.1991;22:1232–1239.

Page DL,Schuyler PA, Dupont WD, et al. Atypical lobular hyperplasia as a unilateral predictor of breast cancer risk: a retrospective cohort study. Lancet. 2003;361:125–129.

Rosen PP, Braun DW Jr, Lyngholm B, et al. Lobular carcinoma in situ of the breast: preliminary results of treatment by ipsilateral mastectomy and contralateral breast biopsy. Cancer.1981;47:813–819.

Rosen PP, Kosloff C,Lieberman PH, et al. Lobular carcinoma in situ of the breast. Detailed analysis of 99 patients with average follow-up of 24 years. Am J Surg Pathol. 1978;2:225–251.

Wheeler JE,Enterline HT,Roseman JM,et al.Lobular carcinoma in situ of the breast.Long-term follow-up.Cancer.1974;34:554–563.

（李卓译，杜强、应建明审校）

第四章

导管原位癌

	筛状型导管上皮非典型增生（ADH）	低级别导管原位癌（DCIS）
年龄	成年女性	成年女性，常超过 50 岁
部位	乳腺的任何部位	乳腺的任何部位
影像学	钙化，或为偶然发现	钙化，罕见形成肿物
病因学	未知	未知
组织学	1. 终末导管小叶单位可见小而温和的细胞一致性增生，细胞边界清楚，分布均匀，但不完全占据管腔（*图 4.1.1 ~ 4.1.5*） 2. 呈筛状，或筛状区与实性区相混合，结构僵硬（*图 4.1.2 ~ 4.1.4*） 3. 可见到不明显微菊形团结构（*图 4.1.5*） 4. 病变范围通常局限于终末导管小叶单位，并且小于 2 mm（*图 4.1.1*）	1. 终末导管小叶单位及导管均可见小而温和的细胞一致性增生（*图 4.1.6 ~ 4.1.10*） 2. 至少完全累及两个相邻的导管，或者病变最大直径至少为 3 mm（*图 4.1.6 ~ 4.1.8*） 3. 细胞边界清楚，分布均匀（*图 4.1.9*） 4. 僵硬的筛状或微乳头状结构最常见（*图 4.1.7 ~ 4.1.10*）；实性结构中可见到微菊形团 5. 常累及导管（*图 4.1.6, 4.1.7*）
特殊检查	无，通常不表达 CK5/6	无；通常不表达 CK5/6；常规评估雌激素受体（ER）以预测辅助内分泌治疗的疗效；多基因检测可预测哪些患者可免于放疗
遗传学	染色体 16q、17p 缺失	染色体 16q、17p 缺失
治疗	若在粗针穿刺活检中发现，应手术切除，之后采用乳腺钼靶随访，应用（或不应用）抗雌激素治疗	完全切除且切缘呈阴性时，进行（或不进行）辅助放疗，应用（或不应用）抗雌激素治疗；不推荐前哨淋巴结活检
临床意义	后续患癌风险中度升高（4~5 倍）；双侧的患癌风险均升高	如果切除不完全，约 30% 的病例会发展为浸润性癌；完全切除而不进行放疗的病例的复发率为 5%~8%；如果病变范围局限，则复发率小于 5%

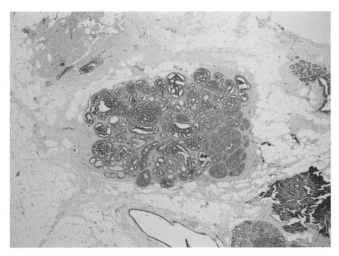

图 4.1.1　**筛状型导管上皮非典型增生（ADH）**　增生的细胞引起小叶单位膨大，组织结构僵硬

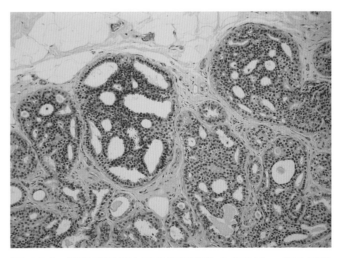

图 4.1.2　**筛状型导管上皮非典型增生（ADH）**　部分腺泡腔中可见单一细胞增生，注意腺泡周边残存的正常极向的细胞以及偶见继发形成的不规则腔隙

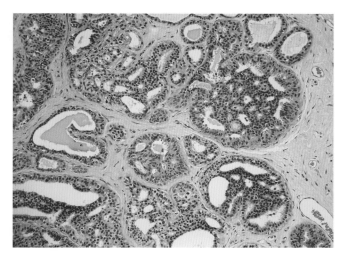

图 4.1.3　**筛状型导管上皮非典型增生（ADH）**　在受累腺泡的中央（中央偏右）可见单一的细胞均匀分布，而腺泡周边细胞仍保持正常极向，细胞呈多形性，因此诊断为 ADH

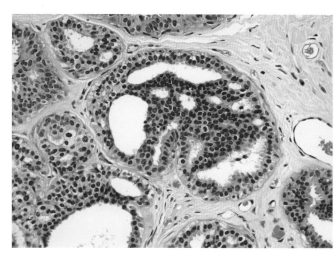

图 4.1.4　**筛状型导管上皮非典型增生（ADH）**　细胞形态单一，周围继发形成的"边窗"结构不规则

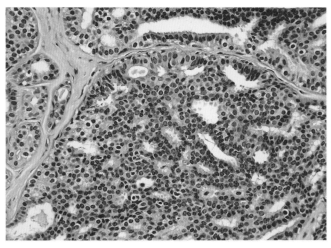

图 4.1.5　**筛状型导管上皮非典型增生（ADH）**　形态单一的细胞排列形成微菊形团结构

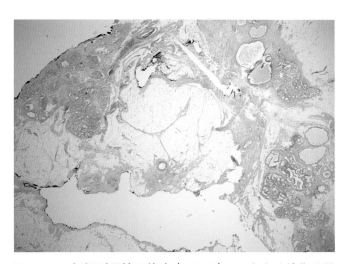

图 4.1.6　**低级别导管原位癌（DCIS）**　3 个小叶单位及导管均被形态一致的增生细胞填充，组织结构僵硬

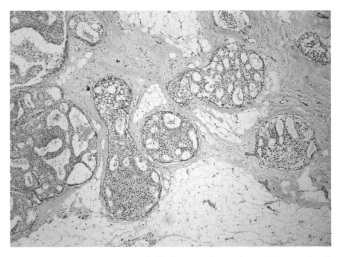

图 4.1.7　**低级别导管原位癌（DCIS）**　除细胞学及组织学改变外，增生的范围（包括导管的受累）也支持导管原位癌的诊断

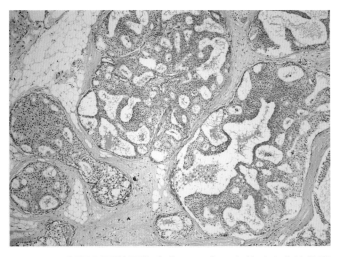

图 4.1.8　**低级别导管原位癌（DCIS）**　勿将腔内分泌物误认为坏死

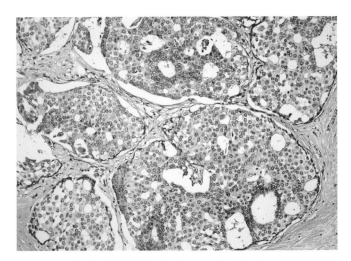

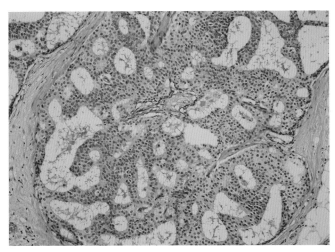

图 4.1.9　**低级别导管原位癌（DCIS）**　注意病变范围在诊断 DCIS 中的重要性，如本例所示，连续的多个腺泡被异型细胞完全占据

图 4.1.10　**低级别导管原位癌（DCIS）**　增生的细胞形态一致，细胞边界清晰，形成清晰的"边窗"结构

	微乳头型 ADH	微乳头型 DCIS
年龄	成年女性	成年女性
部位	乳腺的任何部位	乳腺的任何部位
影像学	钙化或为偶然发现	钙化，罕见肿物或乳头溢液
病因学	未知	未知
组织学	1. 上皮增生仅部分累及终末导管小叶单位（图 4.2.1 ~ 4.2.5） 2. 在球茎状微乳头中，增生的细胞形态一致、分布均匀（图 4.2.4, 4.2.5）；周围仍可见极向正常的细胞 3. 微乳头向下延伸至基底膜，无纤维血管轴心（图 4.2.4, 4.2.5）	1. 微乳头型增生累及数个膨大的小叶单位和导管（图 4.2.6 ~ 4.2.10） 2. 球茎状微乳头中增生的细胞形态一致、分布均匀（图 4.2.8 ~ 4.2.10） 3. 微乳头无纤维血管轴心，并从基底膜向腔内延伸（图 4.2.8 ~ 4.2.10） 4. 常将 DCIS 与 ADH 相鉴别，前者的核级别可以是低、中和高级别（图 4.2.10） 5. 单个小叶单位内的病理改变可能呈斑片状不均匀分布，但大量连续受累的腺泡提示范围较广，支持微乳头型 DCIS 的诊断（图 4.2.6）
特殊检查	无；通常不表达 CK5/6	无；通常不表达 CK5/6；常规评估 ER 以预测辅助内分泌治疗的疗效；多基因检测可预测哪些患者可免于放疗
遗传学	染色体 16q、17p 缺失	染色体 16q、17p 缺失
治疗	若在粗针穿刺活检中发现，应手术切除，行乳腺钼靶随访，应用（或不应用）抗雌激素治疗	完全切除且切缘呈阴性时，进行（或不进行）辅助放疗，应用（或不应用）抗雌激素治疗；不推荐前哨淋巴结活检。单纯的微乳头型 DCIS 在乳腺中可广泛存在，故须行乳房切除术
临床意义	后续患癌风险中度升高（4 ~ 5 倍），双侧的患癌风险均升高	若切除不完全，约30%的病例会发展为浸润性癌；若切除完全而不进行放疗，则复发率为5% ~ 8%；范围局限的微乳头型 DCIS 的复发率小于5%

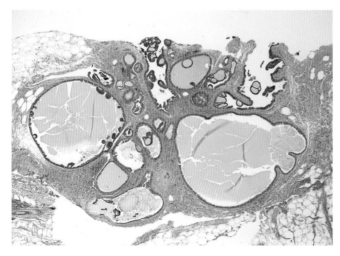

图 4.2.1　**微乳头型 ADH**　粗针穿刺活检组织中可见一个扩张膨大的小叶单位，其中数个腺泡可见球茎状微乳头突起

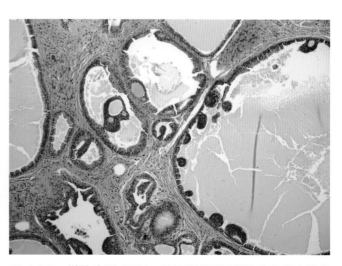

图 4.2.2　**微乳头型 ADH**　低倍镜下可见微乳头突起中形态单一的细胞

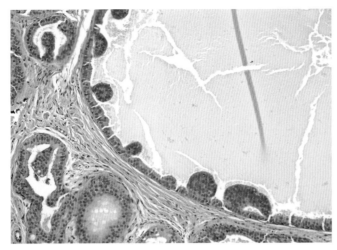

图 4.2.3　**微乳头型 ADH**　微乳头之间的导管上皮排列极向仍正常

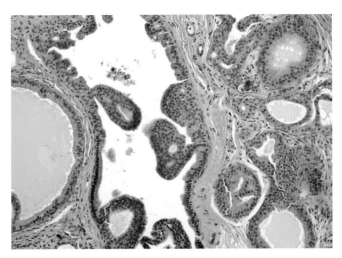

图 4.2.4　**微乳头型 ADH**　微乳头无纤维血管轴心

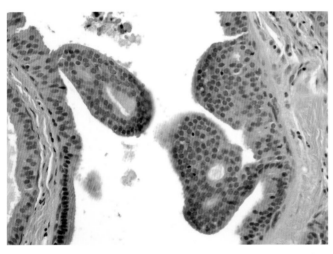

图 4.2.5　**微乳头型 ADH**　微乳头内可见均匀分布、形态单一的细胞，微乳头向下延伸至基底膜，而非依附在腔面细胞上

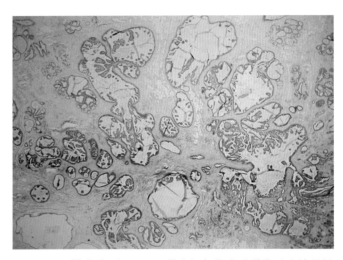

图 4.2.6　**微乳头型 DCIS**　数个相邻的小叶单位及连接的导管内有增生的微乳头，低倍镜下呈蓬松状

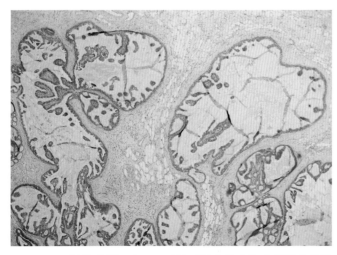

图 4.2.7　**微乳头型 DCIS**　可见到累及乳头状瘤所导致的具有纤维血管轴心的乳头状突起

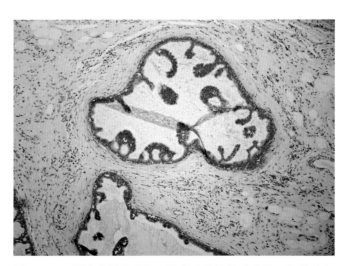

图 4.2.8　**微乳头型 DCIS**　微乳头结构呈球茎状，细胞均匀分布；腺泡腔内可见到疑似独立的细胞簇，提示复杂增生的组织结构

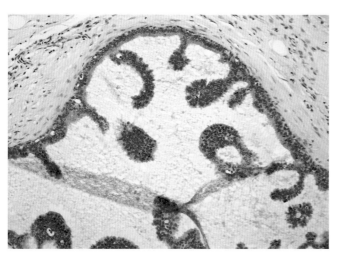

图 4.2.9 **微乳头型 DCIS** 扩张管腔中的微乳头细胞与相邻的单层排列的上皮细胞形态相似

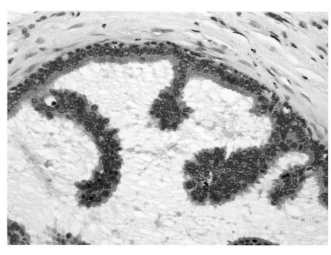

图 4.2.10 **微乳头型 DCIS** 微乳头结构呈球茎状，附着于基底膜上

	微乳头型 DCIS	男性乳腺发育样普通型导管增生
年龄	成年女性	成年女性
部位	乳腺的任何部位	乳腺的任何部位
影像学	钙化，罕见肿物或乳头溢液	钙化，常为偶然发现
病因学	不明	不明
组织学	1. 微乳头型增生累及数个扩张的小叶单位或导管（*图 4.3.1 ~ 4.3.6*） 2. 球茎状微乳头中增生的细胞形态单一，分布均匀（*图 4.3.5，4.3.6*） 3. 微乳头无纤维血管轴心，并从基底膜向腔内延伸（*图 4.3.5，4.3.6*） 4. 细胞核级别可以是低、中和高级别 5. 单个小叶单位内的病理改变可能呈斑片状不均匀分布，但大量连续受累的腺泡提示范围较广，支持微乳头型 DCIS 的诊断（*图 4.3.1，4.3.2*）	1. 终末导管小叶单位内上皮细胞增生（*图 4.3.7 ~ 4.3.12*） 2. 细胞形态多样，细胞边界不清 3. 细胞小而温和，核固缩，形成逐渐变细的狭长微乳头突起（*图 4.3.10 ~ 4.3.12*） 4. 微乳头样突起看起来像黏附在腔面上皮上（*图 4.3.12*）
特殊检查	无；通常不表达 CK5/6；常规评估 ER 以预测辅助内分泌治疗的疗效；多基因检测可预测哪些患者可免于放疗	无；CK5/6 可呈斑片状表达
遗传学	染色体 16q、17p 缺失	无
治疗	完全切除且切缘呈阴性时，进行（或不进行）辅助放疗，应用（或不应用）抗雌激素治疗；不推荐前哨淋巴结活检。单纯的微乳头型 DCIS 可能在乳腺中广泛分布，须行乳房切除术	粗针穿刺活检中发现，无须手术
临床意义	如果切除不完全，约 30% 的病例会发展为浸润性癌；完全切除而不进行放疗的病例的复发率为 5% ~ 8%；范围局限的微乳头型 DCIS 的复发率小于 5%	后续患癌的风险轻度升高（1.5 倍），双侧的患癌风险均升高，但不足以影响对患者的管理

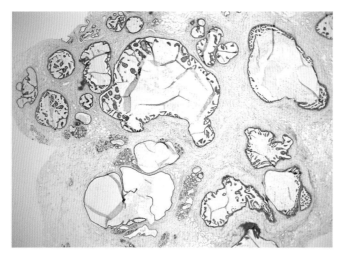

图 4.3.1　**微乳头型 DCIS**　几个相邻的小叶单位因上皮微乳头状增生膨大，使得导管原位癌的外观呈蓬松状

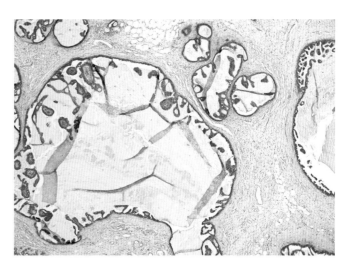

图 4.3.2　**微乳头型 DCIS**　球茎状微乳头附着于基底膜，部分游离于管腔内

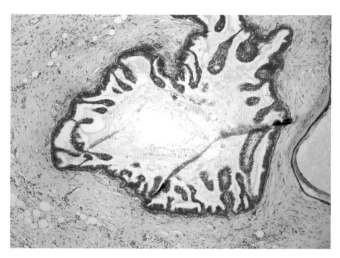

图 4.3.3　**微乳头型 DCIS**　部分微乳头可见融合

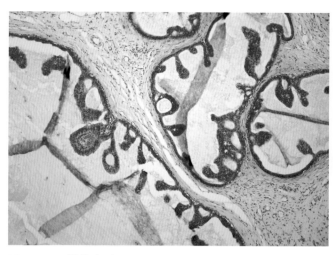

图 4.3.4　**微乳头型 DCIS**　可见病变呈特征性的斑片状不均匀分布，有些腺泡仅部分区域可见到微乳头结构；然而，无微乳头的腔面上皮与微乳头上皮具有相同的细胞学特征

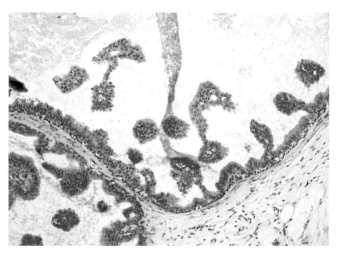

图 4.3.5　**微乳头型 DCIS**　腔内游离的微乳头体现了 DCIS 中微乳头三维结构的复杂性

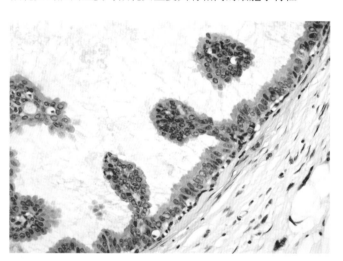

图 4.3.6　**微乳头型 DCIS**　微乳头在靠近附着点处变细；但在球茎状突起区域中的细胞仍呈均匀分布。注意分辨腔面被覆上皮和微乳头，两者细胞形态相似

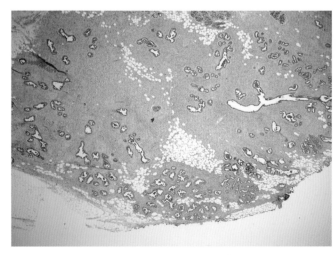

图 4.3.7　**男性乳腺发育样普通型导管增生**　纤维间质增生呈结节状，其间可见上皮细胞增生

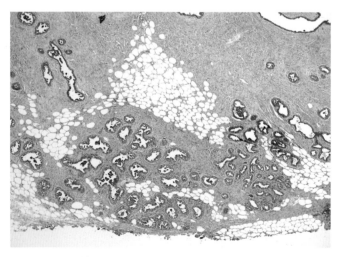

图 4.3.8　**男性乳腺发育样普通型导管增生**　在 1 个真导管及部分小叶单位中可见上皮增生，形成微乳头结构

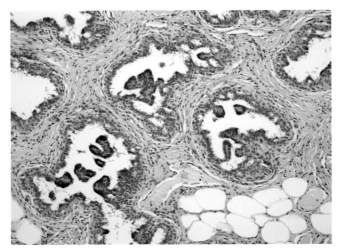

图 4.3.9　**男性乳腺发育样普通型导管增生**　间质改变伴上皮增生，小叶内间质纤维化，类似假性血管瘤样间质增生

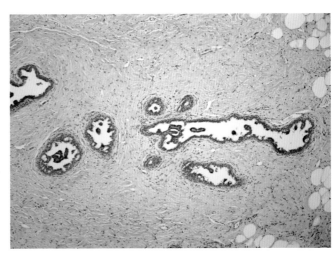

图 4.3.10　**男性乳腺发育样普通型导管增生**　真导管及小叶单位中局灶可见微乳头

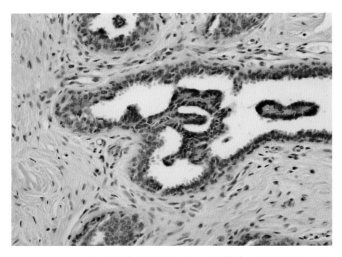

图 4.3.11　**男性乳腺发育样普通型导管增生**　其特征为细胞核固缩，形成微乳头突起

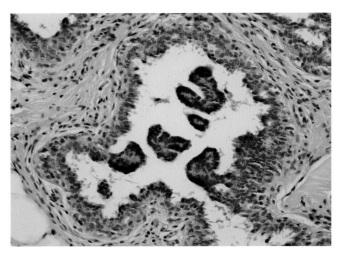

图 4.3.12　**男性乳腺发育样普通型导管增生**　微乳头由细胞核固缩的细胞组成，看似黏附在腔面上皮，而不是与基底膜相连。非微乳头区域的腔面上皮细胞形态多样

	中级别 DCIS	不伴有异型性的旺炽型增生
年龄	成年女性，通常超过 50 岁	成年女性
部位	乳腺的任何部位	乳腺的任何部位
影像学	钙化，罕见形成肿物	钙化，罕见形成肿物，常为偶然发现
病因学	不明	不明
组织学	1. 上皮增生累及终末导管及真导管（*图4.4.1 ~ 4.4.4*） 2. 初步印象为细胞核重叠；但细胞核彼此相似，缺乏多样性（*图4.4.3, 4.4.4*） 3. 中级别细胞核"原地冻结"，而非呈流水状或旋涡状排列（*图4.4.3, 4.4.4*） 4. 细小的微菊形团结构常见	1. 累及终末导管小叶单位（*图4.4.5 ~ 4.4.8*） 2. 细胞核重叠且具有多样性（*图4.4.7, 4.4.8*） 3. 继发形成不规则的"边窗"结构（*图4.4.6*） 4. 细胞的边界不清（*图4.4.8*）
特殊检查	无；通常不表达 CK5/6；常规评估 ER 以预测辅助内分泌治疗的疗效；多基因检测可预测哪些患者可免于放疗	无；CK5/6 表达不一
遗传学	染色体 16q、17p 缺失	无
治疗	完全切除且切缘呈阴性时，进行（或不进行）辅助放疗，应用（或不应用）抗雌激素治疗	无
临床意义	若切除不完全，约 30% 的病例会发展为浸润性癌；对于范围局限的 DCIS，若切除完全，复发率为 5% ~ 8%	任意一侧乳腺后续患癌风险轻度升高（1.5 倍）；危险程度不足以影响对患者的管理

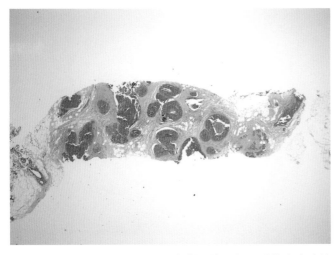

图 4.4.1 **中级别 DCIS** 粗针穿刺活检组织显示数个小叶单位及其之间的导管上皮实性增生，伴坏死

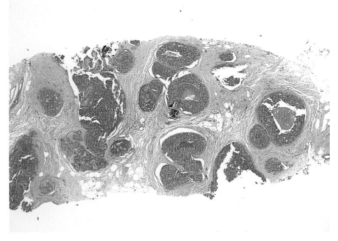

图 4.4.2 **中级别 DCIS** 可见乳头状瘤（中央偏左），细胞形态同周围的导管上皮

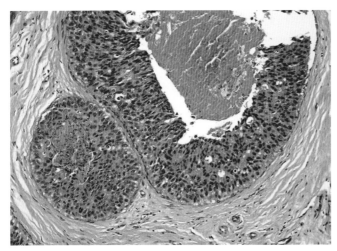

图 4.4.3　**中级别 DCIS**　尽管细胞核存在流水样和旋涡状排列形态，但细胞单一才是 DCIS 的特征性改变

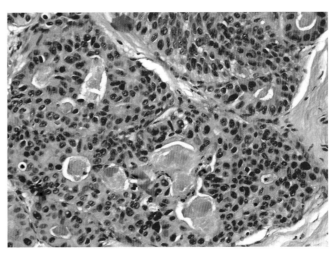

图 4.4.4　**中级别 DCIS**　可见微菊形团结构，细胞形态单一。相邻微菊形团的细胞似乎有重叠，但都在各自的微菊形团结构中均匀排列

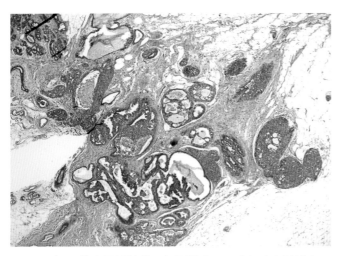

图 4.4.5　**不伴有异型性的旺炽型增生**　上皮细胞实性增生，累及相邻的小叶单位

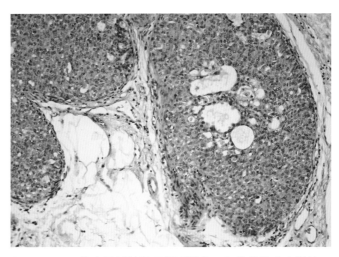

图 4.4.6　**不伴有异型性的旺炽型增生**　细胞核具有多样性，细胞重叠，有继发形成的不规则"边窗"结构

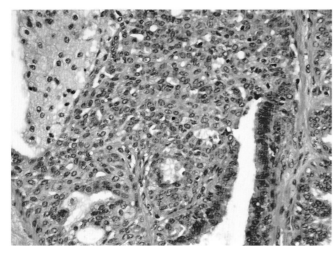

图 4.4.7　**不伴有异型性的旺炽型增生**　可见继发形成的不规则"边窗"结构，细胞边界不清

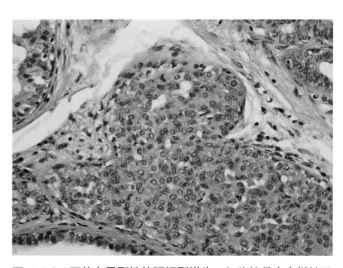

图 4.4.8　**不伴有异型性的旺炽型增生**　细胞核具有多样性以及偶见的细胞核内包涵体是有助于诊断不伴有异型性的旺炽型增生的特征性表现

	梭形细胞型 DCIS	不伴有异型性的普通型增生
年龄	成年女性,通常超过 50 岁	成年女性
部位	乳腺的任何部位	乳腺的任何部位
影像学	钙化,罕见形成肿物	钙化或为偶然发现
病因学	不明	不明
组织学	1. 终末导管及真导管因上皮实性增生而膨大(*图 4.5.1 ~ 4.5.3*) 2. 初步印象为细胞核重叠;但细胞彼此相似,缺乏多样性(*图 4.5.4*) 3. 增生的上皮细胞的细胞核为低级别到中级别,细胞呈梭形,偶见微菊形团(*图 4.5.5,4.5.6*)	1. 细胞核具有多形性,呈旋涡状或流水状排列,细胞核重叠 2. 继发形成的"边窗"结构常位于腺腔周边,且不规则 3. 上皮增生可呈实性,不形成"边窗"结构(*图 4.5.7 ~ 4.5.11*)
特殊检查	无;通常不表达 CK5/6;常规评估 ER 以预测辅助内分泌治疗的疗效;多基因检测能预测哪些患者可免于放疗	无,CK5/6 表达不一
遗传学	无特异的基因改变	无
治疗	完全切除且切缘呈阴性时,进行(或不进行)辅助放疗,应用(或不应用)抗雌激素治疗;不推荐前哨淋巴结活检	粗针穿刺活检中发现,无须手术
临床意义	若切除不完全,约 30% 的病例会发展为浸润性癌;若切除完全而不进行放疗,复发率为 5% ~ 8%	后续患癌风险轻度升高(1.5 倍);不足以影响对患者的管理

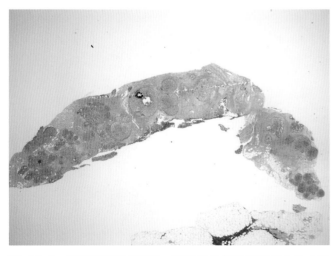

图 4.5.1　**梭形细胞型 DCIS**　粗针活检显示扩张扭曲的小叶单位、终末导管及真导管,伴钙化

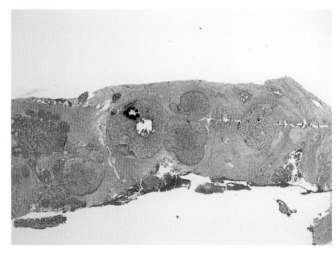

图 4.5.2　**梭形细胞型 DCIS**　粗针活检显示几乎所有上皮均增生,呈实性巢状

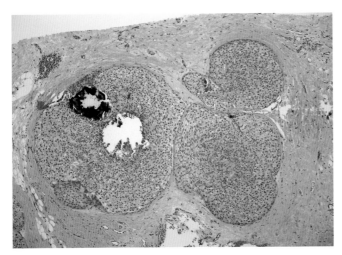

图 4.5.3　**梭形细胞型 DCIS**　一致的梭形细胞型 DCIS 细胞导致真导管明显膨大，伴钙化

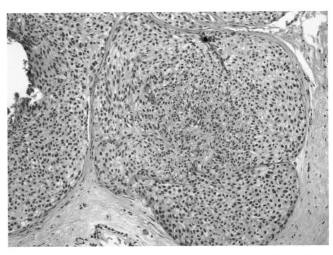

图 4.5.4　**梭形细胞型 DCIS**　细胞在中央呈流水样或旋涡状排列，类似旺炽型增生

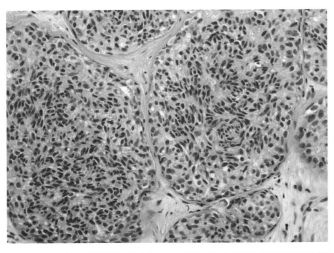

图 4.5.5　**梭形细胞型 DCIS**　肿瘤细胞的细胞核和细胞质都比较一致，有些类似其他细胞形态的细胞，其实是梭形肿瘤细胞的横断面

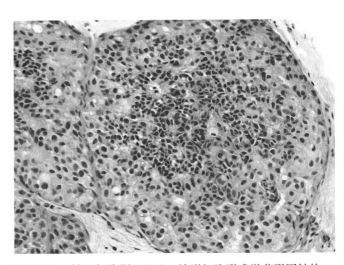

图 4.5.6　**梭形细胞型 DCIS**　梭形细胞形成微菊形团结构

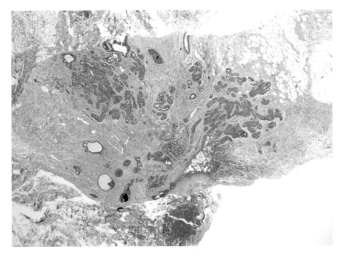

图 4.5.7　**不伴有异型性的普通型增生**　粗针活检显示 2 个相邻的小叶单位及终末导管上皮增生

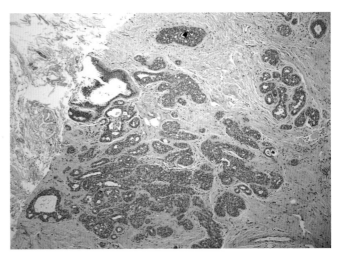

图 4.5.8　**不伴有异型性的普通型增生**　上皮轻度扩张、扭曲；本例可见局灶大汗腺化生。注意低倍镜下可见到不规则的细胞间距，这是良性增生性病变的重要特征

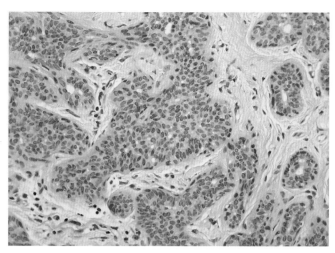

图 4.5.9　**不伴有异型性的普通型增生**　细胞核具有多形性、细胞边界不清、细胞分布排列不均是不伴有异型性的普通型增生的特征

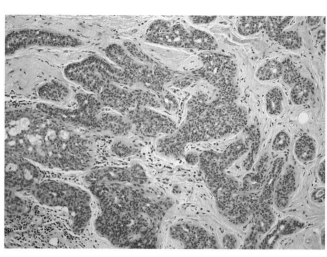

图 4.5.10　**不伴有异型性的普通型增生**　可见增生继发形成的不规则"边窗"结构

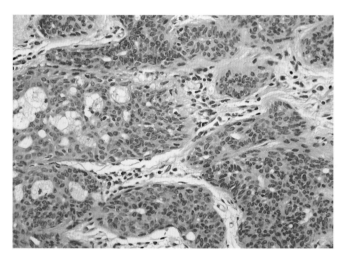

图 4.5.11　**不伴有异型性的普通型增生**　细胞边界不清，细胞核具有多形性，继发形成不规则"边窗"结构

	大汗腺型 DCIS	大汗腺型 ADH
年龄	成年女性	成年女性
部位	乳腺的任何部位	乳腺的任何部位
影像学	钙化，罕见肿物	钙化或为偶然发现
病因学	不明	不明
组织学	1. 大汗腺细胞呈僵硬的结构或实性生长（图 4.6.1 ~ 4.6.5） 2. 细胞分布均匀；可呈斑片状累及导管和小叶单位 3. 细胞核可呈低、中或高级别	1. 大汗腺细胞形态单一，细胞核呈低级别（图 4.6.6 ~ 4.6.10） 2. 增生继发形成的"边窗"结构僵硬或呈实性，细胞分布均匀（图 4.6.8，4.6.10） 3. 仅累及局部终末导管或小叶单位（图 4.6.10）
特殊检查	表达雄激素受体（AR）；ER 常呈阴性	无
遗传学	AR mRNA 及其通路下游的基因过表达；*FOXA1* mRNA 过表达；*ESR1* mRNA 无过表达	不明
治疗	手术切除且切缘阴性时，进行（或不进行）放疗，应用（或不应用）抗雌激素治疗	若在粗针穿刺活检中发现，应手术切除；行乳腺钼靶随访，应用（或不应用）抗雌激素治疗
临床意义	大汗腺型 DCIS 可不均匀且广泛累及小叶单位，这对评估切缘有意义	后续患癌风险中度升高（4 ~ 5 倍）；双侧患癌风险均升高

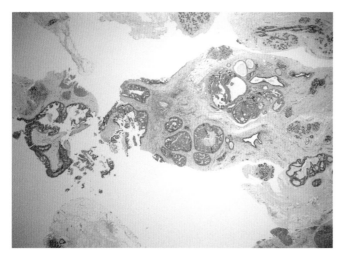

图 4.6.1 **大汗腺型 DCIS** 粗针活检组织中可见病变累及数个连续的导管及小叶单位

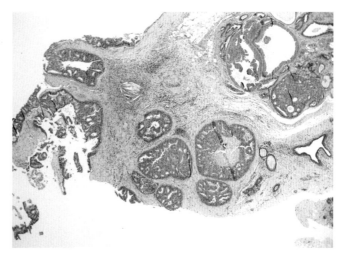

图 4.6.2 **大汗腺型 DCIS** 大汗腺型增生导致受累的导管及小叶单位扩张

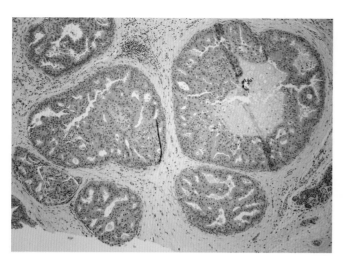

图 4.6.3 **大汗腺型 DCIS** 增生继发形成的"边窗"结构轻度不规则，但呈僵硬的筛状

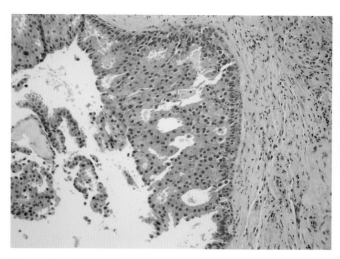

图 4.6.4 **大汗腺型 DCIS** 形态单一的大汗腺细胞分布均匀，继发形成圆形的"边窗"结构

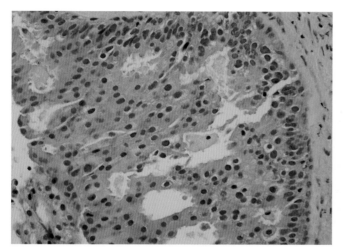

图 4.6.5 **大汗腺型 DCIS** 增生的细胞形态单一，根据连续累及的病变范围诊断为 DCIS

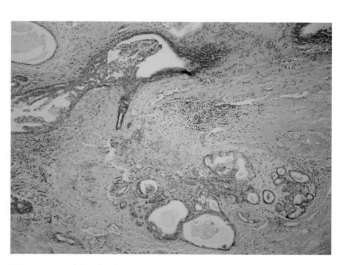

图 4.6.6 **大汗腺型 ADH** 增生的大汗腺细胞局部累及 1 个终末导管及相邻的小叶单位

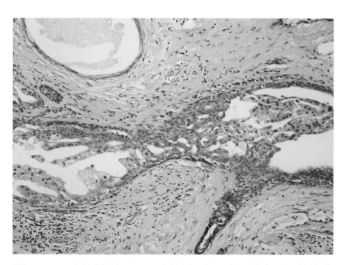

图 4.6.7 **大汗腺型 ADH** 局灶细胞一致，形成罕见的微乳头；注意导管周围正常的细胞（右侧）

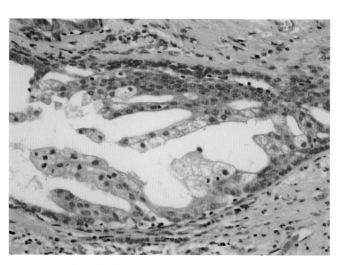

图 4.6.8 **大汗腺型 ADH** 可见 1 个伴有大汗腺型增生的终末导管，具有分布均匀的细胞、微乳头结构及形态单一的细胞核，符合 ADH 的表现；周围存在正常的细胞

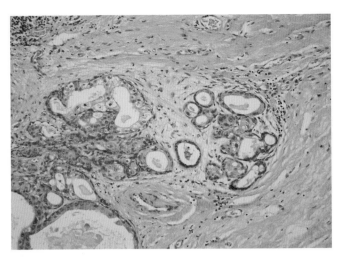 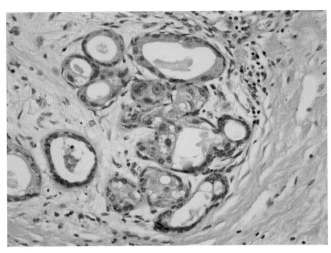

图 4.6.9　**大汗腺型 ADH**　不典型大汗腺细胞累及部分小叶
单位

图 4.6.10　**大汗腺型 ADH**　病变累及 1 个小叶单位。该小叶
单位的大部分腺泡可见不典型大汗腺细胞及残存的正常上皮

	低级别 DCIS 累及小叶单位	不典型小叶增生（ALH）
年龄	成年女性，发病率随年龄升高	成年女性，绝经后发病率下降
部位	乳腺的任何部位	乳腺的任何部位
影像学	钙化，罕见形成肿物	为偶然发现，罕见合并钙化
病因学	不明	不明
组织学	1. 形态单一的细胞增生，分布均匀，具有黏附性，累及导管和小叶单位（图 4.7.1 ~ 4.7.5） 2. 细胞边界清晰（图 4.7.4 ~ 4.7.5）	1. 小叶单位内可见形态单一的细胞增生，充满部分腺泡，细胞体积小、黏附性差（图 4.7.6 ~ 4.7.9） 2. 腺泡内可见特征性肿瘤细胞，但腺泡无明显膨大或扭曲（图 4.7.6 ~ 4.7.9） 3. 可见残存的腔面上皮和肌上皮细胞（图 4.7.6 ~ 4.7.9） 4. 细胞质内空泡常见（图 4.7.9）
特殊检查	不需要；E-cadherin 呈弥漫强表达；CK5/6 通常不表达；常规评估 ER 以预测辅助内分泌治疗的疗效；多基因检测能预测哪些患者可免于放疗	无；E-cadherin 通常不表达；p120 表达不变
遗传学	染色体 16q、17p 缺失	*CDH1*（染色体 16q22.1）突变
治疗	手术切除且切缘阴性时，进行（或不进行）放疗，应用（或不应用）抗雌激素治疗	若为粗针穿刺活检偶然发现，则无须切除；乳腺钼靶随访，应用（或不应用）抗雌激素治疗
临床意义	若切除不完全，则最终约 30% 的病例会发展为浸润性癌；完全切除而不放疗的病例的复发率为 5%~8%；范围局限的低级别 DCIS 的复发率小于 5%	后续患癌风险中度升高（4~5 倍）；双侧患癌风险均升高，病变侧的患癌风险更高（3:1）

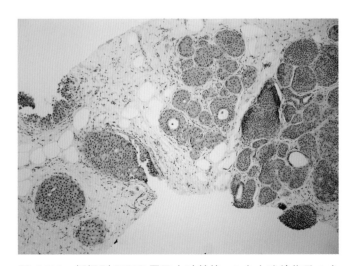

图 4.7.1 **低级别 DCIS 累及小叶单位** 3 个小叶单位及 1 个终末导管可见形态单一的细胞增生

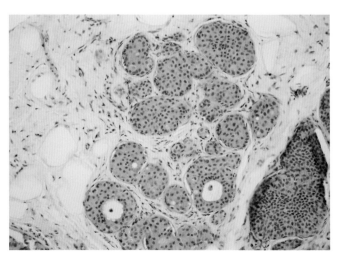

图 4.7.2 **低级别 DCIS 累及小叶单位** 形态规则的圆形细胞在腺泡及终末导管中均匀分布

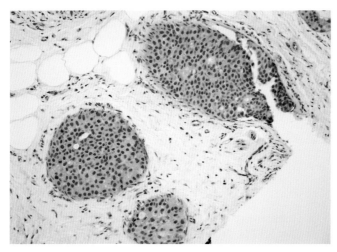

图 4.7.3　**低级别 DCIS 累及小叶单位**　终末导管中可见明显的微菊形团结构

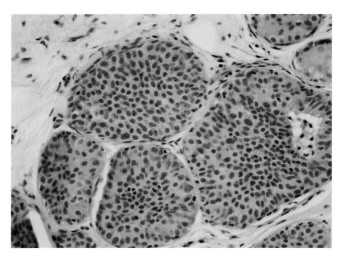

图 4.7.4　**低级别 DCIS 累及小叶单位**　肿瘤细胞的黏附性强，无细胞质内包涵体

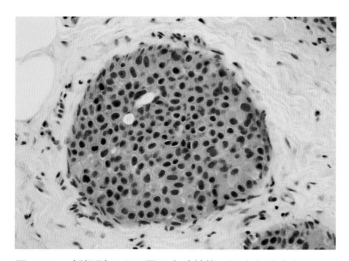

图 4.7.5　**低级别 DCIS 累及小叶单位**　细胞边界清晰

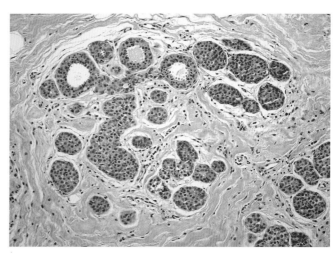

图 4.7.6　**不典型小叶增生（ALH）**　2 个小叶单位内可见形态单一的细胞增生，周围可见残存的管腔

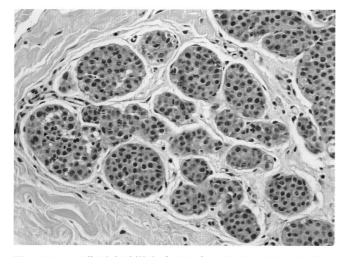

图 4.7.7　**不典型小叶增生（ALH）**　肿瘤细胞圆而规则，黏附性差

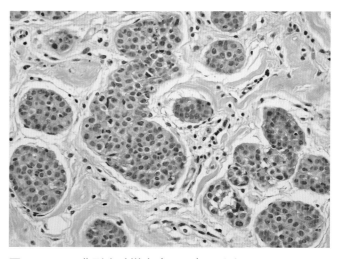

图 4.7.8　**不典型小叶增生（ALH）**　肿瘤细胞明显缺乏黏附性

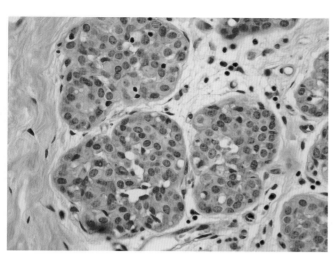

图 4.7.9　**不典型小叶增生（ALH）**　肿瘤细胞的特征包括细胞核温和、细胞黏附性差以及偶见细胞质内包涵体

	Paget 样 DCIS	小叶瘤变累及导管
年龄	成年女性，随年龄增长发病率升高	成年女性，绝经后发病率下降
部位	乳腺的任何部位	乳腺的任何部位
影像学	钙化灶，很少形成肿块，可能伴有乳头溢液	为偶然发现，很少伴有钙化
病因学	不明	不明
组织学	1. 终末导管和大导管受累，部分累及邻近小叶单位（*图 4.8.1*） 2. 肿瘤上皮破坏正常管腔上皮，细胞具有黏附性（*图 4.8.2 ~ 4.8.4*）	1. 小叶瘤变细胞沿终末导管扩散；偶有真性导管受累（*图 4.8.5 ~ 4.8.8*） 2. 细胞小、圆且规则；常见细胞质内包涵体（*图 4.8.8*） 3. 邻近的腺泡可见形态相似的肿瘤细胞，黏附性差，表现 ALH 或小叶原位癌（LCIS）（*图 4.8.5 ~ 4.8.7*） 4. 在小叶瘤变的细胞中间可见残留的管腔上皮细胞（*图 4.8.7，4.8.8*）
特殊检查	肿瘤细胞表达 E-cadherin，常常过表达 HER2（反映细胞活性）；检测 ER 表达以预测辅助内分泌治疗的疗效	无；E-cadherin 表达减少或缺失；p120 表达不变
遗传学	染色体 16q、17p 缺失	*CDH1*（染色体 16q22.1）突变
治疗	手术切除且切缘阴性时，进行（或不进行）放疗，应用（或不应用）抗雌激素治疗	若为穿刺活检偶然发现，则不需要切除；乳房影像检查随访，应用（或不应用）抗雌激素治疗
临床意义	Paget 样 DCIS 范围较广泛，可部分累及小叶单位，这对切缘评估有影响	后续患癌风险中度升高（4~5 倍）；双侧乳腺患病风险较单侧（同侧）更高（3:1）

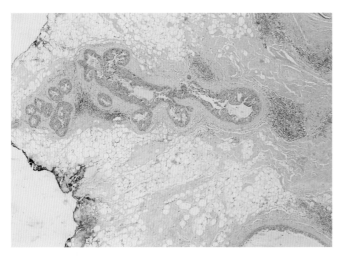

图 4.8.1 **Paget 样 DCIS** 终末导管和邻近小叶单位可见上皮增生。Paget 样 DCIS 通常累及部分小叶单位，而不引起小叶单位变形

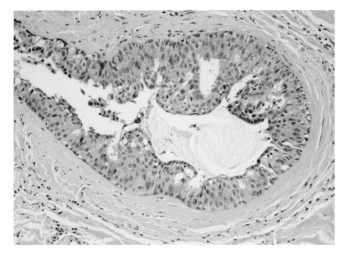

图 4.8.2 **Paget 样 DCIS** 在肌上皮细胞和管腔上皮细胞之间可见形态单一的细胞增生，细胞边界清晰、分布均匀

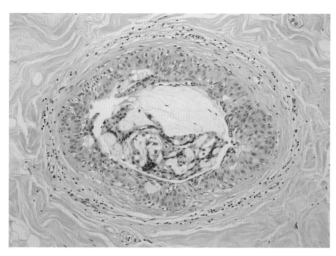

图 4.8.3　**Paget 样 DCIS**　勿将残存的管腔上皮误认为细胞具有多形性，而误诊为普通型增生

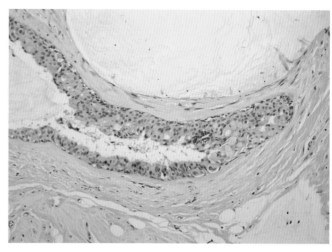

图 4.8.4　**Paget 样 DCIS**　局灶可见残存的管腔上皮

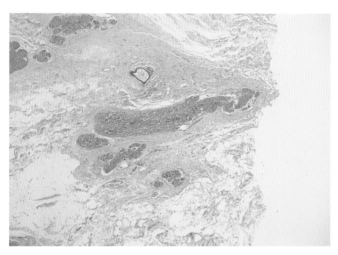

图 4.8.5　**小叶瘤变累及导管**　终末导管和几个邻近小叶单位可见上皮增生，周围可见 1 个未受累的导管

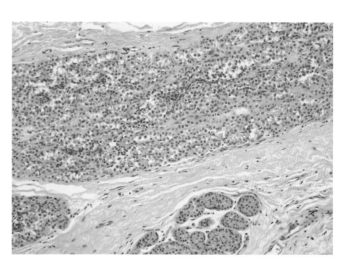

图 4.8.6　**小叶瘤变累及导管**　ALH 累及小叶单位并沿终末导管纵向发展

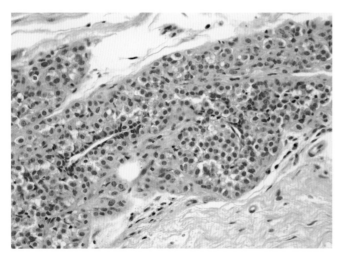

图 4.8.7　**小叶瘤变累及导管**　可见少量残存的管腔上皮。低黏附性的生长方式在 ALH 中很明显

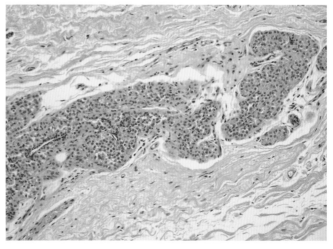

图 4.8.8　**小叶瘤变累及导管**　小圆细胞的细胞质内含有包涵体，细胞黏附性差，这些都是 ALH 的特征性改变。局部仍可见到正常的管腔上皮

	低级别 DCIS	经典型小叶原位癌（LCIS）
年龄	成年女性，通常在 55 岁及以上	成年女性，绝经后发病率下降
部位	乳腺的任何部位	乳腺的任何部位
影像学	常形成钙化灶，很少形成肿块	偶然发现，很少伴有钙化
病因学	不明	不明
组织学	1. 至少 2 个相邻导管完全受累，通常为真性导管受累，范围至少为 3mm（图 4.9.1） 2. 细胞形态单一，细胞边界清晰，排列均匀，呈实性生长，伴有微菊形团形成（图 4.9.2 ~ 4.9.3, 4.9.5）	1. 细胞形态单一、受累的小叶结构扩张、扭曲（图 4.9.6 ~ 4.9.9） 2. 细胞的黏附性差（图 4.9.9） 3. 可见特征性的细胞质内空泡（图 4.9.9） 4. 常在终末导管内呈 Paget 样扩散（图 4.9.10）
特殊检查	无；E-cadherin 呈弥漫强阳性（图 4.9.4）；CK5/6 通常不表达，检测 ER 表达以预测对内分泌辅助治疗的反应；多基因检测能预测哪些患者可以免于放疗	E-cadherin 表达缺失（图 4.9.10）；p120 表达不变
遗传学	染色体 16q、17p 缺失	*CDH1* 突变（染色体 16q22.1）
治疗	手术切除至切缘阴性时，进行（或不进行）放疗，应用（或不应用）抗雌激素治疗	乳房影像学检查随访，应用（或不应用）抗雌激素治疗；如果在穿刺活检标本中发现，通常会切除
临床意义	如果没有被完全切除，最终大约 30% 的病例会发展为浸润性癌；在完全切除的情况下，没有接受放疗的病例的复发率为 5% ~ 8%；病灶范围有限的低级别 DCIS 的复发率小于 5%	后续患癌风险显著升高（9 ~ 10 倍）；双侧乳腺患癌风险比单侧（同侧）高（3 : 1）；绝经后风险降低

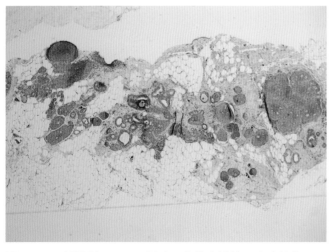

图 4.9.1　**低级别 DCIS**　累及几个终末导管和小叶单位，上皮增生呈筛状和实性巢状

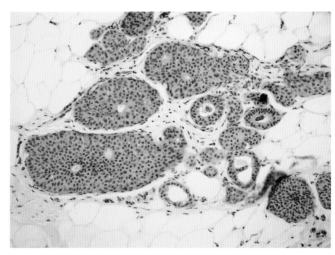

图 4.9.2　**低级别 DCIS**　扩张的腺泡里充满形态单一的细胞，细胞边界清晰

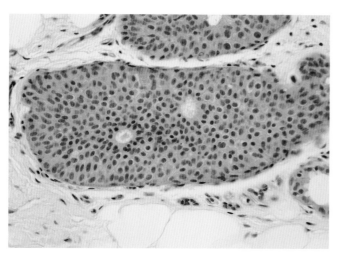

图 4.9.3　**低级别 DCIS**　肿瘤细胞排列成多个微菊形团结构，这是低级别 DCIS 的特征性改变

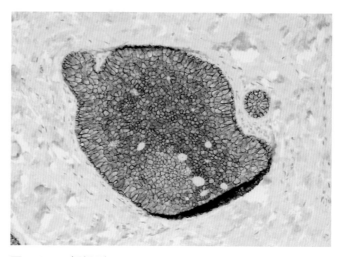

图 4.9.4　**低级别 DCIS**　E-cadherin 在低级别 DCIS 中呈弥漫强阳性

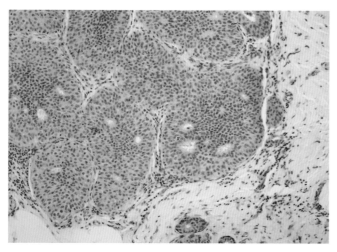

图 4.9.5　**低级别 DCIS**　可见形态单一的细胞膨胀性生长；无其他形态的细胞

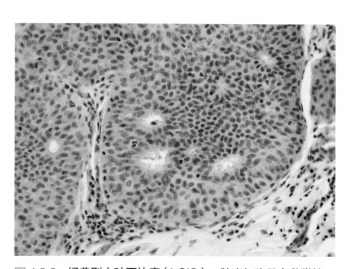

图 4.9.6　**经典型小叶原位癌（LCIS）**　肿瘤细胞具有黏附性，呈"冻结"状

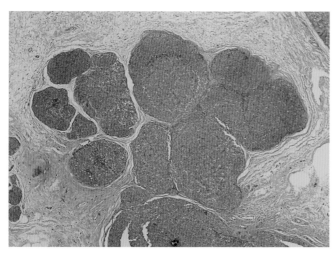

图 4.9.7　**经典型小叶原位癌（LCIS）**　小叶单位因上皮增生而扩张和扭曲，终末导管也受累

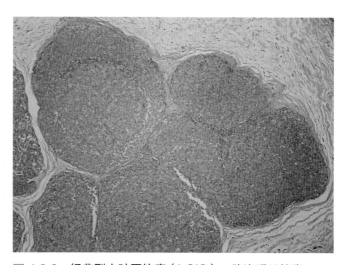

图 4.9.8　**经典型小叶原位癌（LCIS）**　腺泡明显扩张

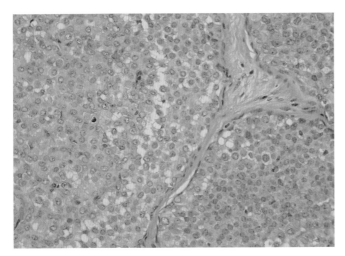

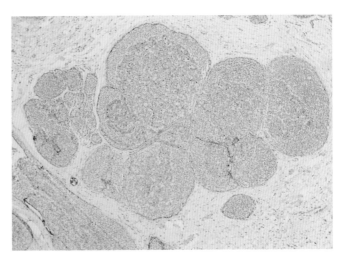

图 4.9.9　**经典型小叶原位癌（LCIS）**　细胞小而圆，常见细胞质内包涵体。生长方式呈明显的低黏附性

图 4.9.10　**经典型小叶原位癌（LCIS）**　E-cadherin 表达缺失

	伴小叶细胞形态的 DCIS	经典型 LCIS
年龄	成年女性，随年龄增长发病率升高	成年女性，绝经后发病率下降
部位	乳腺的任何部位	乳腺的任何部位
影像学	钙化灶，常形成肿块	为偶然发现，很少伴有钙化
病因学	不明	不明
组织学	1. 通常累及几个小叶单位和导管（图 4.10.1 ~ 4.10.5） 2. 小叶单位呈实体生长方式，伴中央坏死和钙化（图 4.10.2，4.10.3） 3. 通常是中级别或高级别细胞核（图 4.10.4） 4. 可能表现为 Paget 样扩散和局部低黏附性生长方式（图 4.10.5）	1. 细胞小而均匀、呈圆形、形态单一、黏附性差（图 4.10.6 ~ 4.10.8） 2. 细胞质内空泡（图 4.10.8） 3. 受累的腺泡明显扩张和扭曲（图 4.10.7） 4. 常伴 Paget 样扩散（图 4.10.6）
特殊检查	无；CK5/6 表达可变；ER 表达可变；高级别 DCIS 的 ER 表达常缺失；E-cadherin 常表达减少或缺失	E-cadherin 表达缺失；p120 表达不变
遗传学	不明	*CDH1* 突变（染色体 16q22.1）
治疗	手术切除并保留足够的切缘，进行（或不进行）放疗，应用（或不应用）抗雌激素治疗	乳房影像检查随访，应用（或不应用）抗雌激素治疗；如果在穿刺活检标本上发现，通常会切除
临床意义	如果没有被完全切除，则最终大约有 30% 的病例会发展为浸润性癌；其累及大导管的生长模式支持其临床行为及治疗方式与 DCIS 相同	后续患癌风险显著升高（9 ~ 10 倍）；双侧乳腺患癌的风险比单侧（同侧）高（3:1）；绝经后风险降低

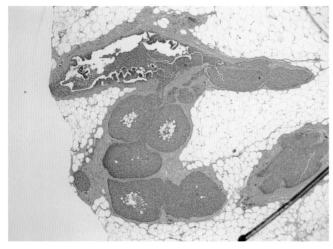

图 4.10.1　**伴小叶细胞形态的 DCIS**　1 个导管和 2 个小叶单位明显扩张

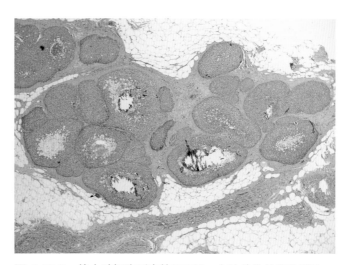

图 4.10.2　**伴小叶细胞形态的 DCIS**　小叶单位呈实性增生，伴中央坏死和钙化

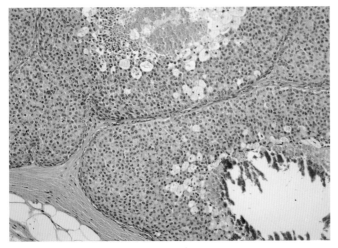

图 4.10.3　**伴小叶细胞形态的 DCIS**　腺泡被 DCIS 细胞填充，伴明显扭曲

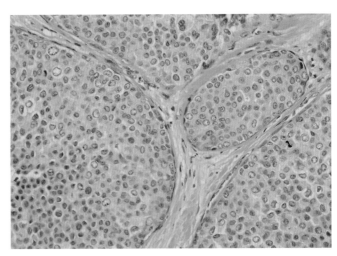

图 4.10.4　**伴小叶细胞形态的 DCIS**　具有中级别细胞核的细胞呈实性巢片状生长，可以诊断为 DCIS

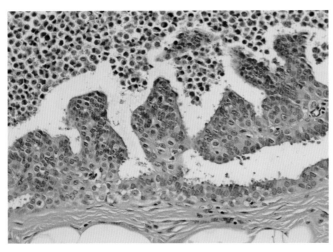

图 4.10.5　**伴小叶细胞形态的 DCIS**　肿瘤细胞沿导管呈 Paget 样扩散

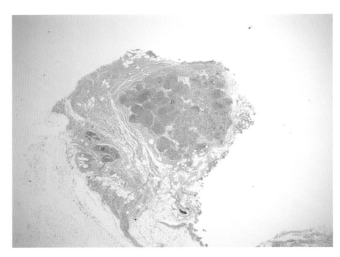

图 4.10.6　**经典型 LCIS**　小叶单位里的大部分腺泡扩张和扭曲

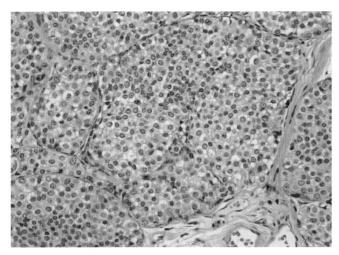

图 4.10.7　**经典型 LCIS**　肿瘤细胞小、圆且规则

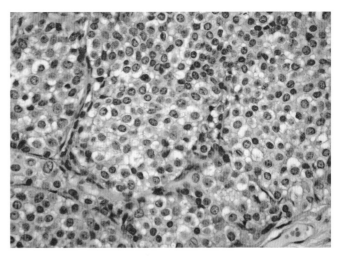

图 4.10.8　**经典型 LCIS**　典型的特征是呈低黏附性生长，细胞核温和，偶见细胞质内包涵体

	分泌型 DCIS	分泌性改变
年龄	成年女性	成年女性，任何年龄
部位	乳腺的任何部位	乳腺的任何部位
影像学	钙化灶，很少形成肿块	钙化灶
病因学	不明	特发性，可能与产生催乳素的垂体腺瘤或使用的某些药物有关
组织学	1. 小叶单位、终末导管和大中导管上皮增生，细胞质透明（*图 4.11.1 ~ 4.11.4*） 2. 中央可见分泌物，而非坏死物（*图 4.11.2*） 3. 尽管细胞排列不均匀，但细胞形态单一（*图 4.11.3，4.11.4*） 4. 细胞形成腺管结构	1. 累及终末导管和小叶单位（*图 4.11.5 ~ 4.11.8*） 2. 轻度上皮增生（1~2 层），可见鞋钉样细胞，细胞核大，细胞质呈空泡状（*图 4.11.5 ~ 4.11.8*） 3. 腔内常含有分泌性物质，有球形钙化（*图 4.11.6*） 4. 类似阿 – 斯反应的细胞学改变（*图 4.11.6 ~ 4.11.8*）
特殊检查	无； CK5/6 表达可变；ER 表达可变；检查 ER 表达以预测内分泌辅助治疗的疗效；多基因检测能预测哪些患者可以免于放疗	无
遗传学	不明	无
治疗	手术切除至切缘阴性时，进行（或不进行）放疗，应用（或不应用）抗雌激素治疗	如果在穿刺活检标本中发现，则不需要切除
临床意义	如果没有被完全切除，最终大约 30% 的病例会发展为浸润性癌	无癌变风险

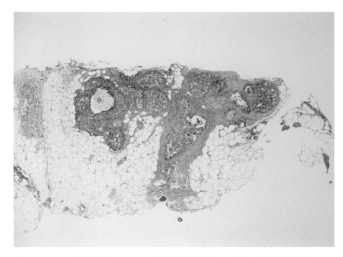

图 4.11.1　**分泌型 DCIS**　终末导管和 2 个小叶单位受累

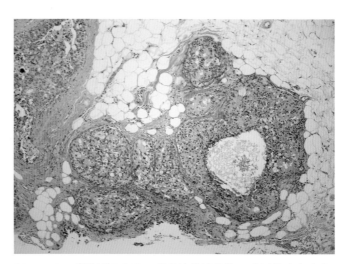

图 4.11.2　**分泌型 DCIS**　嗜酸性分泌物位于受累的腺泡腔内

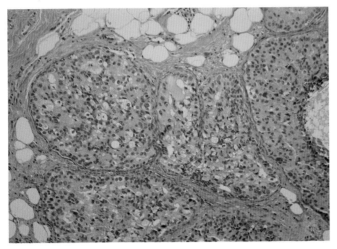

图 4.11.3　**分泌型 DCIS**　肿瘤细胞分布于腺腔结构周围，提示细胞分布排列不均匀

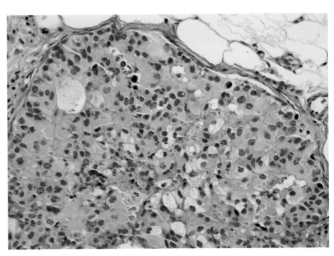

图 4.11.4　**分泌型 DCIS**　细胞核为中级别，呈玫瑰花环样排列，细胞质内可见空泡和分泌物

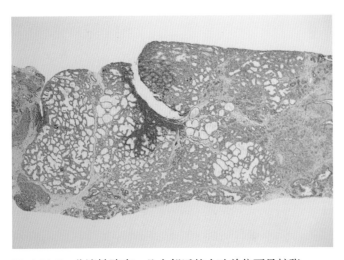

图 4.11.5　**分泌性改变**　几个邻近的小叶单位可见扩张

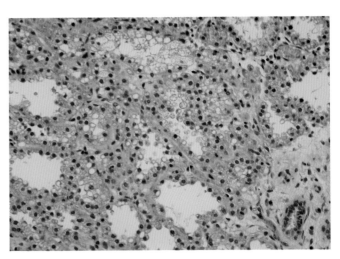

图 4.11.6　**分泌性改变**　除了小叶单位外，1 个终末导管也可见分泌性改变

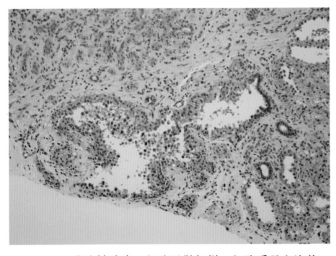

图 4.11.7　**分泌性改变**　细胞呈鞋钉样，细胞质呈空泡状，细胞核略增大

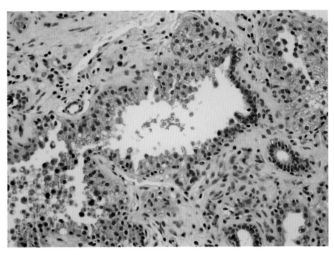

图 4.11.8　**分泌性改变**　腔内可见分泌物。轻度细胞核增大不应视为异型性

	Paget 病	突出的 Toker 细胞
年龄	成年女性	成年女性
部位	乳头皮肤	乳头皮肤
影像学	无特殊，当合并癌时可能会出现肿块和（或）钙化	无
病因学	不明	不明
组织学	1. 恶性肿瘤细胞单个或呈小簇状沿真皮表皮交界区扩散，并在表皮内向上迁移（*图4.12.1，4.12.2*） 2. 细胞质丰富，细胞核增大，核仁明显（*图4.12.2*） 3. 恶性肿瘤细胞与周围的鳞状上皮细胞间可见空晕（*图4.12.2*）	1. 表皮内可见细胞质呈淡染、细胞温和的单个细胞（*图4.12.4，4.12.5*），这是乳头处皮肤的正常细胞 2. 细胞核呈圆形或卵圆形，核轮廓光滑，染色质细（*图4.12.5*）
特殊检查	CK7 呈阳性；超过 90% 的病例 HER2（反映细胞活性）过表达（*图4.12.3*）	CK7 呈阴性；HER2 呈阴性
遗传学	Paget 病无特异性的遗传学改变；遗传学改变同其下方的乳腺癌（如果乳腺内存在癌变的话）	无
治疗	Paget 病成分完全切除；采用合适的方式治疗其下方的乳腺癌	无
临床意义	超过 95% 的病例存在潜在的 DCIS 或浸润性癌；与 Paget 病相关的溃疡不属于 *pT4b*	无

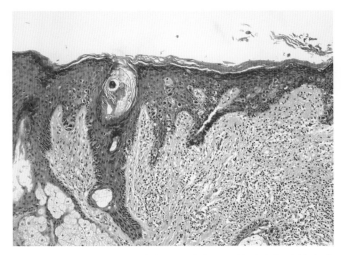

图 4.12.1 **Paget 病** 其特征性改变是恶性肿瘤细胞单个或呈小簇状沿真皮表皮交界区扩散，并在表皮内向上迁移

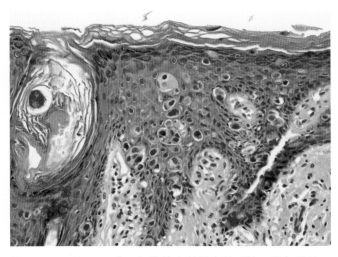

图 4.12.2 **Paget 病** 细胞核大且具有异型性，核仁明显。肿瘤细胞与周围的鳞状上皮细胞间可见空晕

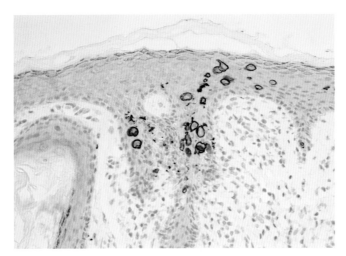

图 4.12.3　**Paget 病**　HER2 呈强表达（环状膜强染色）

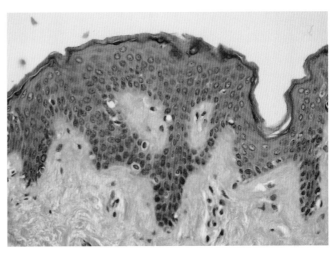

图 4.12.4　**突出的 Toker 细胞**　Toker 细胞是乳头处皮肤的正常细胞，细胞质呈淡染、单个存在于表皮内，类似 Paget 细胞

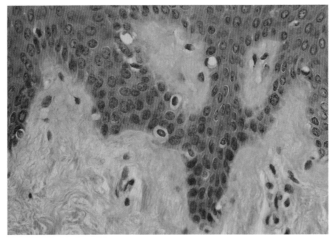

图 4.12.5　**突出的 Toker 细胞**　细胞核呈圆形或卵圆形、轮廓光滑，染色质细

	高分泌性增生背景中的 DCIS	高分泌性增生
年龄	成年女性，通常为 55 岁及以上	成年女性
部位	乳腺的任何部位	乳腺的任何部位
影像学	钙化灶，很少形成肿块	钙化成簇，可能具有多形性
病因学	不明	不明
组织学	1. 形态单一的上皮细胞增生，多向腔内突起；病变范围广泛，累及许多小叶单位和导管 *(图 4.13.1)* 2. 肿瘤细胞的细胞核形态单一，呈复层排列，形成多量复杂的乳头，向腔内突起 *(图 4.13.2)* 3. DCIS 的细胞形态单一，细胞核为中级别，核仁明显 *(图 4.13.3)* 4. 局灶呈实性生长方式 *(图 4.13.4)*	1. 小叶单位膨大，由大小不一的扩张的腺泡组成，内含丰富的分泌物，并伴有钙化 *(图 4.13.5 ～ 4.13.7)* 2. 腺泡细胞的细胞质呈泡沫状，核固缩 *(图 4.13.6，4.13.7)* 3. 细胞核常位于顶端 *(图 4.13.7)* 4. 细胞质内分泌物可造成细胞具有单一性的假象，然而细胞核的形状和位置具有多样性，支持其为良性增生 *(图 4.13.7)*
特殊检查	检测 ER 表达以预测内分泌辅助治疗的疗效；多基因检测能预测哪些患者可以免于放疗	无
遗传学	不明	无
治疗	手术切除至切缘阴性时，进行（或不进行）放疗，应用（或不应用）抗雌激素治疗	无；若在穿刺活检标本中发现，无须切除
临床意义	如果没有完全切除，则 30% 的病例会进展为浸润性癌；完全切除后，在没有放疗的情况下，复发率为 8%～10%	无

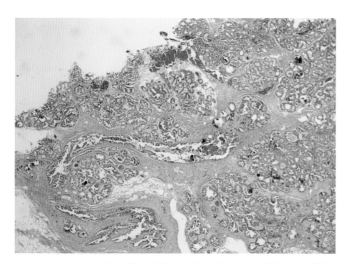

图 4.13.1　**高分泌性增生背景中的 DCIS**　本例类似高分泌性增生，低倍镜显示广泛的上皮细胞增生，形态单一，向小叶单位和导管内突起

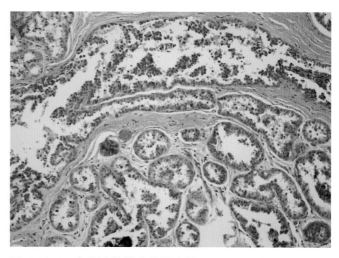

图 4.13.2　**高分泌性增生背景中的 DCIS**　肿瘤细胞的细胞核形态单一，呈复层排列，形成多量复杂的腔内乳头，类似高分泌性增生

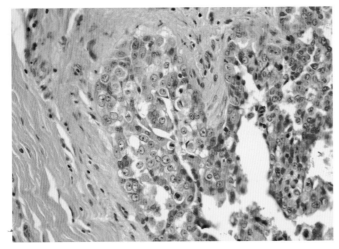

图 4.13.3　**高分泌性增生背景中的 DCIS**　在本例中，细胞形态单一，细胞核呈中级别，核仁明显，支持导管原位癌诊断

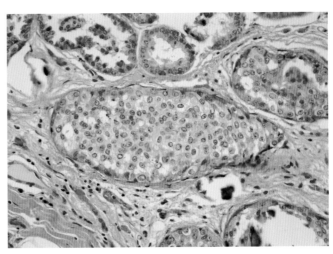

图 4.13.4　**高分泌性增生背景中的 DCIS**　局部呈实性生长

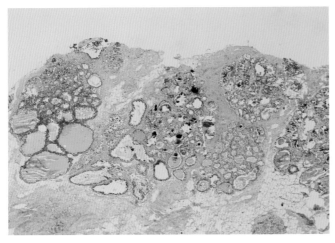

图 4.13.5　**高分泌性增生**　特点是小叶单位膨大，伴有大小不一的扩张腺泡，内含丰富的分泌物，并伴有钙化

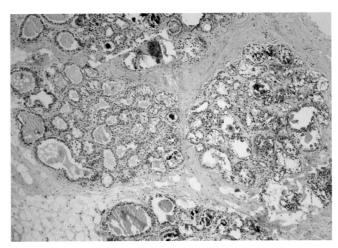

图 4.13.6　**高分泌性增生**　腺泡细胞的细胞质呈泡沫状，细胞核固缩

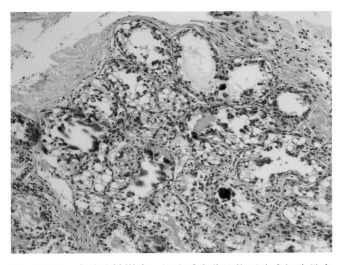

图 4.13.7　**高分泌性增生**　细胞质内分泌物可造成细胞具有单一性的假象，然而细胞核的形状和位置具有多样性，支持其为良性增生。注意细胞核常位于顶端

	Paget 样 DCIS	导管的放疗反应
年龄	成年女性	成年女性
部位	乳腺的任何部位	乳腺的任何部位
影像学	结构变形,常为线状或多形性钙化;可能伴有乳头溢液	结构变形,偶有钙化
病因学	未知	癌(浸润性或原位癌)的放疗史
组织学	1. 大导管内肿瘤细胞呈黏附性生长,破坏正常的管腔上皮(图 4.14.1 ~ 4.14.3) 2. 细胞核均匀一致,染色质粗糙,核仁明显(图 4.14.3) 3. 可在管腔内形成不规则的乳头(图 4.14.3) 4. 通常为中等或高级别细胞核(图 4.14.3)	1. 管腔上皮细胞单层或呈小簇状增大,细胞核大、细胞质丰富,呈嗜双色性(图 4.14.4 ~ 4.14.6) 2. 视野内或更远处的导管和小叶单位均可有改变(图 4.14.5,4.14.6) 3. 细胞质卷曲变细,形似细胞被栓系在被覆上皮上(图 4.14.5) 4. 核染色质模糊不清,偶尔可见双核(图 4.14.5) 5. 周围可见正常腺上皮和肌上皮被覆的区域(图 4.14.4,4.14.5) 6. 管腔钙化可能是 DCIS 被清除后残留的钙化、与治疗相关的脂肪坏死或与放疗无关的钙化分泌物
特殊检查	目前的检测手段无法将该病变与导管的放疗反应相鉴别;常规评估 ER 表达以预测对内分泌辅助治疗的反应;其中混合的正常管腔上皮细胞可能影响多基因检测的结果	无
遗传学	未知	无
治疗	手术切除至切缘阴性时,进行(或不进行)放疗,应用(或不应用)抗雌激素治疗	无;如果在穿刺活检标本中检测到,无须切除
临床意义	往往呈斑片状灶性生长方式累及导管,使边缘评估有难度	无

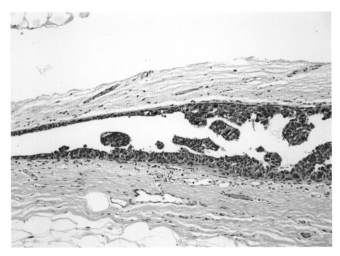

图 4.14.1   **Paget 样 DCIS**   本例中的肿瘤细胞具有黏附性,侵袭破坏正常大导管的腺上皮

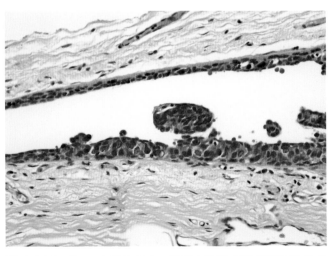

图 4.14.2   **Paget 样 DCIS**   导管内可形成不规则的乳头状突起,其顶端可见退变的腺上皮

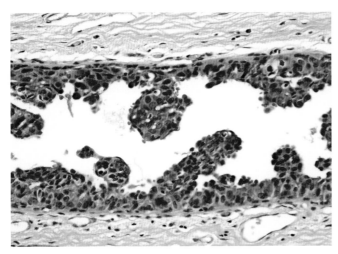

图 4.14.3　**Paget 样 DCIS**　Paget 样生长方式最常见于中级别或高级别的导管原位癌，其特征是细胞核不规则、染色质明显（粗糙和开放）、可见核仁

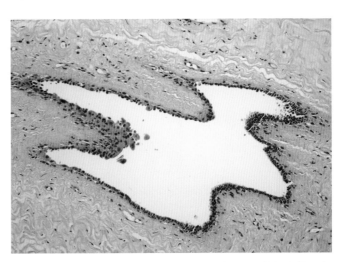

图 4.14.4　**导管的放疗反应**　大导管局部可见散在的体积大的腺上皮细胞

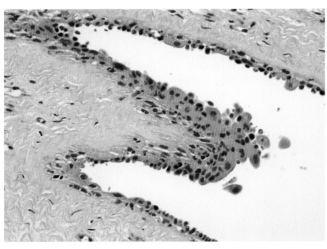

图 4.14.5　**导管的放疗反应**　体积大的细胞呈灶状单层排列，有丰富的嗜双色细胞质，细胞看似被栓系在上皮基底膜上，偶有双核细胞，周围可见正常腺上皮和肌上皮被覆的区域

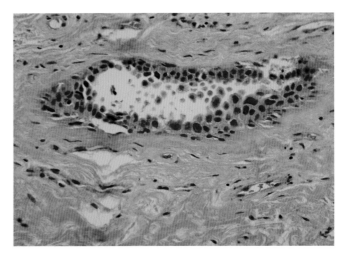

图 4.14.6　**导管的放疗反应**　平切后可见到复层排列的细胞。放疗反应的特征为细胞质呈泡沫状，染色质结构模糊不清，细胞类似病毒感染后的改变

参考文献

Betsill WL Jr, Rosen PP, Lieberman PH, et al. Intraductal carcinoma. Long-term follow-up after treatment by biopsy alone. JAMA. 1978;239:1863–1867.

Bijker N, Meijnen P, Peterse JL, et al. Breast-conserving treatment with or without radiotherapy in ductal carcinoma-in-situ: ten-year results of European Organisation for Research and Treatment of Cancer randomized phase III trial 10853—a study by the EORTC Breast Cancer Cooperative Group and EORTC Radiotherapy Group. J Clin Oncol. 2006;24:3381–3387.

Caliskan M, Gatti G, Sosnovskikh I, et al. Paget's disease of the breast: the experience of the European Institute of Oncology and review of the literature. Breast Cancer Res Treat. 2008;112:513–521.

Carter D, Orr SL, Merino MJ. Intracystic papillary carcinoma of the breast. After mastectomy, radiotherapy or excisional biopsy alone. Cancer. 1983;52:14–19.

Chen YY, Hwang ES, Roy R, et al. Genetic and phenotypic characteristics of pleomorphic lobular carcinoma in situ of the breast. Am J Surg Pathol. 2009;33:1683–1694.

Collins IC, Tamimi, R., Baer, H., et al. Risk of invasive breast cancer in patients with ductal carcinoma in situ [DCIS] treated by diagnostic biopsy alone:results from the Nurses' Health Study. Breast Cancer Res Treat. 1994;88:1083.

Di Tommaso L, Franchi G, Destro A, et al. Toker cells of the breast. Morphological and immunohistochemical characterization of 40 cases. Hum Pathol. 2008;39:1295–1300.

Dupont WD, Page DL. Risk factors for breast cancer in women with proliferative breast disease. N Engl J Med. 1985;312:146–151.

Ernster VL, Barclay J, Kerlikowske K, et al. Incidence of and treatment for ductal carcinoma in situ of the breast. JAMA 1996;275:913–918.

Fisher ER, Costantino J, Fisher B, et al. Pathologic findings from the National Surgical Adjuvant Breast Project (NSABP) Protocol B-17. Five-year observations concerning lobular carcinoma in situ. Cancer. 1996;78:1403–1416.

Fisher ER, Dignam J, Tan-Chiu E, et al. Pathologic findings from the National Surgical Adjuvant Breast Project (NSABP) eight-year update of Protocol B-17: intraductal carcinoma. Cancer. 1999;86:429–438.

Fisher ER, Land SR, Fisher B, et al. Pathologic findings from the National Surgical Adjuvant Breast and Bowel Project: twelve-year observations concerning lobular carcinoma in situ. Cancer. 2004;100:238–244.

Foote F, Stewart, F. Lobular carcinoma in situ: a rare form of mammary carcinoma. Am J Pathol. 1941;17:491–496.

Hartmann LC, Sellers TA, Frost MH, et al. Benign breast disease and the risk of breast cancer. N Engl J Med. 2005;353:229–237.

Hilson JB, Schnitt SJ, Collins LC. Phenotypic alterations in myoepithelial cells associated with benign sclerosing lesions of the breast. Am J Surg Pathol. 2010;34:896–900.

Hughes LL, Wang M, Page DL, et al. Local excision alone without irradiation for ductal carcinoma in situ of the breast: a trial of the Eastern Cooperative Oncology Group. J Clin Oncol. 2009;27:5319–5324.

Jacobs TW, Pliss N, Kouria G, et al. Carcinomas in situ of the breast with indeterminate features: role of E-cadherin staining in categorization. Am J Surg Pathol. 2001;25:229–236.

Jensen R, Page DL. Epithelial hyperplasia. In: Elston CW, Ellis IO, eds. The Breast. 3rd ed. Edinburgh: Churchill Livingstone; 1998:65–89.

Lakhani SR, Ellis IO, Schnitt SJ, et al, eds. WHO Classification of Tumors of the Breast. 4 ed. Lyon: IARC; 2012.

Lester SC, Bose S, Chen YY, et al. Protocol for the examination of specimens from patients with ductal carcinoma in situ of the breast. Arch Pathol Lab Med. 2009;133:15–25.

Macdonald HR, Silverstein MJ, Lee LA, et al. Margin width as the sole determinant of local recurrence after breast conservation in patients with ductal carcinoma in situ of the breast. Am J Surg. 2006;192:420–422.

Maluf HM, Swanson PE, Koerner FC. Solid low-grade in situ carcinoma of the breast: role of associated lesions and E-cadherin in differential diagnosis. Am J Surg Pathol. 2001;25:237–244.

Marshall LM, Hunter DJ, Connolly JL, et al. Risk of breast cancer associated with atypical hyperplasia of lobular and ductal types. Cancer Epidemiol Biomarkers Prev. 1997;6:297–301.

第四章 导管原位癌

Nassar H, Qureshi H, Adsay NV, et al. Clinicopathologic analysis of solid papillary carcinoma of the breast and associated invasive carcinomas. Am J Surg Pathol. 2006;30:501–507.

Otsuki Y, Yamada M, Shimizu S, et al. Solid-papillary carcinoma of the breast: clinicopathological study of 20 cases. Pathol Int. 2007;57:421–429.

Page DL, Dupont WD, Rogers LW, et al. Continued local recurrence of carcinoma 15–25 years after a diagnosis of low grade ductal carcinoma in situ of the breast treated only by biopsy. Cancer. 1995;76:1197–1200.

Page DL, Dupont WD, Rogers LW, et al. Intraductal carcinoma of the breast: follow-up after biopsy only. Cancer. 1982;49:751–758.

Page DL, Dupont WD, Rogers LW, et al. Atypical hyperplastic lesions of the female breast. A long-term follow-up study. Cancer. 1985;55:2698–2708.

Page DL, Kidd TE Jr, Dupont WD, et al. Lobular neoplasia of the breast: higher risk for subsequent invasive cancer predicted by more extensive disease. Hum Pathol. 1991;22:1232–1239.

Palacios J, Sarrio D, Garcia-Macias MC, et al. Frequent E-cadherin gene inactivation by loss of heterozygosity in pleomorphic lobular carcinoma of the breast. Mod Pathol. 2003;16:674–678.

Patchefsky AS, Schwartz GF, Finkelstein SD, et al. Heterogeneity of intraductal carcinoma of the breast. Cancer. 1989;63:731–741.

Pinder SE, Ellis IO, Schnitt SJ, et al. Microinvasive carcinoma. In: Lakhani SR, Ellis IO, Schnitt SJ, et al, eds. WHO Classification of Tumors of the Breast. Lyon: IARC; 2012:96–7.

Reis-Filho JS, Simpson PT, Jones C, et al. Pleomorphic lobular carcinoma of the breast: role of comprehensive molecular pathology in characterization of an entity. J Pathol. 2005;207:1–13.

Rosen PP, Kosloff C, Lieberman PH, et al. Lobular carcinoma in situ of the breast. Detailed analysis of 99 patients with average follow-up of 24 years. Am J Surg Pathol. 1978;2:225–251.

Sanders ME, Schuyler PA, Dupont WD, et al. The natural history of low-grade ductal carcinoma in situ of the breast in women treated by biopsy only revealed over 30 years of long-term follow-up. Cancer. 2005;103:2481–2484.

Sapino A, Frigerio A, Peterse JL, et al. Mammographically detected in situ lobular carcinomas of the breast. Virchows Arch. 2000;436:421–430.

Schwartz GF, Patchefsky AS, Finklestein SD, et al. Nonpalpable in situ ductal carcinoma of the breast. Predictors of multicentricity and microinvasion and implications for treatment. Arch Surg. 1989;124:29–32.

Shaaban AM, Sloane JP, West CR, et al. Histopathologic types of benign breast lesions and the risk of breast cancer: case–control study. Am J Surg Pathol. 2002;26:421–430.

Silverstein MJ, Lagios MD, Groshen S, et al. The influence of margin width on local control of ductal carcinoma in situ of the breast. N Engl J Med. 1999;340:1455–1461.

Sneige N, Wang J, Baker BA, et al. Clinical, histopathologic, and biologic features of pleomorphic lobular (ductal-lobular) carcinoma in situ of the breast: a report of 24 cases. Mod Pathol. 2002;15:1044–1050.

Solin LJ, Gray R, Baehner FL, et al. A multigene expression assay to predict local recurrence risk for ductal carcinoma in situ of the breast. J Natl Cancer Inst. 2013;105:701–710.

Tavassoli FA, Norris HJ. A comparison of the results of long-term follow-up for atypical intraductal hyperplasia and intraductal hyperplasia of the breast. Cancer. 1990;65:518–529.

Wheeler JE, Enterline HT, Roseman JM, et al. Lobular carcinoma in situ of the breast. Long-term followup. Cancer. 1974;34:554–563.

（戴洪甜、饶薇译，薛学敏、应建明审校）

第五章
乳头状病变及硬化性病变

	硬化性乳头状瘤	纤维腺瘤
年龄	成年妇女	成年妇女，通常呈双峰分布
部位	中心型、周围型	乳腺的任何部位
影像学	钙化结节	钙化结节（常见于老年妇女）
病因学	不明	不明
组织学	1. 硬化结节，常保留部分导管壁（*图 5.1.1 ~ 5.1.4*） 2. 平行的 2 层上皮包绕纤维轴心（*图 5.1.3, 5.1.4*） 3. 周围上皮显著增生（*图 5.1.3, 5.1.4*） 4. 硬化可覆盖导管上皮细胞（*图 5.1.5*） 5. 上皮细胞陷入中心的硬化间质，类似浸润（*图 5.1.5*），但导管细胞存在双层结构可明确诊断为良性（*图 5.1.6*）	1. 上皮和间质的局限性增生（*图 5.1.7, 5.1.8*） 2. 上皮均匀分布于寡细胞的黏液样间质中（*图 5.1.8 ~ 5.1.10*） 3. 增生的间质包围腺上皮（管周型）或把腺上皮压缩成条索状（管内型）（*图 5.1.10, 5.1.11*），不存在管壁
特殊检查	与纤维腺瘤无明显区别	无
治疗	如果活检诊断为乳头状病变，则通常建议切除	没有必要切除，但通常会因美观问题将小纤维腺瘤通过微创手术完全切除
临床意义	后续患癌风险轻度升高（1.5 倍）；双侧乳腺患癌风险相同，但不足以影响患者管理	患有纤维腺瘤的妇女容易多发；然而，患有纤维腺瘤并不会增高进展成浸润性癌的风险

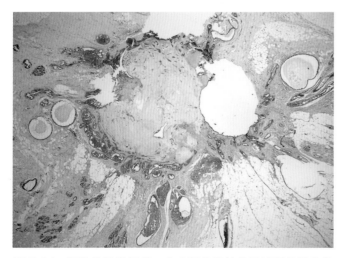

图 5.1.1 **硬化性乳头状瘤** 中央硬化的结节及被硬化结节挤压变形的上皮

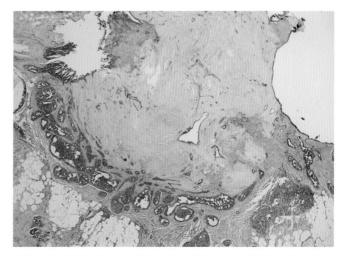

图 5.1.2 **硬化性乳头状瘤** 在本例中，中央硬化结节包绕上皮细胞，周围导管上皮增生区域挤压变形

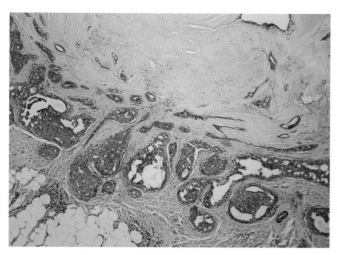

图 5.1.3 **硬化性乳头状瘤** 腺体通常保持双层细胞结构。周围上皮增生但不具有异型性

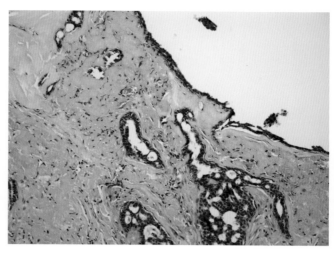

图 5.1.4 **硬化性乳头状瘤** 右上方局灶可见残存的导管壁细胞

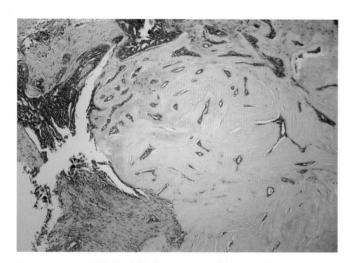

图 5.1.5 **硬化性乳头状瘤** 内陷的腺体类似管周型纤维腺瘤。注意之前的活检部位（左下方）

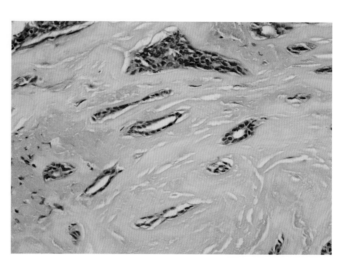

图 5.1.6 **硬化性乳头状瘤** 腺体是扭曲的，但具有双层细胞结构

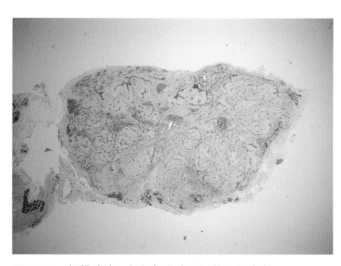

图 5.1.7 **纤维腺瘤** 与相邻乳腺组织的边界清晰

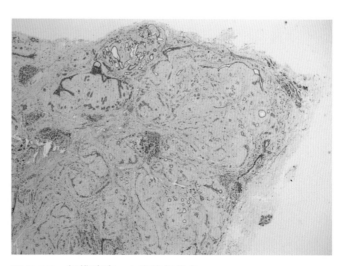

图 5.1.8 **纤维腺瘤** 上皮均匀分布

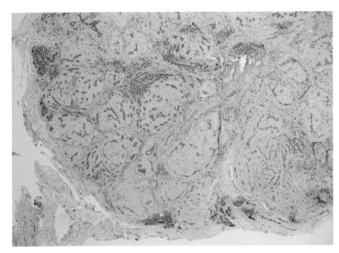

图 5.1.9　**纤维腺瘤**　特征是结节状的边缘及均匀分布的小腺体结构

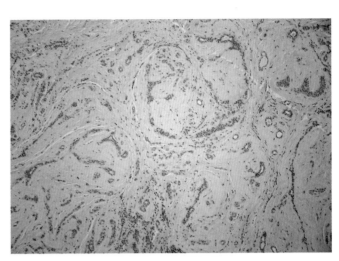

图 5.1.10　**纤维腺瘤**　呈管周型生长方式，可见数个小结节状增生

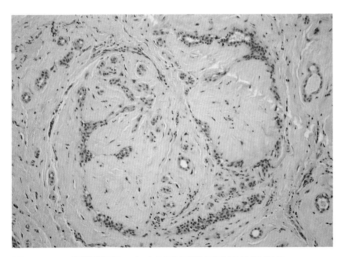

图 5.1.11　**纤维腺瘤**　上皮细胞围绕间质结节样增生

	簇状微乳头状瘤	乳头导管腺瘤
年龄	成年女性	成年女性
部位	中心型（常见），周围型	中心型，周围型
影像学	钙化或结节	乳晕下浅表局限性结节
病因学	不明	不明
组织学	1. 小叶中央上皮增生（图 5.2.1，5.2.2） 2. 上皮呈实性增生，周围有"边窗"结构（图 5.2.2，5.2.3） 3. 残存的纤维血管轴心可以很细（图 5.2.4）	1. 累及皮肤下的乳晕下的乳头导管（图 5.2.5 ~ 5.2.7） 2. 局限性结节样上皮增生（图 5.2.5），周围有裂隙样间隙 3. 常见不伴有异型性的旺炽型增生（图 5.2.6，5.2.7），其特征是细胞排列不规则，细胞边界模糊
特殊检查	与乳头状瘤无区别	无
治疗	经活检证实的微小乳头状瘤不需要切除	手术切除且保证切缘阴性；如果切除不完全则可能复发
临床意义	后续患癌风险轻度升高（1.5 倍）；双侧乳腺患癌风险相同，但不足以影响患者管理	当伴有旺炽型增生时，后续患癌风险轻度升高（1.5 倍），类似其他不伴有异型性的增生性病变；双侧乳腺患癌风险相同，但不足以影响患者管理

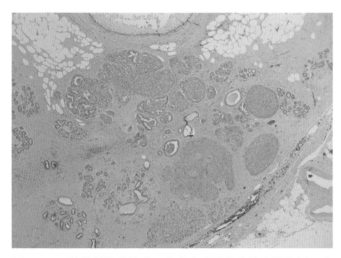

图 5.2.1　**簇状微乳头状瘤**　多个小叶单位和终末导管因上皮增生而扩张

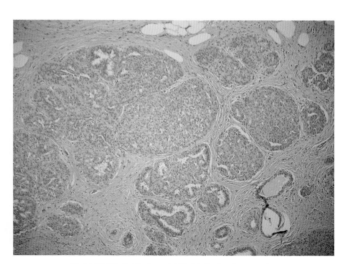

图 5.2.2　**簇状微乳头状瘤**　尽管簇状微乳头状瘤因增生而变形，但小叶结构仍存在

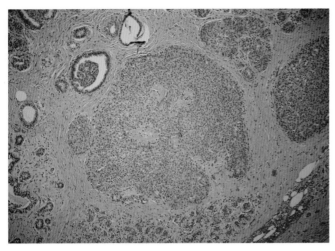

图 5.2.3　**簇状微乳头状瘤**　纤维血管轴心被不伴有异型性的旺炽型增生挤压到几乎闭塞

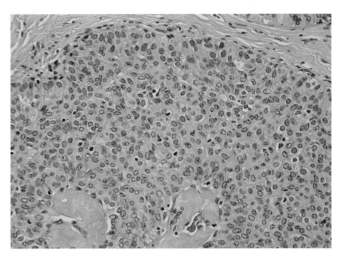

图 5.2.4　**簇状微乳头状瘤**　特征是细胞分布不均匀和细胞核具有多形性。注意硬化的纤维血管轴心（底部）

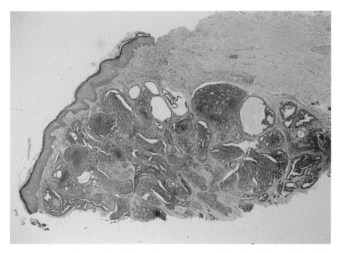

图 5.2.5　**乳头导管腺瘤**　由皮肤下方的乳头导管上皮结节性增生形成

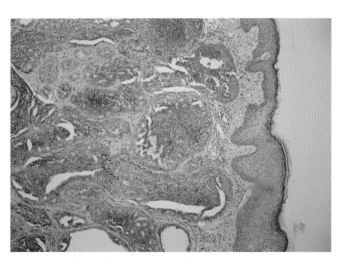

图 5.2.6　**乳头导管腺瘤**　乳头导管可见大量上皮增生及裂隙样间隙，不伴有异型性

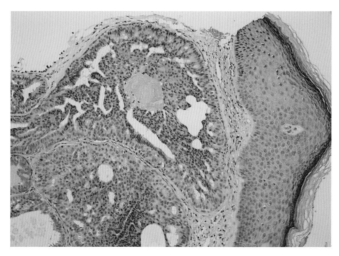

图 5.2.7　**乳头导管腺瘤**　无非典型性，周围有裂隙样间隙，细胞排列不规则，常见点灶状坏死

	硬化性乳头状瘤	腺肌上皮瘤
年龄	成年女性	成年女性
部位	乳晕后（单发）或外周（可能有多个）	乳晕下，通常单发
影像学	乳腺造影显示结节状密度、导管充盈缺损	乳腺造影显示结节状密度
病因学	不明	不明
组织学	1. 扩张的导管包含树枝状纤维血管轴心，周围被覆上皮（*图 5.3.1 ~ 5.3.3*） 2. 腺体结构由导管上皮细胞和肌上皮细胞组成（*图 5.3.4*） 3. 腺体被间质分隔开（*图 5.3.4 ~ 5.3.6*） 4. 肌上皮细胞可能很明显，但是并不呈实性生长（*图 5.3.4 ~ 5.3.6*）	1. 细胞呈圆形及卵圆形，常形成分叶状结构，比典型的乳头状瘤实性程度更高，部分被纤维囊壁包裹（*图 5.3.7 ~ 5.3.9*） 2. 主要成分是形成实性片状的肌上皮细胞（*图 5.3.10, 5.3.11*） 3. 大量的小腺管结构，闭塞的管腔，类似硬化性腺病表现（*图 5.3.12, 5.3.13*）
特殊检查	免疫组织化学：使用肌上皮标志物显示肌上皮呈正常分布（基底部）	使用特异性的肌上皮标志物（如 p63）显示明显的肌上皮成分（通常超过一半）（*图 5.3.14*），而 CK5/6 的特异性较差，在上皮和肌上皮中均表达（*图 5.3.15*）
治疗	通常建议切除乳头状病变	局部切除（至切缘阴性）以避免局部复发；罕见的复发可能与低级别腺鳞癌或梭形细胞化生性癌有关
临床意义	导管内乳头状瘤后续患癌风险轻度升高（1.5 倍）；双侧乳腺患癌风险相同，但不足以影响患者管理。如果出现导管上皮非典型增生（ADH）或导管原位癌（DCIS），则同侧继发癌症的风险更高（详见本章 5.5）	良性病变，可局部复发。与恶性行为相关的病变是伴有 DCIS 或化生性癌。在没有 DCIS 或化生性癌的情况下，腺肌上皮瘤是一种良性病变

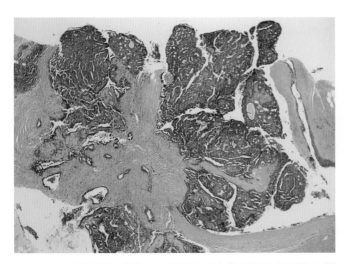

图 5.3.1　**硬化性乳头状瘤**　纤维囊壁包绕树枝状的纤维血管轴心，内衬增生的上皮，硬化的间质分隔腺体

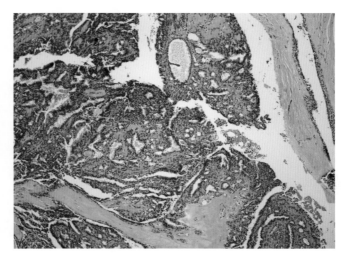

图 5.3.2　**硬化性乳头状瘤**　可见树枝状的纤维血管轴心，只残留了一小部分有内衬的管腔（最右侧）

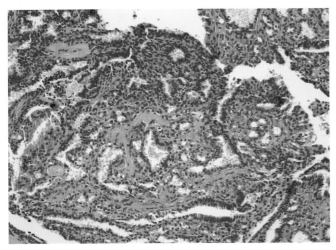

图 5.3.3   **硬化性乳头状瘤**   小腺体结构被间质分隔，局部上皮有顶浆分泌

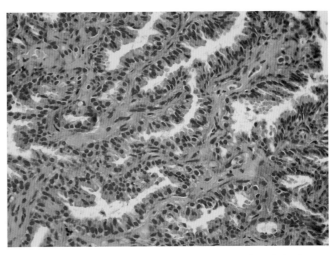

图 5.3.4   **硬化性乳头状瘤**   腺体结构包括导管上皮细胞和肌上皮细胞

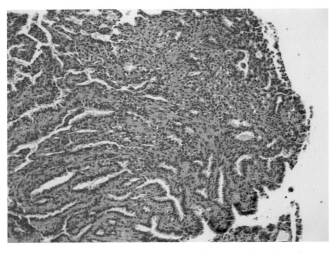

图 5.3.5   **硬化性乳头状瘤**   乳头状瘤上皮为腺上皮细胞和肌上皮细胞的混合

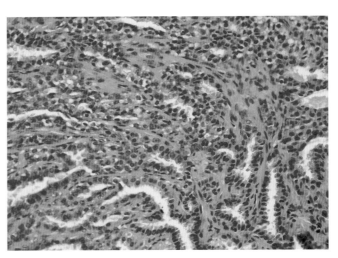

图 5.3.6   **硬化性乳头状瘤**   可见明显的肌上皮细胞，但在实性生长时，肌上皮细胞会缺失

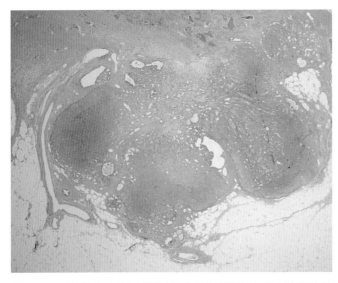

图 5.3.7   **腺肌上皮瘤**   低倍镜下可见特征性的分叶状结构及实性外观

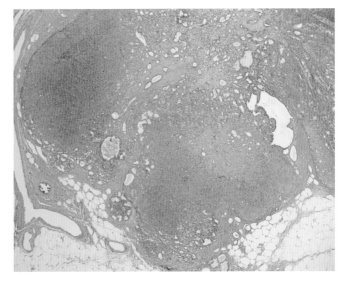

图 5.3.8   **腺肌上皮瘤**   上皮增生主要是实性的，被纤维囊壁包绕，包绕的纤维囊壁是导管壁的残存结构

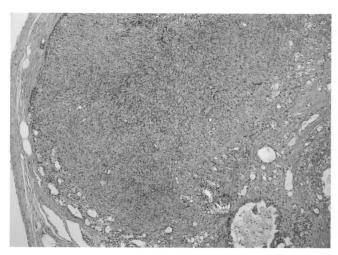

图 5.3.9 **腺肌上皮瘤** 分叶区中央有梭形细胞增生,呈实性,周围有腺体成分

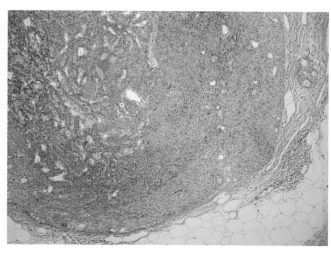

图 5.3.10 **腺肌上皮瘤** 腺体成分与实性梭形细胞成分增生混合存在

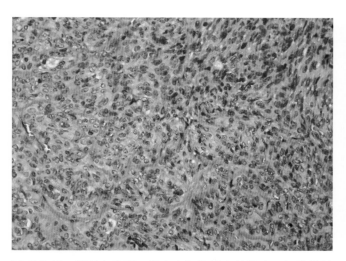

图 5.3.11 **腺肌上皮瘤** 肌上皮细胞呈实性增生,细胞核呈梭形,可见核多形性和核重叠

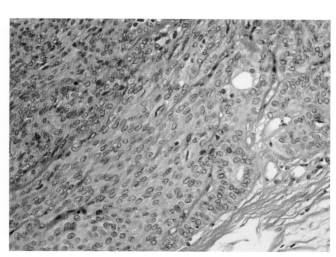

图 5.3.12 **腺肌上皮瘤** 增生的肌上皮细胞的细胞核呈梭形,细胞质透明。注意邻近的腺体分化

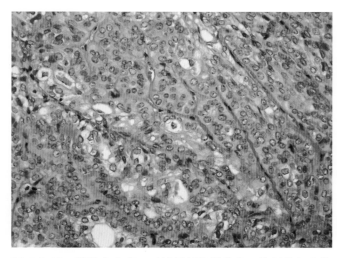

图 5.3.13 **腺肌上皮瘤** 可见局部腺样分化,特征是细胞核多形性和核重叠

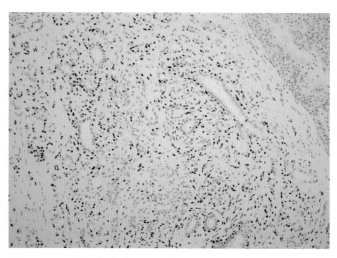

图 5.3.14 **腺肌上皮瘤** 肌上皮成分细胞核表达 p63

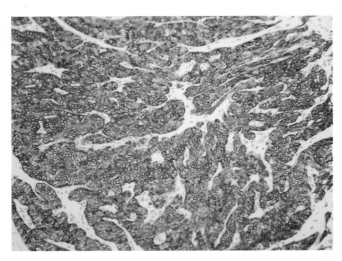

图 5.3.15　**腺肌上皮瘤**　梭形肌上皮细胞增生，免疫组化表达高分子量细胞角蛋白（CK5/6）

	硬化性腺样导管内乳头状瘤	结节性硬化性腺病
年龄	成年女性	成年女性
部位	通常位于乳腺的中央区域，乳晕下	可能发生在乳腺的任何部位
影像学	钙化结节	钙化，可形成肿块（结节性腺病或腺瘤病）
病因学	不明	不明
组织学	1. 由小腺体构成的圆形结节，被致密的纤维被膜包裹（图 5.4.1，5.4.2） 2. 残存少量的导管内衬上皮（图 5.4.1） 3. 中央硬化包绕导管上皮成分（图 5.4.1，5.4.3） 4. 囊状纤维囊壁与被包裹的上皮成分通常平行排列（图 5.4.2，5.4.3） 5. 腺管成分被硬化纤维挤压，但存在肌上皮细胞（图 5.4.4，5.4.5）	1. 硬化性腺病累及的几个小叶单位合并形成分叶状结节（结节性腺病），但仍保留了小叶轮廓（图 5.4.6） 2. 单个小叶单位包含大量保留着肌上皮和腺上皮的小腺管（图 5.4.7） 3. 腺管常扭曲并受到挤压，失去管腔结构，这种表现在病变周围更明显（图 5.4.8 ~ 5.4.10） 4. 当硬化显著时，病变可以主要由肌上皮细胞构成（图 5.4.8，5.4.10）
特殊检查	与硬化性腺病无区别	无法与硬化性导管内乳头状瘤相鉴别；使用肌上皮标志物（如 p63）可能有助于识别良性病变
治疗	通常建议切除乳头状病变	如果针吸活检结果与影像学检查一致，则无须切除
临床意义	双侧乳腺后续患癌风险轻度升高（1.5 倍），但不足以影响患者管理	双侧乳腺后续患癌风险轻度升高（1.5 倍），但不足以影响患者管理

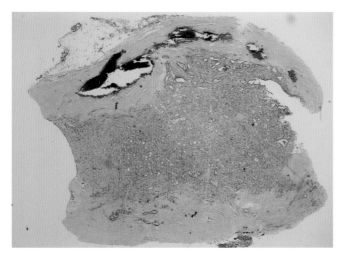

图 5.4.1 **硬化性腺样导管内乳头状瘤** 其特征为结节状小腺体结构，周围有致密的纤维囊壁、小灶钙化。在本例中，导管的管腔基本闭塞

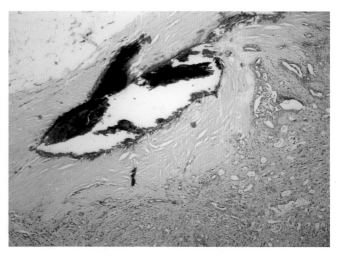

图 5.4.2 **硬化性腺样导管内乳头状瘤** 邻近纤维囊壁的小腺体轮廓光滑

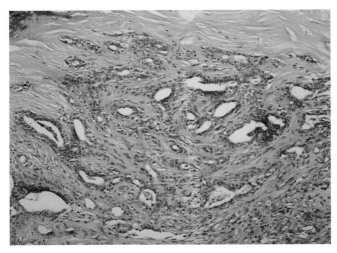

图 5.4.3　**硬化性腺样导管内乳头状瘤**　在结节性增生周围，腺体结构通常相互平行

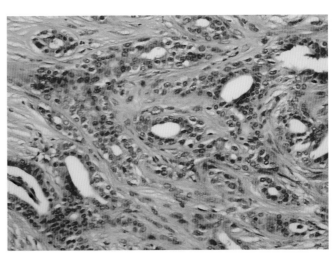

图 5.4.4　**硬化性腺样导管内乳头状瘤**　腺体结构中可见明显的肌上皮

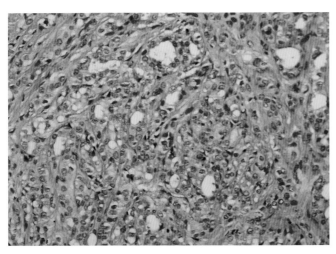

图 5.4.5　**硬化性腺样导管内乳头状瘤**　在许多区域，腺腔结构很少见

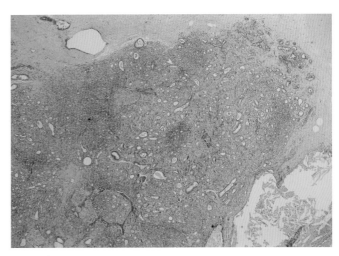

图 5.4.6　**结节性硬化性腺病**　可见硬化性腺病累及的单个小叶单位聚集形成的分叶状结节

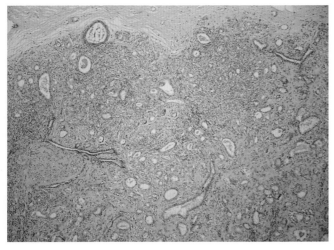

图 5.4.7　**结节性硬化性腺病**　小腺体和肌上皮细胞的增生与纤维囊壁无关

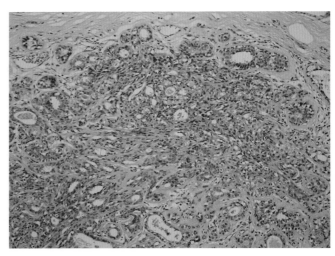

图 5.4.8　**结节性硬化性腺病**　许多上皮结构被挤压，没有可辨认的管腔

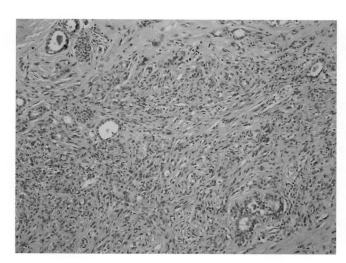

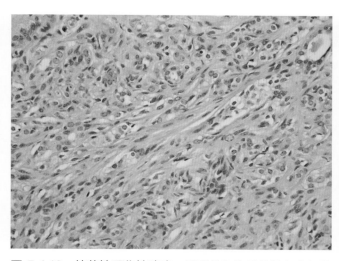

图 5.4.9 **结节性硬化性腺病** 典型特征为肌上皮增生明显，常呈梭形

图 5.4.10 **结节性硬化性腺病** 透明的细胞质是肌上皮细胞的特征

第五章 乳头状病变及硬化性病变

	导管内乳头状瘤伴导管上皮非典型增生（ADH）	导管内乳头状瘤伴普通型增生
年龄	成年女性	成年女性，青少年罕见
部位	较大的乳头状瘤通常位于中央（乳晕后），而较小或多发性乳头状瘤则位于周围	乳腺的任何部位
影像学	结节状密度，很少伴钙化，内部血管丰富	结节状密度，很少伴钙化，内部血管丰富
病因学	不明	不明
组织学	1. 具有低级别细胞核的细胞呈一致性增生，有纤维血管轴心（*图 5.5.1*） 2. 细胞分布均匀，边界清晰，筛状或实性结构最常见（*图 5.5.2，5.5.3*） 3. 连续病变范围小于 3 mm（*图 5.5.3，5.3.4*）	1. 围绕纤维血管轴心的导管内上皮增生（*图 5.5.5，5.5.6*） 2. 细胞重叠且不规则（*图 5.5.7，5.5.8*） 3. 细胞边界不清，细胞核形状多变（*图 5.5.7，5.5.8*） 4. 位于外围的腔隙不规则且呈裂隙状（*图 5.5.7*） 5. 淡紫色包涵体常见
特殊检查	免疫组化染色显示呈 p63 阳性的肌上皮细胞常单个存在或呈斑片状；CK5/6 表达可缺失但不典型	无；CK5/6 的表达多样
治疗	活检发现时可切除	如果活检诊断为乳头状瘤，应采用局部切除手术，以排除活检未取材的组织存在乳头状瘤伴非典型增生
临床意义	同侧乳腺后续患癌风险升高，与非乳头状瘤的乳腺组织伴 ADH 多见于双侧的风险不同	双侧乳腺后续患癌风险轻度升高（1.5 倍），但不足以影响患者管理

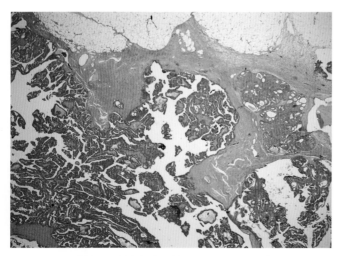

图 5.5.1 **导管内乳头状瘤伴导管上皮非典型增生（ADH）** 右上方纤维血管轴心周围的细胞呈一致性增生，形成实性及筛状结构

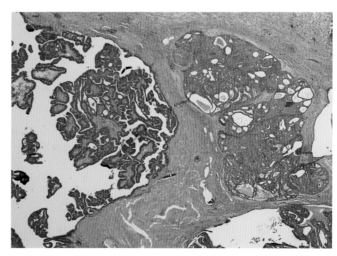

图 5.5.2 **导管内乳头状瘤伴导管上皮非典型增生（ADH）** 特征是上皮细胞局灶呈实性和筛状增生

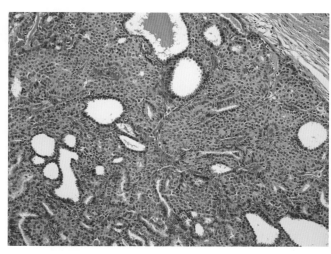

图 5.5.3　**导管内乳头状瘤伴导管上皮非典型增生（ADH）**　细胞分布均匀一致，连续病变范围小于 3 mm

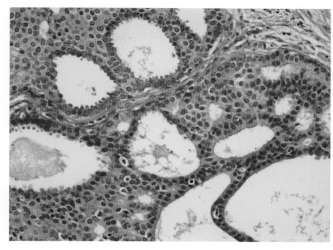

图 5.5.4　**导管内乳头状瘤伴导管上皮非典型增生（ADH）**　特征是细胞边界清楚，分布均匀一致

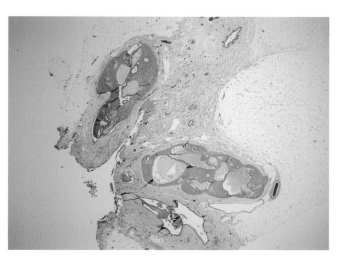

图 5.5.5　**导管内乳头状瘤伴普通型增生**　可见大的硬化的纤维血管轴心，周围被覆以实性增生为主的上皮

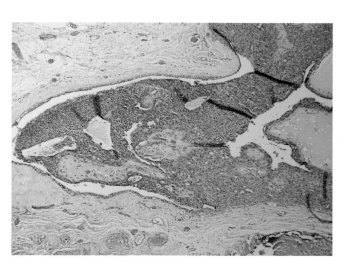

图 5.5.6　**导管内乳头状瘤伴普通型增生**　虽然大部分导管基底膜仍然存在，但导管上皮实性增生使导管扩张。需要注意明显的纤维血管轴心

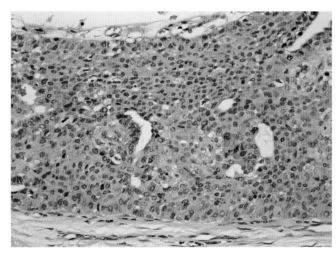

图 5.5.7　**导管内乳头状瘤伴普通型增生**　上皮增生明显，但核多形性和核重叠提示其为普通型增生

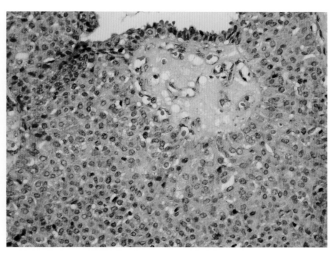

图 5.5.8　**导管内乳头状瘤伴普通型增生**　可见特征性的细胞边界不清、细胞核多形性和核重叠

	导管内乳头状瘤伴 ADH	导管内乳头状瘤伴导管原位癌（DCIS）
年龄	成年女性	成年女性
部位	较大的乳头状瘤通常位于中央（乳晕后），而较小或多发性乳头状瘤则位于周围	较大的乳头状瘤通常位于中央（乳晕后），而较小的乳头状瘤常位于周边且呈多发性
影像学	结节状密度，很少伴有钙化，内部血管丰富	致密或结节状，很少有钙化，内部血管丰富
病因学	不明	不明
组织学	1. 导管内均匀增生，均匀分布的细胞，具有低级别细胞核和纤维血管轴心 *（图 5.6.1）* 2. 导管壁分隔上皮增生，呈筛状结构 *（图 5.6.2）* 3. 连续病变范围小于 3 mm *（图 5.6.3，5.6.4）* 4. 周围残存的正常上皮有极向 *（图 5.6.4）*	1. 细胞在扩张的导管内呈结节状增生 *（图 5.6.5）* 2. 细胞均匀分布，常呈筛状或实性结构 *（图 5.6.6）* 3. 连续病变范围大于 3 mm，一般不少于 5 mm *（图 5.6.6）* 4. 细胞背靠背形成中间没有间质的筛状结构 *（图 5.6.7 ~ 5.6.9）* 5. DCIS 常累及邻近的非乳头状瘤的导管 6. 囊性纤维壁可能硬化
特殊检查	肌上皮标志物的免疫组化染色结果显示，肌上皮层在基底部，经常呈斑片状，CK5/6 表达缺失是其特征，但 CK516 不应用于测量病变的大小，因为在无非典型病变中也可看到其表达缺失	通过免疫组化染色可以观察到肌上皮细胞的存在，但肌上皮缺失并不足以诊断浸润性癌
治疗	活检发现时需要切除	行保乳手术，进行（或不进行）放疗；广泛的病变可能需要进行乳房切除术；应用（或不应用）抗雌激素治疗
临床意义	同侧乳腺后续患癌风险升高；与非乳头状瘤的乳腺组织伴 ADH 多见于双侧的风险不同	局部复发风险与 DCIS 的大小、级别和切缘状态相关

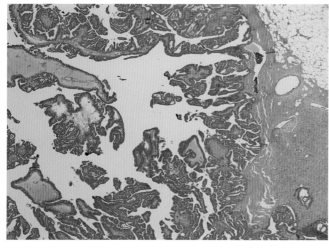

图 5.6.1　**导管内乳头状瘤伴 ADH**　致密的纤维性导管壁包绕增生的上皮，其中可见纤维血管轴心

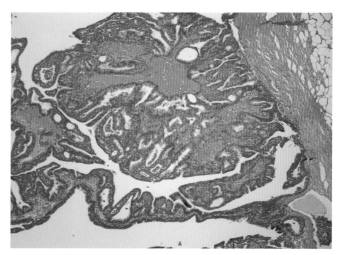

图 5.6.2　**导管内乳头状瘤伴 ADH**　ADH 细胞均匀排列，形成实性和筛状结构

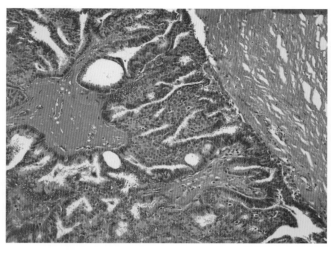

图 5.6.3 **导管内乳头状瘤伴 ADH** ADH 中单一的细胞群间存在间质

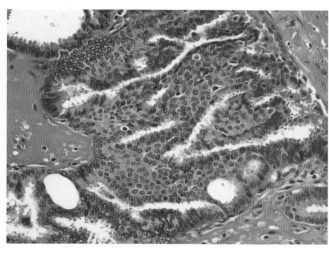

图 5.6.4 **导管内乳头状瘤伴 ADH** 连续病变的范围小于 3 mm，存在极向正常的细胞

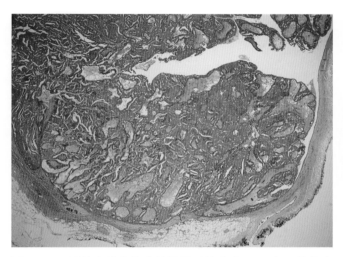

图 5.6.5 **导管内乳头状瘤伴导管原位癌（DCIS）** 导管内乳头状瘤由纤维化的导管壁和纤维血管轴心构成。如果实性和筛状结构区域范围超过 5 mm，则应诊断 DCIS

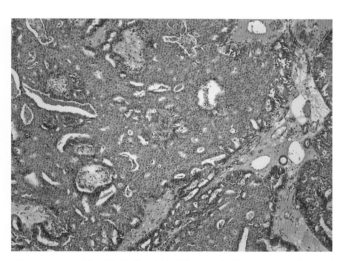

图 5.6.6 **导管内乳头状瘤伴导管原位癌（DCIS）** 低级别 DCIS 的实性和筛状结构区域不含间质。无间质的上皮细胞增生诊断为低级别乳腺 DCIS，其中部分为导管内乳头状瘤

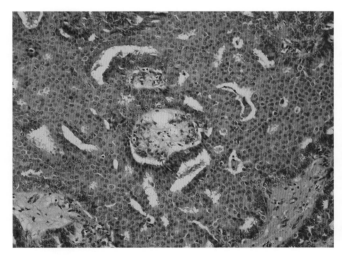

图 5.6.7 **导管内乳头状瘤伴导管原位癌（DCIS）** DCIS 的背靠背腺体累及导管内乳头状瘤，注意中央的纤维血管轴心

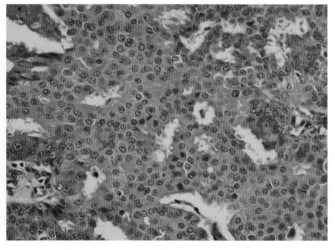

图 5.6.8 **导管内乳头状瘤伴导管原位癌（DCIS）** 虽然"边窗"结构看起来不规则，但是根据细胞的单一性和病变范围，应诊断为导管内乳头状瘤伴低级别 DCIS

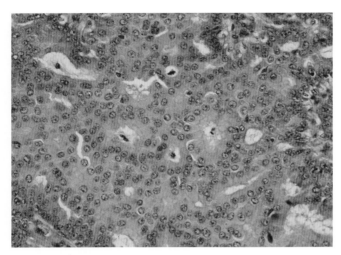

图 5.6.9　**导管内乳头状瘤伴导管原位癌（DCIS）**　实性结构区域表现为微菊形团

	DCIS 累及多发性乳头状瘤	包裹性乳头状癌
年龄	成年女性	成年女性，通常为老年人
部位	乳腺的任何部位	乳晕下或乳房的中央
影像学	扭曲变形，可能含有多形性或线状钙化	结节性肿块，可呈囊性和实性，可有内部血管
病因学	不明	不明
组织学	1. DCIS 累及多个导管内和（或）微乳头状瘤及邻近导管（图 5.7.1 ~ 5.7.3） 2. DCIS 常常分布广泛 3. 最常见的是纯的微乳头状结构以及微乳头状与筛状结构相混合（图 5.7.3 ~ 5.7.6） 4. DCIS 在邻近的导管中时可能具有更僵硬的结构；然而，细胞特征与乳头状瘤内的 DCIS 相同（图 5.7.7） 5. 由于病灶常常跳跃出现，且彻底切除前范围可能不明确，故活检时可能很难诊断	1. 巨大的导管内乳头状瘤周围包绕着 1 层厚的纤维被膜，使导管壁消失（图 5.7.8） 2. 以细胞单一为特征的融合 DCIS 替代或几乎替代乳头状瘤（图 5.7.9） 3. DCIS 局限于乳头状瘤中，很少累及邻近的导管（图 5.7.8） 4. 纤维血管轴心纤细，被覆上皮增生（图 5.7.10） 5. DCIS 可以是任何级别的，但细胞核通常是低或中级别的（图 5.7.10，5.7.11） 6. DCIS 可以呈任何生长方式，最常见的是筛状、实性和微乳头状生长方式（图 5.7.11）
特殊检查	无；CK5/6 仅在低级别 DCIS 中出现表达缺失	无常规使用；CK5/6 表达缺失可能支持一些低级别病例的诊断，但不能用 CK5/6 来确诊；肌上皮细胞标志物的缺失不应等同于浸润性病变
治疗	行保乳手术，进行（或不进行）放疗；广泛性疾病行乳房切除术；应用（或不应用）抗雌激素治疗	切缘阴性的病例不需要放疗
临床意义	局部复发的风险与 DCIS 的大小、级别和边缘距离有关；通常比其他类型的 DCIS 更广泛而且可能需要行乳房切除术	长期随访研究表明，这类病变的临床表现与 DCIS 相似；美国癌症联合委员会（AJCC）和美国病理学家学会（CAP）指南将这类病变称为 DCIS

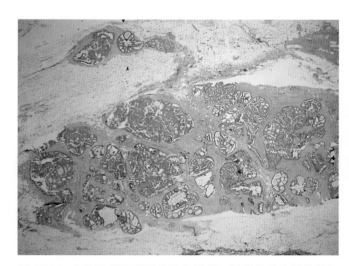

图 5.7.1　**DCIS 累及多发性乳头状瘤**　微乳头状和筛状结构使受累区域扩大

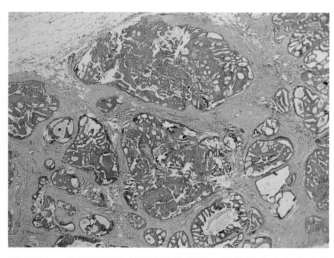

图 5.7.2　**DCIS 累及多发性乳头状瘤**　簇状微乳头状瘤及其邻近导管的细胞具有低级别 DCIS 细胞的特征

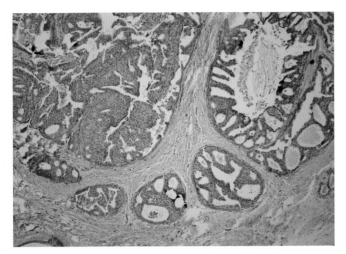

图 5.7.3　**DCIS 累及多发性乳头状瘤**　显示筛状和微乳头状结构

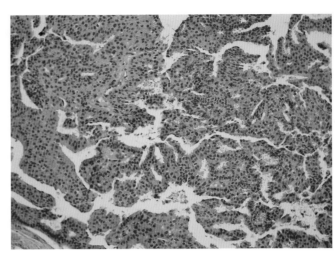

图 5.7.4　**DCIS 累及多发性乳头状瘤**　本例乳头状瘤伴低级别 DCIS 中，分支状的纤维血管被实性和筛状结构包绕

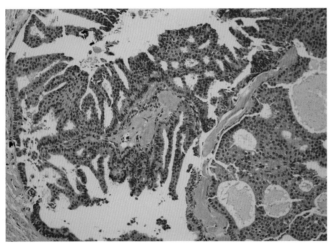

图 5.7.5　**DCIS 累及多发性乳头状瘤**　乳头状瘤内 DCIS 是筛状和微乳头状结构

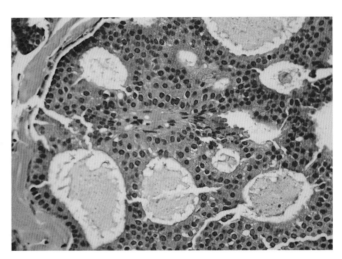

图 5.7.6　**DCIS 累及多发性乳头状瘤**　微乳头状瘤中的低级别 DCIS，纤细的纤维血管轴心被覆排列成筛状结构的单层细胞

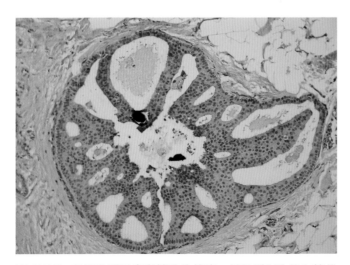

图 5.7.7　**DCIS 累及多发性乳头状瘤**　低级别细胞核和筛状结构在此类病变中很常见

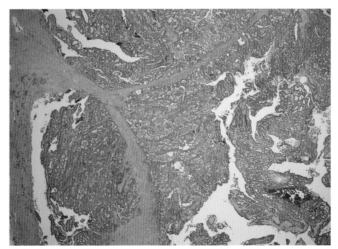

图 5.7.8　**包裹性乳头状癌**　单个导管因肿瘤增生而显著扩张。尽管导管壁内层的肌上皮细胞不明显，但纤维性囊壁包裹着导管壁的特征支持原位癌的诊断

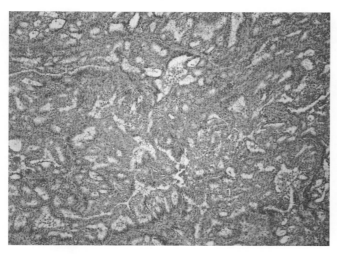

图 5.7.9　**包裹性乳头状癌**　纤细的纤维血管轴心的上皮细胞显著增生，形成实性和筛状结构

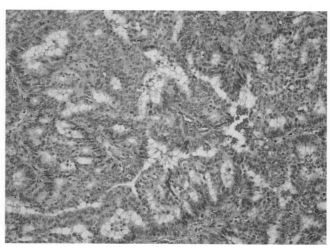

图 5.7.10　**包裹性乳头状癌**　上皮增生形成小的腺体结构，呈"背靠背"排列，无间质

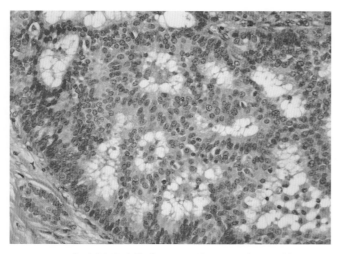

图 5.7.11　**包裹性乳头状癌**　可见特征性的实性和筛状区域以及低级别的细胞核

	硬化性腺病	放射状瘢痕
年龄	成年女性	成年女性
部位	乳腺的任何部位	乳腺的任何部位
影像学	钙化，可能形成肿块（结节性硬化性腺病）	毛刺状肿块，可能含有钙化，结构扭曲
病因学	不明	不明
组织学	1. 含有肌上皮层和管腔层的小腺泡增生，可见小叶轮廓（*图 5.8.1，5.8.2*） 2. 腺体常常被扭曲和挤压，失去管腔结构（*图 5.8.3*） 3. 在有明显硬化的病变中，肌上皮细胞可能构成病变的大部分（*图 5.8.4*） 4. 中央以硬化为主，周围以腺体结构为主，但周围腺体可能变平，与周围的乳腺实质形成钝性或微分叶状界面（*图 5.8.2，5.8.4，5.8.5*） 5. 几个受累的小叶单位可合并形成分叶肿块（结节性硬化性腺病），可见小叶轮廓（*图 5.8.1，5.8.2*） 6. 存在硬化性腺病时，应仔细寻找不典型小叶增生，因为它们经常共存	1. 中心区域为纤维弹性结缔组织和硬化病灶，上皮细胞巢由此向周围呈放射状分布（*图 5.8.6*） 2. 腺体结构局限于放射状硬化区，没有浸润到脂肪组织中（*图 5.8.7*） 3. 上皮成分通常包括普通型增生、硬化性腺病和微乳头状瘤（*图 5.8.8*） 4. 中心区域含有陷入的、扭曲的圆形和有棱角的腺体结构（*图 5.8.8 ~ 5.8.10*） 5. 腺体结构有管腔上皮层以及不太明显的肌上皮层，肌上皮层可能被挤压并存在核固缩（*图 5.8.8 ~ 5.8.10*）
特殊检查	没有专门的检查手段与放射状瘢痕相区分；肌上皮标志物（如 p63）可能有助于良性病变的诊断	无法与硬化性腺病相区分；肌上皮标志物的免疫组化显示完整（但通常呈斑片状）的肌上皮层。诊断主要基于 HE 染色的形态学改变，因为在良性硬化性病变中肌上皮标志物的表达可能降低
治疗	如果在活检中发现并与影像学检查结果相符合，则无须切除	放射状瘢痕常因乳房 X 线检查而被切除；在活检没有非典型增生的情况下，没有证据支持这种处理方式
临床意义	后续患癌风险轻度升高（1.5 倍）；双侧均有患癌风险，但不足以影响患者管理	后续有患癌风险，这是由于放射状瘢痕内可能存在任何上皮增生，例如，普通型增生或非典型增生

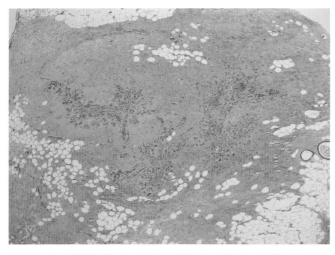

图 5.8.1 **硬化性腺病** 几个受累的小叶单位可合并形成分叶肿块（结节性硬化性腺病），可见小叶轮廓

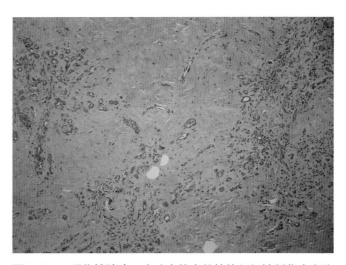

图 5.8.2 **硬化性腺病** 小叶内特有的结缔组织被硬化病变取代，导致腺泡扭曲和挤压

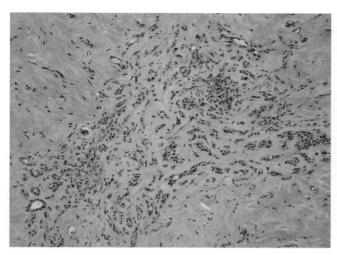

图 5.8.3 **硬化性腺病** 在明显硬化的病变中，硬化性腺病的细胞以肌上皮细胞为主，周围可见小的腺体结构

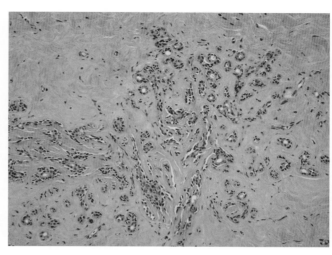

图 5.8.4 **硬化性腺病** 表现为中心性硬化，周围腺体结构有所保留。腺体可以变平，与周围的乳腺实质形成钝性或微分叶状界面

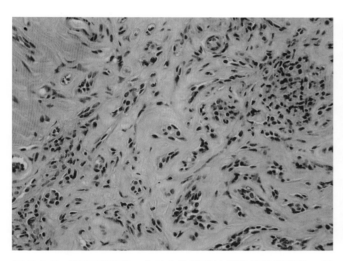

图 5.8.5 **硬化性腺病** 小叶内的特殊结缔组织致密硬化，但缺乏弹性纤维变性

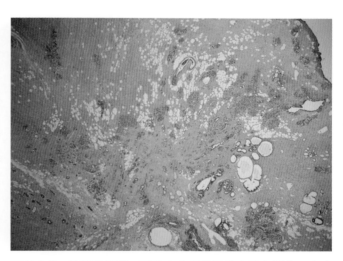

图 5.8.6 **放射状瘢痕** 可见中央弹性纤维变性和硬化，上皮细胞巢呈放射状分布

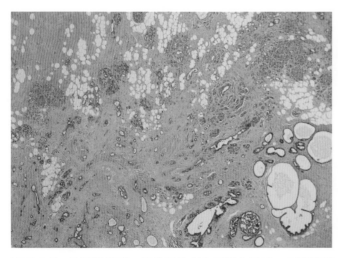

图 5.8.7 **放射状瘢痕** 腺体结构存在于硬化区域，未浸润到脂肪组织中

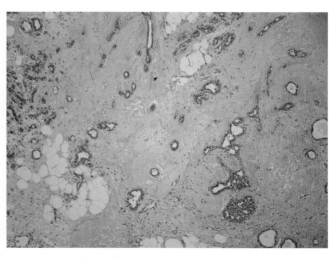

图 5.8.8 **放射状瘢痕** 周围可能有普通型增生、硬化性腺病和微乳头状瘤

第五章 乳头状病变及硬化性病变

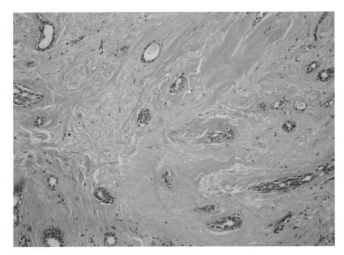

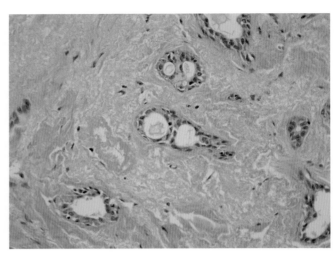

图 5.8.9　**放射状瘢痕**　中心区域经常含有陷入的、扭曲的圆形和有棱角的腺体结构

图 5.8.10　**放射状瘢痕**　中央的腺体有管腔上皮层和不太明显的肌上皮层，肌上皮层的细胞核可被挤压

	硬化性腺病	微腺性腺病
年龄	成年女性	成年女性
部位	乳腺的任何部位	乳腺的任何部位
影像学	钙化，可能形成肿块（结节性硬化性腺病）	通常是偶然发现，但可能表现为不规则致密影或实质变形
病因学	不明	不明
组织学	1. 维持其肌上皮层和管腔层的小腺泡增生，仍保持小叶轮廓（*图5.9.1 ~ 5.9.6*） 2. 腺体常常被扭曲和挤压，失去管腔结构（*图5.9.4, 5.9.6*） 3. 在有明显硬化的病变中，肌上皮细胞可能构成病变的大部分（*图5.9.6*） 4. 病变中央以硬化为主，周围以腺体结构为主，但腺体可能变平，与周围的乳腺实质形成钝性或微分叶状界面（*图5.9.2*） 5. 存在硬化性腺病时应仔细寻找不典型小叶增生，因为两者经常共存	1. 增生的小圆腺体在非特殊的结缔组织和脂肪组织中呈浸润性生长，无正常小叶轮廓（*图5.9.7, 5.9.8*） 2. 腺体呈规则的圆形，不被间质挤压变形，且腺体融合少见（*图5.9.9*） 3. 腺体由单层立方上皮细胞排列而成，细胞核呈圆形，细胞质透明，无细胞质顶突（*图5.9.9, 5.9.10*） 4. 无细胞异型性或活跃的核分裂（*图5.9.9, 5.9.10*） 5. 散在的腺体内含有嗜酸性分泌物（*图5.9.10*） 6. 腺体周围有基底膜，但无外层的肌上皮细胞层
特殊检查	肌上皮标志物表达	S-100蛋白呈强阳性表达（*图5.9.11*），但ER、PR和p63的表达呈阴性
治疗	如果在活检中发现并且活检结果与影像学检查结果相符合，则无须切除	如果是偶然发现，则不需要切除；如果是肿块性病变，则须完全切除，且保证切缘阴性
临床意义	后续患癌风险轻度升高（1.5倍）；双侧均有患癌风险，但不足以影响患者管理	无转移能力，具有浸润性的生长模式，如果病变范围广泛，可能需要行乳房切除术

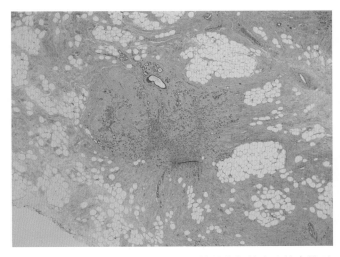

图 5.9.1　**硬化性腺病**　大量小的腺体结构保持小叶轮廓排列

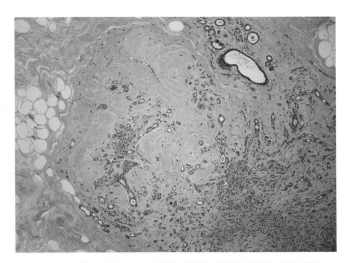

图 5.9.2　**硬化性腺病**　致密的嗜酸性间质将腺泡挤压变形

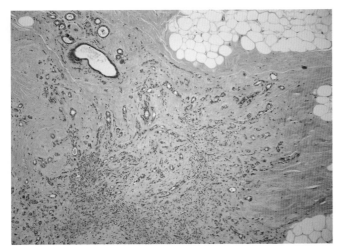

图 5.9.3　**硬化性腺病**　表现为几个小叶单位融合

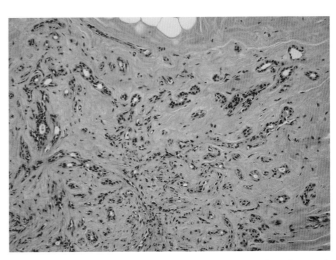

图 5.9.4　**硬化性腺病**　腺体结构与硬化小叶间质有关，导致上皮细胞受压

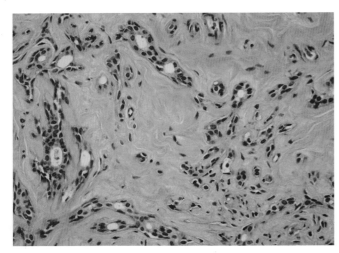

图 5.9.5　**硬化性腺病**　小腺体结构存在肌上皮细胞

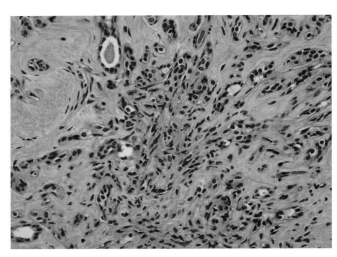

图 5.9.6　**硬化性腺病**　硬化会破坏管腔，硬化性腺病中梭形肌上皮细胞明显

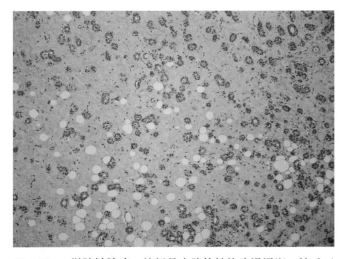

图 5.9.7　**微腺性腺病**　特征是小腺体结构弥漫浸润，缺乏正常的小叶轮廓

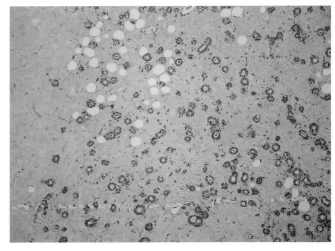

图 5.9.8　**微腺性腺病**　小腺体结构存在于非特殊的结缔组织和脂肪组织中

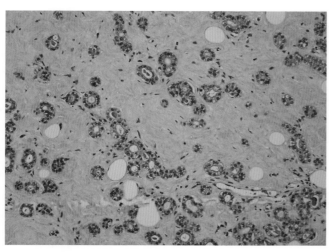

图 5.9.9 **微腺性腺病** 腺体呈圆形，被覆单一细胞群，无正常小叶轮廓存在

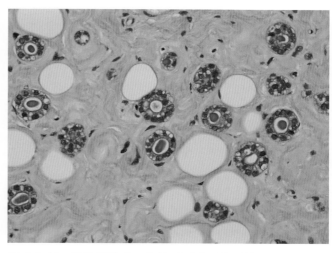

图 5.9.10 **微腺性腺病** 腺体呈圆形，被覆单一细胞群，常含有嗜酸性分泌物，且肌上皮细胞缺失

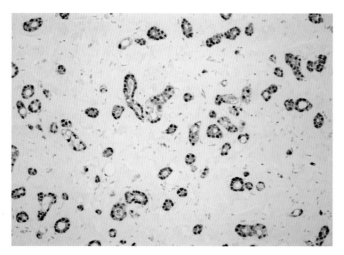

图 5.9.11 **微腺性腺病** 免疫组化分析显示 S-100 蛋白呈弥漫强阳性

第五章 乳头状病变及硬化性病变

参考文献

Acs G, Simpson JF, Bleiweiss IJ, et al. Microglandular adenosis with transition into adenoid cystic carcinoma of the breast. Am J Surg Pathol. 2003;27:1052–1060.

Aroner SA, Collins LC, Connolly JL, et al. Radial scars and subsequent breast cancer risk: results from the Nurses' Health Studies. Breast Cancer Res Treat. 2013;139:277–285.

Brenner RJ, Jackman RJ, Parker SH, et al. Percutaneous core needle biopsy of radial scars of the breast: when is excision necessary?[see comment]. Am J Roentgenol. 2002;179:1179–1184.

Clement PB, Azzopardi JG. Microglandular adenosis of the breast—a lesion simulating tubular carcinoma. Histopathology. 1983;7:169–180.

Gobbi H, Simpson JF, Jensen RA, et al. Metaplastic spindle cell breast tumors arising within papillomas, complex sclerosing lesions, and nipple adenomas. Mod Pathol. 2003;16:893–901.

Hilson JB, Schnitt SJ, Collins LC. Phenotypic alterations in myoepithelial cells associated with benign sclerosing lesions of the breast. Am J Surg Pathol. 2010;34:896–900.

Jacobs TW, Byrne C, Colditz G, et al. Radial scars in benign breast-biopsy specimens and the risk of breast cancer. N Engl J Med. 1999;340:430–436.

James BA, Cranor ML, Rosen PP. Carcinoma of the breast arising in microglandular adenosis. Am J Clin Pathol. 1993;100:507–513.

Jensen RA, Page DL, Dupont WD, et al. Invasive breast cancer risk in women with sclerosing adenosis. Cancer. 1989;64:1977–1983.

Jones C, Tooze R, Lakhani SR. Malignant adenomyoepithelioma of the breast metastasizing to the liver. Virchows Arch. 2003;442:504–506.

Koenig C, Dadmanesh F, Bratthauer GL, et al. Carcinoma arising in microglandular adenosis: an immunohistochemical analysis of 20 intraepithelial and invasive neoplasms. Int J Surg Pathol. 2000;8:303–315.

Loose JH, Patchefsky AS, Hollander IJ, et al. Adenomyoepithelioma of the breast. A spectrum of biologic behavior. Am J Surg Pathol. 1992;16:868–876.

McLaren BK, Smith J, Schuyler PA, et al. Adenomyoepithelioma: clinical, histologic, and immunohistologic evaluation of a series of related lesions. Am J Surg Pathol. 2005;29:1294–1299.

Millis R. Microglandular adenosis of the breast. Adv Anat Pathol. 1995;2:10–19.

Page DL, Salhany KE, Jensen RA, et al. Subsequent breast carcinoma risk after biopsy with atypia in a breast papilloma. Cancer. 1996;78:258–266.

Rosen PP. Microglandular adenosis. A benign lesion simulating invasive mammary carcinoma. Am J Surg Pathol. 1983;7:137–144.

Sanders ME, Page DL, Simpson JF, et al. Interdependence of radial scar and proliferative disease with respect to invasive breast carcinoma risk in patients with benign breast biopsies. Cancer. 2006;106:1453–1461.

Simpson RH, Cope N, Skalova A, et al. Malignant adenomyoepithelioma of the breast with mixed osteogenic, spindle cell, and carcinomatous differentiation. Am J Surg Pathol. 1998;22:631–636.

Tavassoli FA. Myoepithelial lesions of the breast. Myoepitheliosis, adenomyoepithelioma, and myoepithelial carcinoma. Am J Surg Pathol. 1991;15:554–68.

Tavassoli FA, Norris HJ. Microglandular adenosis of the breast. A clinicopathologic study of 11 cases with ultrastructural observations. Am J Surg Pathol. 1983;7:731–737.

Wallis MG, Devakumar R, Hosie KB, et al. Complex sclerosing lesions (radial scars) of the breast can be palpable. Clin Radiol. 1993;48:319–320.

（刘晓琪译，雷荟仔、应建明审校）

第六章

浸润性癌：特殊型及重要的注意事项

	单纯小管癌	放射状瘢痕
年龄	任何年龄，多发生于绝经后	成年女性，与单纯小管癌的发病年龄有重叠
部位	乳腺的任何部位	乳腺的任何部位
临床表现	无法与非特殊型癌相区分；可能是多灶的；尽管罕见但多为早期（pT1），累及 1 个或 2 个腋窝淋巴结	通常可见乳腺 X 线检查异常，很少形成明显的肿块。临床表现或影像学表现可能与浸润性癌相似
影像学	乳腺 X 线检查显示毛刺状肿块，可能含钙化；高达一半的钙化可能伴随导管上皮非典型增生（ADH）或导管原位癌（DCIS）；超声检查显示低回声肿块，边界不清，伴后方声影	乳腺 X 线检查显示不对称密度或结构扭曲，常伴有中央区域半透明；超声检查显示低回声肿块或低密度影，腺体结构紊乱
流行病学	约占浸润性乳腺癌的 2%，常通过乳腺 X 线检查（20% 的病例）发现	虽然常通过高质量乳腺 X 线检查发现，但发病率不详
组织学	1. 不规则排列的小腺管结构（*图6.1.1*） 2. 90% 以上的肿瘤由卵圆形和弯曲的泪滴状小管组成（*图6.1.2*） 3. 小管由单层的立方上皮细胞组成，细胞核级别低，核仁不明显（*图6.1.3，6.1.4*） 4. 常出现细胞质顶突（*图6.1.4*） 5. 除小管外，在呈嗜碱性的促结缔组织增生间质中，可出现浸润性的筛状结构，并不规则地向脂肪组织浸润（*图6.1.5*） 6. 常伴发 ADH、低级别 DCIS、不典型小叶增生（ALH）或柱状细胞病变伴异型性 7. 根据定义，单纯小管癌具有较低的组织学级别	1. 自中央胶原组织发出放射状排列的小腺管结构（*图6.1.6*） 2. 小叶中心排列存在，腺管结构不浸润脂肪（*图6.1.7*） 3. 小腺管与致密的导管周围纤维化有关，至少在局部区域如此（*图6.1.8*） 4. 放射状瘢痕的腺体有肌上皮和管腔细胞层（*图6.1.9*） 5. 尽管肌上皮细胞可能很稀疏，仍可通过免疫组化检测发现（*图6.1.10*）
特殊检查	ER 强表达，通常表达 PR；一致缺乏 HER2 扩增。免疫组化检测无法检测到肌上皮细胞	如果存在肌上皮细胞，免疫组化检测可能有帮助，但是偶尔放射状瘢痕和其他硬化性病变可能缺乏肌上皮细胞；使用一组免疫标志物可能有助于诊断
遗传学	染色体 16q 缺失（75%～85%），1q 获得（50%～60%），16p 获得，8p、3p（*FHIT* 位点）以及 11q（*ATM* 位点）缺失	无
治疗	对于大多数病例，完全的手术切除治疗足矣。即使存在前哨淋巴结转移，也无须进行腋窝清扫；许多病例不需要进行放射治疗；化疗意义不明	通常在粗针活检诊断时被切除；然而，如果组织学检查结果和乳腺 X 线检查结果相符，并且没有危险的病变（如 ADH）存在，就不需要切除
临床意义	即使腋窝淋巴结活检呈阳性，预后也很好；存活率与一般人群相似；完全切除后局部复发的风险极低	放射状瘢痕（以及相关的复杂硬化性病变）的临床表现及乳腺 X 线表现可能与浸润性癌相似。后续患癌风险可能与放射状瘢痕内的上皮增生有关，如普通型增生或 ADH。放射学文献提示放射状瘢痕是一种癌前病变；然而，这些研究存在选择偏倚且缺乏具体的病例定义

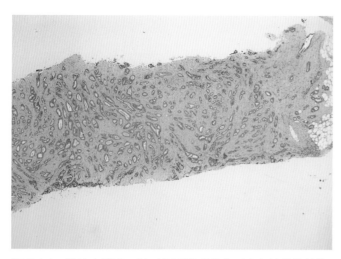

图 6.1.1 **单纯小管癌** 呈不规则排列的小而成角的管状结构

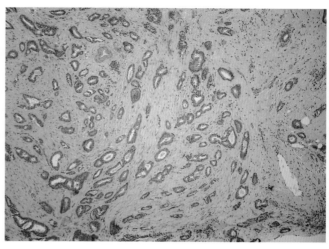

图 6.1.2 **单纯小管癌** 特征是腺体开放，偶有弯曲的泪滴状结构

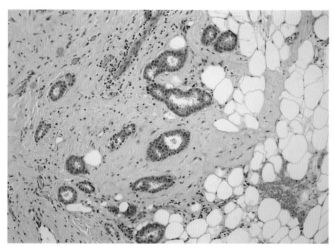

图 6.1.3 **单纯小管癌** 小腺体（有时伴筛状结构）浸润脂肪组织

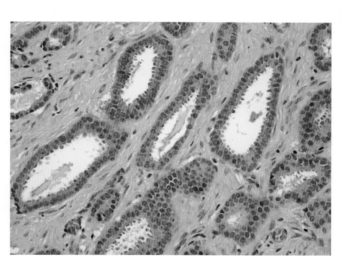

图 6.1.4 **单纯小管癌** 腺体由单细胞层排列，异型性小，可见细胞质顶突

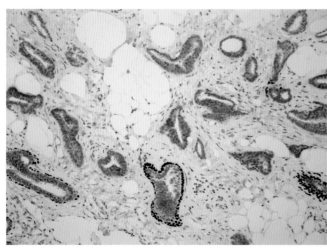

图 6.1.5 **单纯小管癌** 使用 p63 抗体的免疫组化检测显示小管癌缺乏肌上皮细胞；3 个正常导管保留肌上皮细胞（中下方，右侧，左侧）

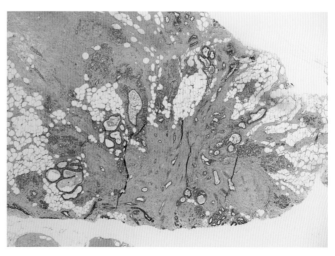

图 6.1.6 **放射状瘢痕** 腺体结构从放射状瘢痕的胶原组织中心发出

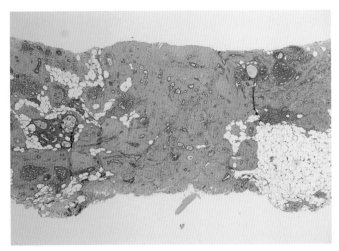

图 6.1.7　**放射状瘢痕**　腺体保持以小叶为中心的形态，不延伸到脂肪中

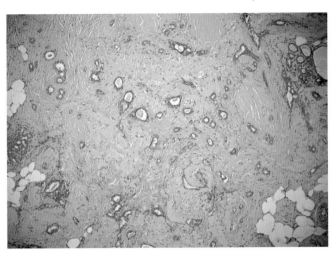

图 6.1.8　**放射状瘢痕**　腺体无小管癌中的不规则排列，存在小叶结构，并在一些导管周围出现胶原变性

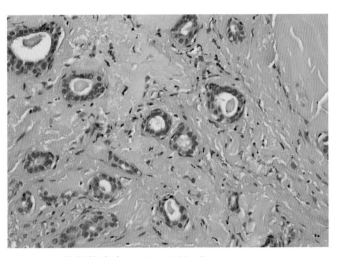

图 6.1.9　**放射状瘢痕**　可见 2 层细胞

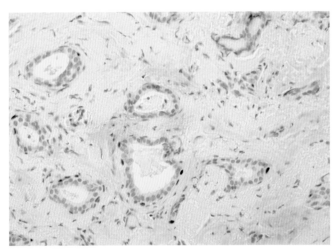

图 6.1.10　**放射状瘢痕**　使用 p63 抗体的免疫组化染色显示肌上皮细胞呈斑片状分布

	浸润性筛状癌	筛状型导管原位癌（DCIS）
年龄	成年女性，通常 60 岁左右	最常见于中年和老年女性，年龄范围很广
部位	乳腺的任何部位	乳腺的任何部位
临床表现	乳腺 X 线检查异常；很少有明显的肿块	乳腺 X 线检查异常，临床症状不明显
影像学	毛刺状肿块，常常伴有微钙化	点状或线状钙化，很少形成肿块
流行病学	约占浸润性乳腺癌的 1% 以下；常在筛查中发现；可能多灶	占乳腺癌筛查的 20% ~ 25%，80% ~ 85% 缺乏临床表现
组织学	1. 促结缔组织增生的间质中有不规则排列的带有筛状腔隙的上皮岛（*图 6.2.1，6.2.2*），并浸润脂肪组织（*图 6.2.3*） 2. 管状成分可占肿瘤的 50%	1. 小叶单位和真导管包含均匀增生的细胞（*图 6.2.4*） 2. 细胞形态一致，排列形成具有刚性的次级管腔（*图 6.2.5*） 3. 筛状型 DCIS 通常具有低或中级别的细胞核（*图 6.2.6*）
特殊检查	ER 强表达，通常表达 PR；一致缺乏 HER2 扩增。免疫组化检测无法检测到肌上皮细胞	不要求；当存在非浸润性病变时，肌上皮标志物的免疫组化检测可能有助于识别
遗传学	染色体 16q 缺失（75% ~ 85%），1q 获得（50% ~ 60%），16p 获得，8p、3p（*FHIT* 位点）以及 11q（*ATM* 位点）缺失	与低级别浸润性乳腺癌无明显区别
治疗	对于大多数病例，完全的手术切除治疗足矣。即使存在前哨淋巴结转移，也不需要进行腋窝清扫；化疗意义不明	切除至切缘阴性，如有需要，可进行放疗；抗雌激素治疗可应用于部分患者
临床意义	即使腋窝淋巴结活检呈阳性，预后也很好；生存率与单纯小管癌相似，即生存率与一般人群相似；完全切除后局部复发的风险极低	如果切除不完全，DCIS 或浸润性癌有局部复发的风险

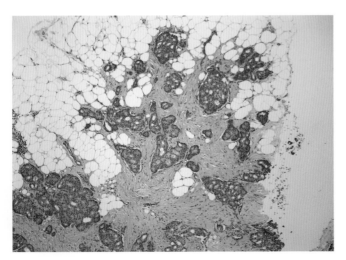

图 6.2.1　**浸润性筛状癌**　具有筛状结构的宽阔肿瘤岛呈不规则排列

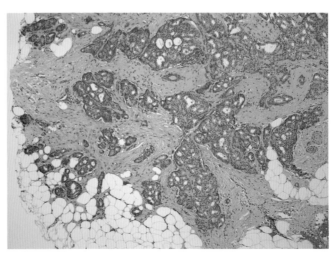

图 6.2.2　**浸润性筛状癌**　筛状腺体形状不规则，与已有的导管小叶结构不相符，注意脂肪浸润（左下方）

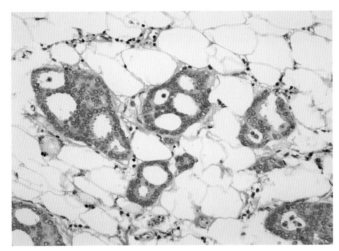

图 6.2.3　**浸润性筛状癌**　伴有局灶的小管成分，虽然表面上与筛状型 DCIS 相似，但细胞岛缺乏小叶中心性，分布不规则

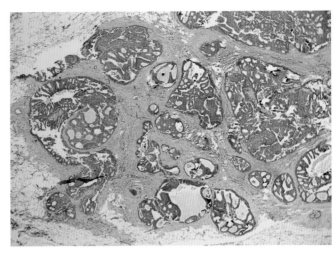

图 6.2.4　**筛状型导管原位癌（DCIS）**　虽然有扩张和变形，但原有的导管和小叶结构仍很明显

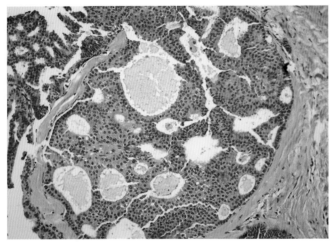

图 6.2.5　**筛状型导管原位癌（DCIS）**　筛状型 DCIS 中，形态一致的细胞勾勒出清晰的次级管腔

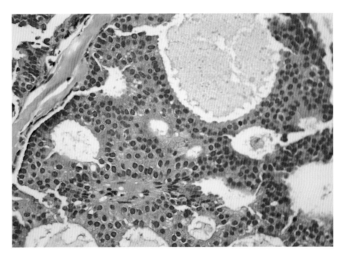

图 6.2.6　**筛状型导管原位癌（DCIS）**　筛状型 DCIS 周围可见纤维管壁及残留的肌上皮细胞

	单纯黏液癌	非特殊型癌伴黏液分泌
年龄	中老年女性；多数患者大于 55 岁	中老年妇女；多数患者大于 55 岁
部位	乳腺的任何部位	乳腺的任何部位
临床表现	乳腺 X 线检查异常；很少有明显的肿块	乳腺 X 线检查异常或有明显的肿块
影像学	乳腺 X 线检查发现界限清晰的病灶，常提示良性病变。超声检查显示低回声肿块	边界清楚或有毛刺状肿块，这取决于黏液含量
流行病学	约占浸润性乳腺癌的 2%	约占浸润性乳腺癌的 5%
组织学	1. 小巢状、梁状或片状分布的上皮细胞悬浮于细胞外黏液湖中（图 6.3.1） 2. 含毛细血管的纤细纤维间隔散在分布于黏液湖中（图 6.3.2） 3. 上皮成分必须是低细胞核级的，是病变的次要成分；核分裂象不明显（图 6.3.3） 4. 诊断为单纯黏液癌必须至少有 90% 的黏液；其他次要成分的等级必须是低级别	1. 巢状、梁状或片状的中或高级别癌全部或部分悬浮于黏液中（图 6.3.4） 2. 可能出现浸润性微乳头状特征（图 6.3.5） 3. 核分裂象可能比较常见（图 6.3.6）
特殊检查	ER 和 PR 强表达；无 HER2 扩增	ER 表达的强度和程度差异很大；小部分病例显示 HER2 扩增
遗传学	染色体 16q 缺失（75% ~ 85%）、1q 获得（50% ~ 60%），与单纯小管癌相似	与其他中或高级别的非特殊型浸润性癌相似
治疗	手术切除至切缘阴性，如有需要，可进行放疗；抗雌激素治疗；化疗意义不明	手术切除至切缘阴性，如有需要，可进行放疗，通常采用化疗；如果 ER 呈阳性，可行抗雌激素治疗
临床意义	10 年生存率与未患癌的相同年龄对照组相似（80% ~ 100%）	与单纯黏液癌相比，预后差，淋巴结转移率高

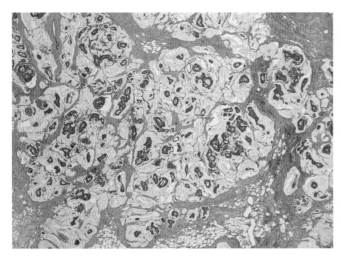

图 6.3.1 **单纯黏液癌** 小腺体结构漂浮于细胞外黏液湖中

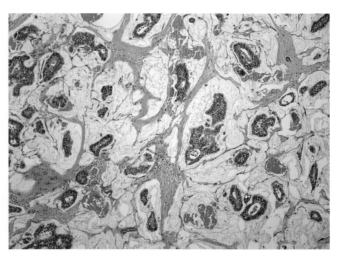

图 6.3.2 **单纯黏液癌** 纤细的纤维血管结构弥漫分布在黏液湖中

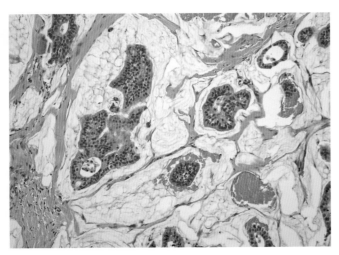

图 6.3.3　**单纯黏液癌**　少量细胞增生，细胞核级别低、无核分裂象

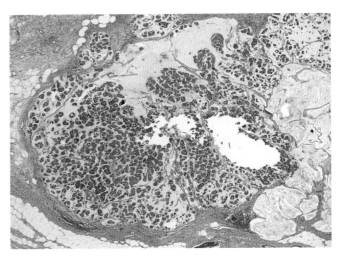

图 6.3.4　**非特殊型癌伴黏液分泌**　浸润性癌虽然细胞外黏液很明显，但细胞密度太大，不能考虑是单纯黏液癌

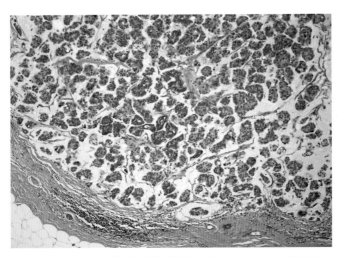

图 6.3.5　**非特殊型癌伴黏液分泌**　超过 50% 的肿瘤区域由肿瘤性上皮组成支持"浸润性癌，非特殊型癌伴黏液分泌"的诊断，而不应诊断为单纯黏液癌

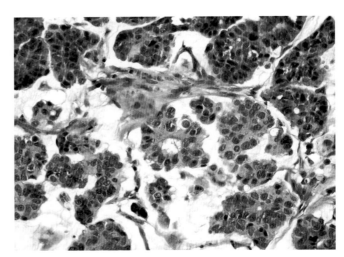

图 6.3.6　**非特殊型癌伴黏液分泌**　2 级细胞核不是单纯黏液癌的特征。上皮相对于黏液的量也支持非特殊型癌伴黏液分泌的诊断

	单纯黏液癌	DCIS 伴黏液囊肿样病变
年龄	中老年女性；多数患者大于 55 岁	任何年龄，通常发生于 50 ~ 60 岁女性
部位	乳腺的任何部位	乳腺的任何部位；如果合并导管内乳头状瘤，则可能发生在乳晕后
临床表现	乳腺 X 线检查异常；很少有明显的肿块	乳腺 X 线检查异常，很少形成明显的肿块或伴乳头溢血
影像学	乳腺 X 线检查发现界限清晰的病灶，常提示良性病变；超声检查显示低回声肿块	密度不规则，可能与钙化有关；超声检查显示低回声肿块
流行病学	约占浸润性乳腺癌的 2%	与伴丰富黏液分泌的 DCIS 相关的发现比较罕见
组织学	1. 小巢状、梁状或片状分布的上皮细胞悬浮于细胞外黏液湖中（*图 6.4.1*）。根据定义，黏液癌应该具有少细胞性 2. 含毛细血管的纤细纤维间隔散在分布于黏液湖中（*图 6.4.2*） 3. 上皮成分必须是低细胞核级的，是病变的次要成分；核分裂象不明显（*图 6.4.3*） 4. 诊断为单纯黏液癌必须至少有 90% 的黏液；其他次要成分的等级必须是低级别	1. 伴黏液分泌的 DCIS 创伤性或医源性破坏伴黏液的 DCIS，黏液和 DCIS 碎片挤压到周围间质中（*图 6.4.4*） 2. 细胞外黏液沿着原导管的轮廓分布（*图 6.4.5*） 3. 一些黏液湖中含上皮外层，即残存的被破坏的导管 4. 实性或筛状结构 DCIS 保存在挤压的上皮碎片中，细胞均一，细胞核级别低（*图 6.4.5，6.4.6*）
特殊检查	ER 和 PR 强表达；无 HER2 扩增	无；肌上皮细胞维持在与基底膜相关的上皮碎片中。通常检测 ER 表达以评估辅助内分泌治疗的有效性；多基因检测可能预测出哪些患者可以免于放疗
遗传学	染色体 16q 缺失（75% ~ 85%）、1q 获得（50% ~ 60%），与单纯小管癌相似	染色体 16q、17p 缺失
治疗	手术切除至切缘阴性，如有需要，可进行放疗；抗雌激素治疗；化疗意义不明	完全切除至切缘阴性，如有需要，可进行辅助放疗；前哨淋巴结活检意义不明
临床意义	10 年生存率与未患癌的相同年龄对照组相似	如果 DCIS 切除不完全，大约 30% 的病例会发展成浸润性癌；完全切除而不放疗者的复发率为 5% ~ 8%

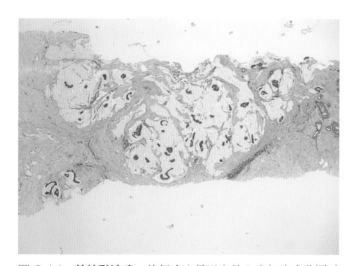

图 6.4.1　**单纯黏液癌**　特征为少量温和的上皮细胞成分漂浮在细胞外黏液湖中

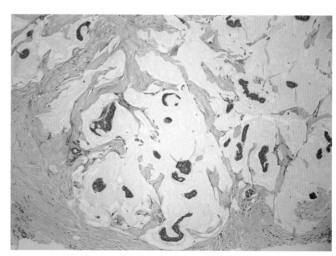

图 6.4.2　**单纯黏液癌**　含毛细血管的纤细纤维间隔分布于黏液湖中

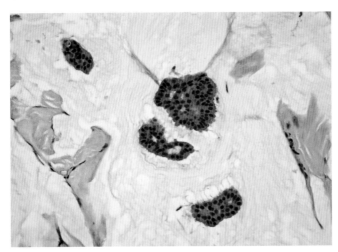

图 6.4.3　**单纯黏液癌**　特征是细胞核级别为 1 级和缺乏核分裂象

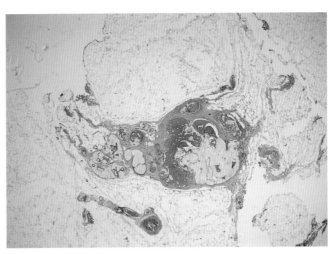

图 6.4.4　**DCIS 伴黏液囊肿样病变**　低级别 DCIS，上皮增生与原来存在的终末导管或小叶单位一致且与细胞外黏液相关

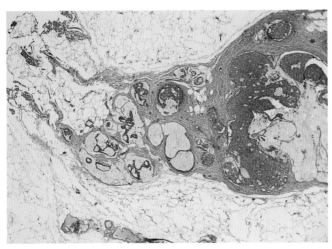

图 6.4.5　**DCIS 伴黏液囊肿样病变**　实性、膨胀的低级别 DCIS 结节混有黏液，上皮的破坏也很明显，大多数黏液湖被导管细胞围绕

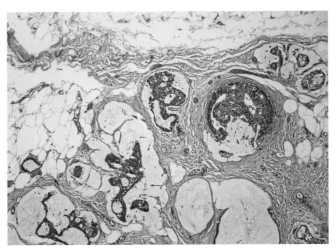

图 6.4.6　**DCIS 伴黏液囊肿样病变**　低级别 DCIS，膨胀、破坏的导管含有黏液，残存的导管上皮至少围绕部分黏液湖

	浸润性小叶癌	非特殊型癌伴小叶特征
年龄	60～70 岁的女性，比非特殊型浸润性癌的发病年龄略大	60～70 岁的女性，比非特殊型浸润性癌的发病年龄略大
部位	乳腺的任何部位	乳腺的任何部位
临床表现	肿块不明显或乳腺 X 线检查异常	肿块不明显或有明显异常
影像学	毛刺状肿块或结构扭曲	毛刺状肿块或结构扭曲
流行病学	占浸润性乳腺癌的 5%～15%	占乳腺癌的 5%～15%
组织学	1. 肿瘤细胞单排浸润占至少 90% 的肿瘤区域（图 6.5.1，6.5.2） 2. 可能残存正常导管和小叶单位 3. 单排生长的细胞缺乏黏附性（图 6.5.3），可能呈靶样生长模式围绕原先存在的结构 4. 常见细胞质内包涵体（图 6.5.4） 5. 核分裂罕见，常为 2 级细胞核	1. 部分肿瘤细胞为单排生长方式，但是比例少于诊断浸润性小叶癌所需的比例（图 6.5.5）。也可存在小细胞簇和腺体 2. 与浸润性小叶癌相似，单排生长可围绕原先存在的结构，形成靶样生长模式（图 6.5.6） 3. 通常为 2 级细胞核，核分裂活性低（图 6.5.7） 4. 小肿瘤腺体及实性集团与单排生长的肿瘤细胞混合存在（图 6.5.8）
特殊检查	诊断不要求；ER 呈强阳性；通常 E-cadherin 表达缺失；p120 表达存在	通常 ER 呈阳性；E-cadherin 表达缺失可能存在于小叶成分中
遗传学	染色体 16q 缺失，包含 E-cadherin 相关位点	染色体 16q 缺失，1q 获得
治疗	治疗手段与非特殊型浸润性癌相同，即新辅助或辅助内分泌治疗，手术切除至切缘阴性以及辅助放疗。可以保留乳房。单排生长方式可能易导致切除不完全，必要时需要进行乳房切除	新辅助或辅助内分泌治疗，手术切除至切缘阴性以及辅助放疗；高级别病变需要采用辅助化疗
临床意义	10 年生存率与未患癌的相同年龄对照组相似	分期和分级决定预后；小叶成分可能具有与浸润性小叶癌相似的扩散模式

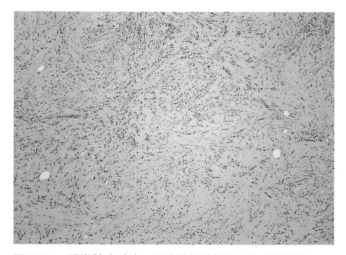

图 6.5.1　**浸润性小叶癌**　以弥漫的单行生长方式为特征

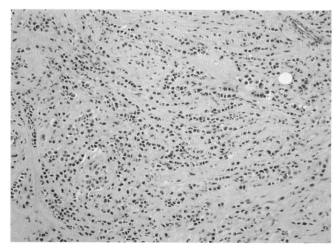

图 6.5.2　**浸润性小叶癌**　至少 90% 的肿瘤细胞呈单行生长方式

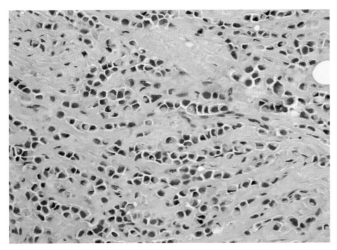

图 6.5.3   **浸润性小叶癌**   与 E-cadherin 表达缺失相关的形态表现为失黏附性生长

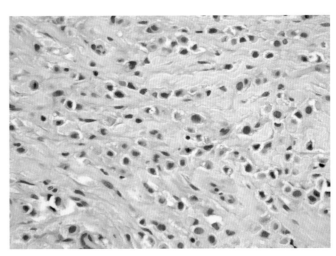

图 6.5.4   **浸润性小叶癌**   细胞核呈圆形、规则、异型性小；浸润性小叶癌中常存在细胞质内包涵体

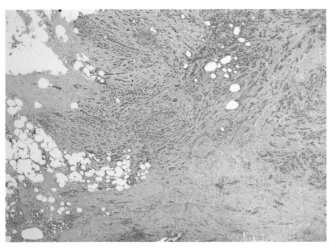

图 6.5.5   **非特殊型癌伴小叶特征**   浸润性癌部分为单行生长方式，超过半数的肿瘤部分由小巢以及条索组成，不能诊断为浸润性小叶癌

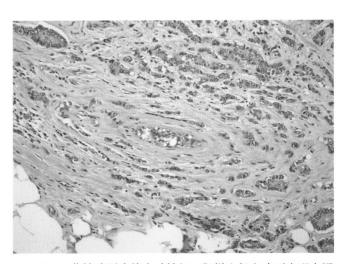

图 6.5.6   **非特殊型癌伴小叶特征**   靶样生长方式可出现在浸润性癌中

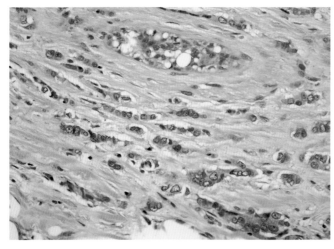

图 6.5.7   **非特殊型癌伴小叶特征**   浸润性癌，2 级细胞核可出现在线样和条索样结构中

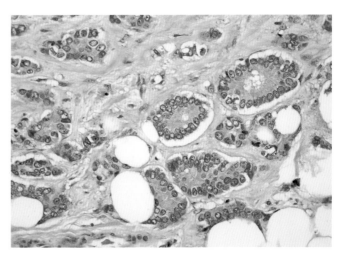

图 6.5.8   **非特殊型癌伴小叶特征**   实性巢状以及小腺样结构可与单行生长方式的肿瘤混合存在，支持"非特殊型癌伴小叶特征"的诊断

	非特殊型癌伴髓样特征	高级别非特殊型癌伴淋巴细胞浸润
年龄	任何年龄，但通常发生于 30 ~ 40 岁	任何年龄，一般比具有髓样特征的癌发病年龄大
部位	乳腺的任何部位	乳腺的任何部位
临床表现	通常表现为明显的肿块或乳腺 X 线检查异常	明显肿块或乳腺 X 线检查异常
影像学	结节状密度影；超声检查显示边界光滑的低回声肿块	结节状密度影；超声检查显示缺乏光滑的边界
流行病学	占浸润性乳腺癌的 1% 以下	占高级别非特殊型癌的 30% ~ 40%
组织学	1. 肿瘤上皮增生伴光滑的推挤性的边缘（*图 6.6.1*） 2. 肿瘤细胞必须呈片状（合胞体）生长方式（*图 6.6.2*） 3. 合胞体细胞间的间质内有密集的淋巴浆细胞浸润（*图 6.6.3*） 4. 根据定义，具有髓样特征的癌具有较高的联合组织学分级（*图 6.6.4*）	1. 小巢状肿瘤细胞浸润脂肪（*图 6.6.5*） 2. 呈膨胀生长方式，但缺乏合胞体生长（*图 6.6.6*） 3. 淋巴细胞浸润肿瘤巢，并不局限于纤维间质内（*图 6.6.7*） 4. 高级别细胞核和频繁出现的核分裂象是特征性表现（*图 6.6.8*）
特殊检查	ER 和 PR 呈阴性；无 HER2 扩增	无法与髓样癌相鉴别；通常缺乏 ER 和 PR 表达；可能存在 HER2 扩增
遗传学	基底样基因型；*TP53* 突变为最常见的变异；*BRCA1* 突变频繁	染色体 16q 缺失、1q 获得
治疗	新辅助化疗后手术切除是目前最优的治疗方式	新辅助化疗后手术切除
临床意义	以往文献支持淋巴结活检呈阴性的髓样癌预后好，目前考虑到应用标准的可重复性、三阴性受体状态以及其频发于年轻女性的特点，建议使用紫杉醇化疗	预后取决于分期，高级别、三阴性癌通常预后差

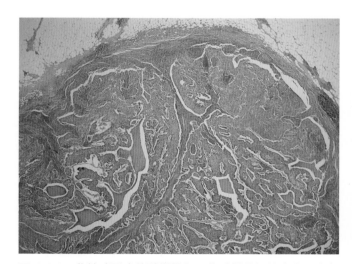

图 6.6.1　**非特殊型癌伴髓样特征**　伴髓样特征的癌表现为与邻近脂肪间特征性的光滑推挤性的边缘

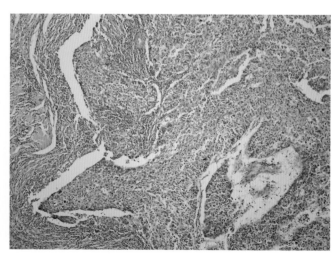

图 6.6.2　**非特殊型癌伴髓样特征**　伴髓样特征的癌的诊断标准为病变区呈片状（合胞体）生长方式，肿瘤细胞被包含淋巴细胞和浆细胞的纤维间质分隔

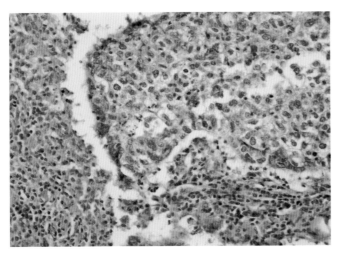

图 6.6.3　**非特殊型癌伴髓样特征**　淋巴细胞和浆细胞局限于纤维间质中，在伴髓样特征的癌的上皮巢中不明显

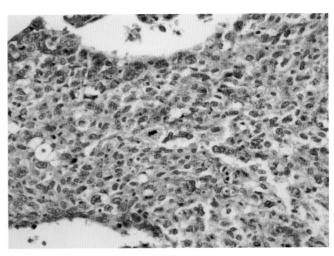

图 6.6.4　**非特殊型癌伴髓样特征**　高级别细胞核和频繁出现的核分裂象是伴髓样特征的癌的特征性表现

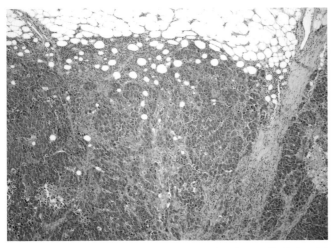

图 6.6.5　**高级别非特殊型癌伴淋巴细胞浸润**　整体轮廓呈圆形，周围有脂肪，但是肿瘤巢以不规则的方式浸润脂肪

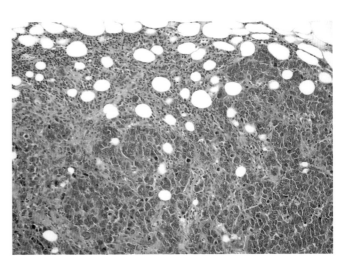

图 6.6.6　**高级别非特殊型癌伴淋巴细胞浸润**　表现为小腺体浸润，而非合胞体生长

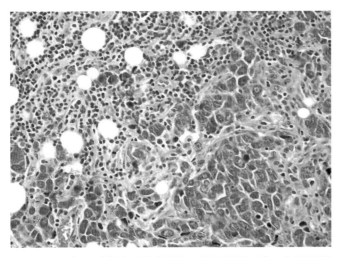

图 6.6.7　**高级别非特殊型癌伴淋巴细胞浸润**　淋巴细胞浸润肿瘤巢，而非局限于邻近的纤维间质中，后者为伴髓样特征的癌的特征

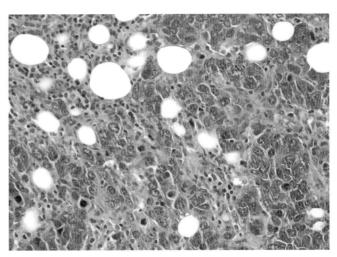

图 6.6.8　**高级别非特殊型癌伴淋巴细胞浸润**　可见高级别细胞核以及频繁出现的核分裂象。淋巴细胞散在存在，但是其分布和生长方式与伴髓样特征的癌不同

	小细胞癌	非特殊型癌伴神经内分泌分化
年龄	成年女性，平均年龄为 65 岁	成年女性，好发于 60 ~ 70 岁
部位	乳腺的任何部位	乳腺的任何部位
临床表现	乳腺 X 线检查异常或有明显的肿块；高达 40% 在发现时已出现转移	无法与不伴神经内分泌分化的非特殊型癌相鉴别；乳腺 X 线检查异常或有明显的肿块
影像学	毛刺状肿块	无法与其他非特殊型癌相区分
流行病学	占浸润性乳腺癌的 1% 以下	占浸润性乳腺癌的 1% 以下
组织学	1. 在形态上难以与肺及其他部位的小细胞癌相区分（图 6.7.1） 2. 伴纤维增生性间质的弥漫浸润性癌细胞呈片状和巢状排列（图 6.7.2, 6.7.3） 3. 有细胞质稀少的深染细胞（图 6.7.4） 4. 核分裂活性高，可见凋亡小体、局灶性坏死和挤压伪影（图 6.7.4） 5. 常见 DCIS 成分 6. 常见相关的淋巴管侵犯	1. 纤维血管间质中肿瘤细胞呈蜂窝状、实性巢状以及小梁状排列（图 6.7.5 ~ 6.7.8） 2. 细胞呈梭形或浆细胞样（图 6.7.6 ~ 6.7.8） 3. 细胞核大部分为低或中级别（图 6.7.8）
特殊检查	半数病例表达嗜铬粒蛋白（CgA）和突触素（Syn）；近 50% 的病例呈 ER 阳性	50% 的病例表达嗜铬粒蛋白（CgA），15% 的病例表达突触素（Syn）；几乎所有病例呈 ER 阳性
遗传学	没有明显的基因特征	没有明显的基因特征
治疗	治疗类似肺小细胞癌，使用高剂量紫杉醇化疗和依托泊苷。化疗并不能提高生存率	与同分期且同级别的非特殊型浸润性癌相同；神经内分泌特征没有临床意义
临床意义	预后较相似分级和分期的非特殊型浸润性癌差	预后取决于分级和分期

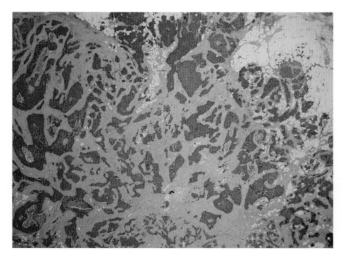

图 6.7.1　**小细胞癌**　不规则的深染肿瘤细胞巢在反应性间质中浸润性生长

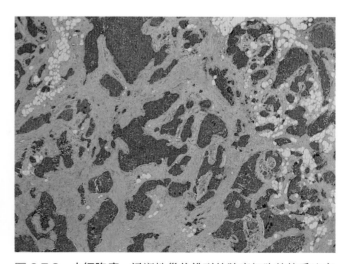

图 6.7.2　**小细胞癌**　浸润性巢状排列的肿瘤细胞的核质比高

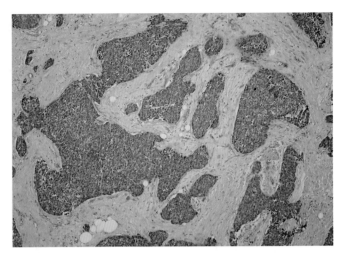

图 6.7.3　**小细胞癌**　未分化的小细胞癌细胞可见局灶性挤压伪影

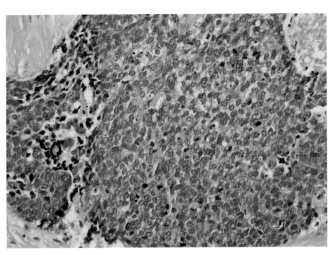

图 6.7.4　**小细胞癌**　高核质比和挤压伪影是小细胞癌的特征，常见核分裂象

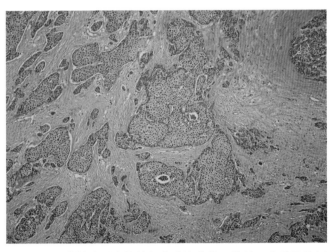

图 6.7.5　**非特殊型癌伴神经内分泌分化**　伴神经内分泌特征的非特殊型癌中片状排列的肿瘤细胞在反应性间质中浸润性生长

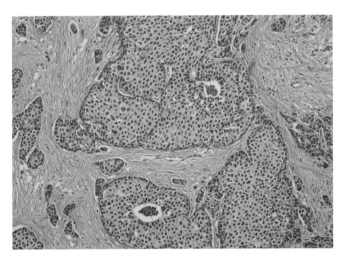

图 6.7.6　**非特殊型癌伴神经内分泌分化**　神经内分泌分化明显，伴微菊形团结构

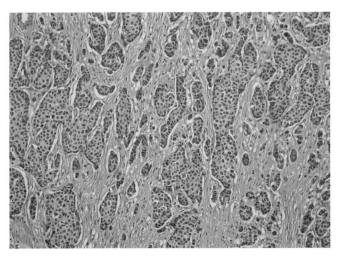

图 6.7.7　**非特殊型癌伴神经内分泌分化**　呈小梁状生长方式

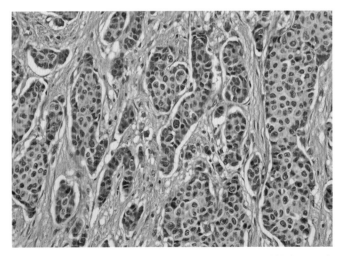

图 6.7.8　**非特殊型癌伴神经内分泌分化**　细胞质较小细胞癌更丰富，细胞学特征同伴神经内分泌特征的癌

	腺样囊性癌	筛状型 DCIS
年龄	诊断时中位年龄为 65 岁	最常见于中老年女性，年龄范围很广
部位	50% 位于乳晕下	多为乳腺钼靶检查发现异常，很少有临床表现
临床表现	坚硬的乳晕下团块，可能伴有疼痛	可发生于乳腺的任何部位
影像学	乳腺钼靶检查表现为不规则或分叶状肿块，可能有明确的边界；超声表现为低回声实性或不均质回声的肿块	点状或线状钙化，很少形成肿块
流行病学	罕见，小于所有乳腺癌的 0.1%	在筛查发现乳腺癌的患者中占 20% ~ 25%，80% ~ 85% 的患者没有临床阳性表现
组织学	1. 弥漫浸润的圆形细胞巢（*图 6.8.1*） 2. 细胞岛由双层上皮组成，即上皮细胞和肌上皮细胞，两者结合形成小而清晰的真腔和假腔（*图 6.8.2*） 3. 真腔内含明亮的嗜酸性黏液，假腔内含嗜碱性基底膜样物质（*图 6.8.2, 6.8.3*）	1. 小叶单位和真性导管有单一一致的细胞增生（*图 6.8.4*） 2. 细胞逐步增生形成筛状结构和微菊形团（*图 6.8.4, 图 6.8.5*） 3. 筛状型 DCIS 的细胞通常为低级别或中级别细胞核（*图 6.8.6*）
特殊检查	上皮成分表达细胞角蛋白、EMA 和 c–kit（CD117）；肌上皮成分表达 p63 和 actin。不表达 ER 和 PR；无 HER2 扩增。AB/PAS 染色内容物可将真腔的内容物染成粉色（中性黏蛋白），将假腔内的基底膜样物质染成蓝色（酸性黏蛋白）	无特殊检查；免疫组化标记肌上皮标志物可能有助于确定是否伴有浸润
遗传学	常见 t（6；9）（q22–23；p23–24）易位，易位可产生 *MYB–NFIB* 融合转录本，在 90% 以上的病例中可以发现这项遗传学异常；*PIK3CA* 和 *PTEN* 的体细胞突变也有报道	与低级别浸润性乳腺癌无明显区别
治疗	大部分病例在完全切除后可治愈，放疗和化疗未见文献提及	切除且切缘阴性时，可进行（或不进行）放疗；此外，如有需要，进行抗雌激素治疗
临床意义	尽管乳腺腺样囊性癌呈现三阴性状态，且有较高的核分裂象，但其预后良好	如果切除不完全，DCIS 或浸润性癌有局部复发的风险

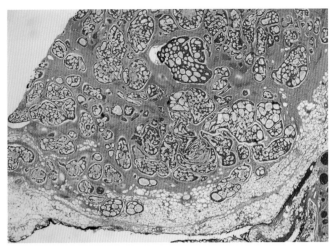

图 6.8.1　**腺样囊性癌**　由弥漫性浸润的圆形细胞巢组成，形成筛状结构

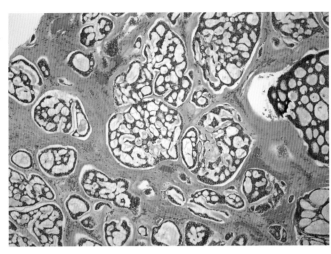

图 6.8.2　**腺样囊性癌**　双层排列的细胞形成真腔和假腔

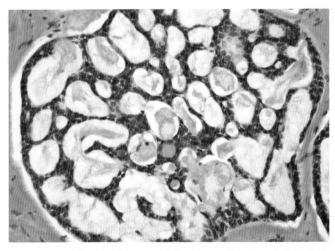

图 6.8.3　**腺样囊性癌**　肌上皮细胞与假腔内的基底膜样物质相关，而腔面的上皮细胞围绕形成含有黏蛋白的真腔

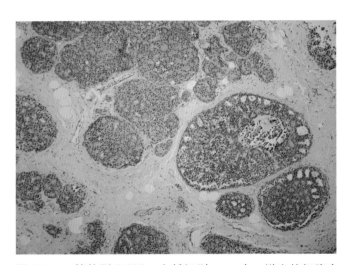

图 6.8.4　**筛状型 DCIS**　在低级别 DCIS 中，增生的细胞在终末小叶单位内扩张，形成筛状结构，但仍然保持着正常小叶结构

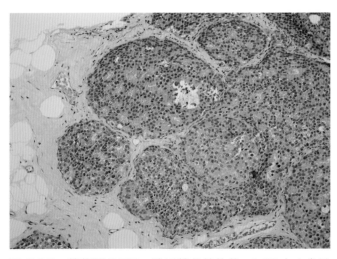

图 6.8.5　**筛状型 DCIS**　除了筛状结构外，DCIS 中也常见微菊形团

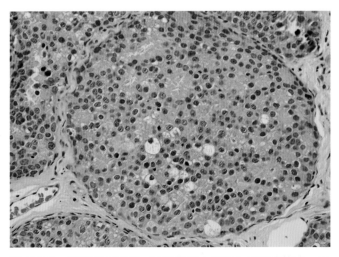

图 6.8.6　**筛状型 DCIS**　肿瘤巢仅由腔面上皮细胞构成。后者包围筛状间隙，并在筛状型 DCIS 中形成微菊形团

	腺样囊性癌	胶原小球病
年龄	诊断时中位年龄为 65 岁	成年女性
部位	50% 位于乳晕下	乳腺的任何部位
临床表现	坚硬的乳晕下团块，可能伴有疼痛	多为偶然发现
影像学	乳腺钼靶检查表现为不规则或分叶状肿块，可能有明确的边界；超声表现为低回声实性或不均质回声的肿块	无
流行病学	罕见，小于所有乳腺癌的 0.1%	不明
组织学	1. 弥漫浸润的圆形细胞巢 *（图 6.9.1）* 2. 细胞岛由双层上皮组成，即上皮细胞和肌上皮细胞，两者结合形成小而清晰的真腔和假腔 *（图 6.9.2）* 3. 真腔内含明亮的嗜酸性黏液，假腔内含嗜碱性基底膜样物质 *（图 6.9.2, 6.9.3）*	1. 终末导管小叶单位内含基底膜样物质形成的小球，类似筛状空隙 *（图 6.9.4）* 2. 真假腔均存在，上皮细胞在基底膜小球周围呈拉伸状 *（图 6.9.5, 6.9.6）* 3. 管腔上皮细胞围绕形成真腔 *（图 6.9.6）* 4. 真腔内含有中性黏液（AB/PAS 染色显示粉色），假腔内含有酸性黏液（AB/PAS 染色显示蓝色）和具有折光性的基底膜样物质
特殊检查	上皮成分表达细胞角蛋白、EMA 和 c-kit（CD117）；肌上皮成分表达 p63 和 actin。不表达 ER 和 PR；无 HER2 扩增。AB/PAS 染色内容物可将真腔的内容物染成粉色（中性黏蛋白），将假腔内的基底膜样物质染成蓝色（酸性黏蛋白）	AB/PAS 染色或免疫组化检测基底膜样物质
遗传学	常见 t（6；9）（q22–23；p23–24）染色体易位，易位可产生 *MYB–NFIB* 融合转录本，在 90% 以上的病例中可以发现这项遗传学异常；*PIK3CA* 和 *PTEN* 的体细胞突变也有报道	不明
治疗	大部分病例在完全切除后可治愈，放疗和化疗未见文献提及	无
临床意义	尽管乳腺腺样囊性癌呈现三阴性状态，且有较高的核分裂象，但其预后良好	无

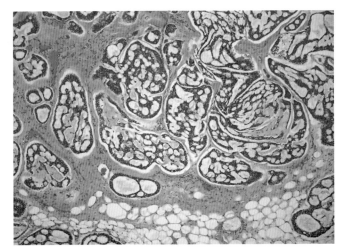

图 6.9.1　**腺样囊性癌**　可见弥漫浸润的圆形细胞巢

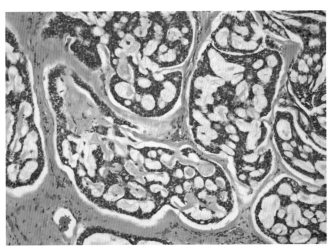

图 6.9.2　**腺样囊性癌**　双层排列细胞形成腺样囊性癌的真腔和假腔

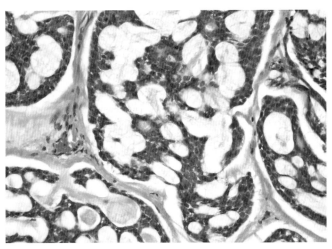

图 6.9.3　**腺样囊性癌**　假腔内有粉红色的基底膜样物质，真腔内有丝状分泌物

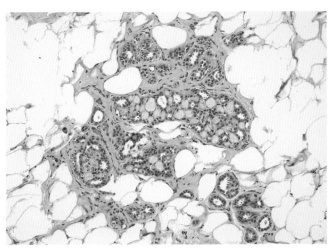

图 6.9.4　**胶原小球病**　小叶单位包含上皮增生伴明显筛状结构

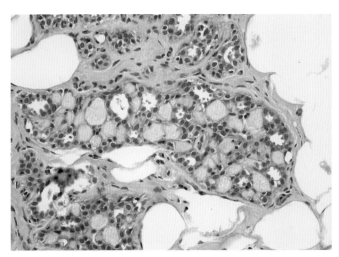

图 6.9.5　**胶原小球病**　真腔被管腔上皮细胞包围，假腔由基底膜样物质组成

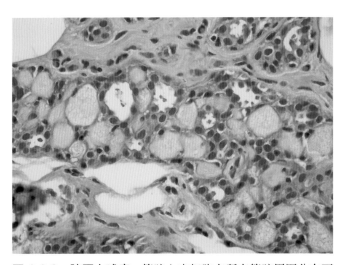

图 6.9.6　**胶原小球病**　管腔上皮细胞在所有管腔周围分布不均匀，呈拉伸状环绕基底膜样物质

	分泌性癌	非特殊型癌伴分泌特征
年龄	最初被报道发生于儿童和青少年（青少年型癌）；年龄范围很广（3～87岁）；中位年龄为25岁	成年女性，通常为60～70岁，年龄范围很广
部位	乳腺的任何部位	乳腺的任何部位
临床表现	乳晕附近边界清楚的肿块	乳腺钼靶检查异常或有可触及的肿块
影像学	乳腺钼靶检查显示为边界清楚的肿块；超声表现为边界清楚或伴有浸润的低回声肿块	乳腺钼靶检查显示为毛刺状肿块，肿块边缘不规则；超声显示呈直立性生长，与非特殊型浸润性癌相似
流行病学	在侵袭性乳腺癌中，只有不到0.5%的病例。既可发生于女性，也可发生于男性	罕见，发病率未知
组织学	1. 浸润性肿瘤岛具有微囊状形态，被明显的密集的硬化胶原带分隔（图6.10.1，6.10.2） 2. 大量细胞之间包含嗜酸性细胞外分泌物（图6.10.3） 3. 肿瘤细胞岛由具有低级别细胞核的细胞组成（图6.10.3）	1. 弥漫性浸润腺体，伴泡沫样细胞质和管腔分泌物（图6.10.4） 2. 浸润腺体没有被嗜酸性胶原间质分隔（图6.10.4，6.10.5） 3. 肿瘤细胞的细胞核为中级别或高级别，可见核分裂象（图6.10.6）
特殊检查	ER、PR表达阴性，未见HER2扩增；肿瘤细胞内和细胞间的分泌性物质均呈PAS（抗淀粉酶消化）阳性和阿尔辛蓝染色阳性	常见ER表达
遗传学	t（12；15）（p12；q26.1）易位可在成人和儿童中发现。易位产生的 *ETV6-NTRK3* 融合基因编码成纤维细胞中具有强转化活性的嵌合酪氨酸激酶	无t（12；15）（p12；q26.1）易位；与其他无特殊型浸润性癌无明显区别
治疗	完整切除；在年轻患者中辅助化疗和放疗未被提及	和其他非特殊型癌一样，根据分期、分级、激素受体状态及HER2表达情况进行治疗
临床意义	小于20岁的患者，无论男性还是女性，即使呈现三阴性免疫表型，甚至腋窝淋巴结已经受累，预后仍然良好。在老年患者中，临床过程可能更具侵袭性，但有时远处复发时间有延迟，复发时间甚至可以在原发灶诊断后20年	预后取决于分级、分期、激素受体状态和HER2表达情况

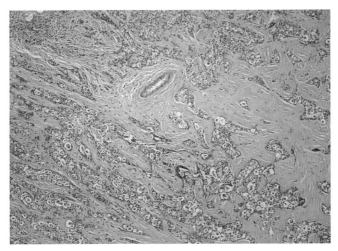

图 6.10.1　**分泌性癌**　微囊状上皮癌巢弥漫浸润，被明显的密集的硬化胶原带分隔

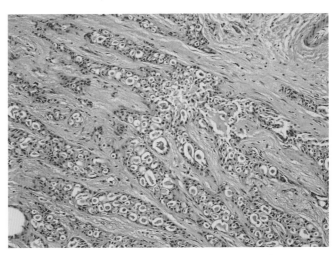

图 6.10.2　**分泌性癌**　肿瘤巢由伴细胞质内包涵体的细胞和细胞外分泌物组成

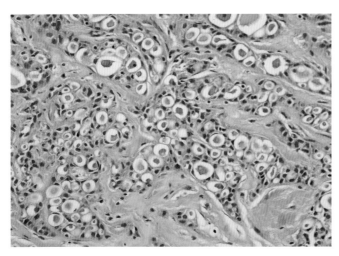

图 6.10.3　**分泌性癌**　低级别细胞核和明显的嗜酸性细胞外分泌物是分泌性癌的特征

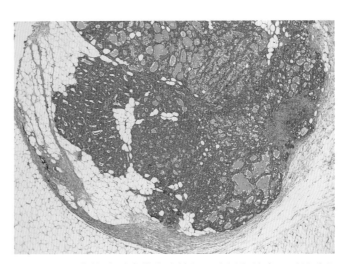

图 6.10.4　**非特殊型癌伴分泌特征**　为浸润性癌，可见分泌特征，包括细胞质内包涵体和双嗜性管腔分泌物

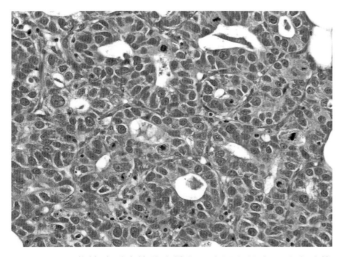

图 6.10.5　**非特殊型癌伴分泌特征**　为浸润性癌，肿瘤腺体弥漫浸润，无嗜酸性间质

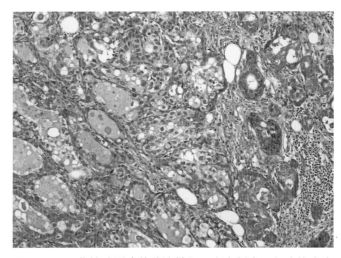

图 6.10.6　**非特殊型癌伴分泌特征**　在本例中，细胞核为中级别，核分裂象明显，伴分泌特征

	硬化性乳头状瘤伴低级别腺鳞癌	乳头状瘤伴既往活检部位的鳞状组织内陷
年龄	成年女性	成年女性
部位	乳腺的任何部位，通常在乳晕下	乳腺的任何部位，通常在乳晕下
临床表现	表现为可触及的肿块或乳腺钼靶摄像发现异常	可触及的肿块、乳腺钼靶检查异常或乳头血性溢液
影像学	乳腺钼靶检查显示结节状密度影或毛刺状肿块；超声检查显示边缘不规则的实性肿块	乳腺 X 线检查显示结节密度影，超声显示囊实性肿块
流行病学	不明	不明
组织学	1. 残存硬化性导管内乳头状瘤通常出现在中央部位（图 6.11.1，6.11.2） 2. 浸润性腺管结构从中央硬化性导管内乳头状瘤发出（图 6.11.2） 3. 小簇状鳞状上皮与扁平的梭形细胞混合（图 6.11.3） 4. 可见梭形细胞、鳞状细胞簇；腺体结构向外浸润，超出乳头状瘤的范围，浸润到脂肪（图 6.11.4，6.11.5）	1. 可见导管内乳头状瘤伴成纤维细胞反应（图 6.11.6） 2. 纤维血管轴心处有平坦上皮（图 6.11.7） 3. 致密的成纤维细胞增生，延伸至导管内衬处（图 6.11.8） 4. 退化的鳞状组织陷入致密的纤维瘢痕中（图 6.11.9） 5. 鳞状组织与慢性炎症、含铁血黄素和致密瘢痕伴随存在（图 6.11.10）
特殊检查	使用抗体高分子量角蛋白和 p63 免疫组化染色可显示肿瘤性鳞状细胞簇和梭形细胞，梭形细胞成分在 HE 染色中常不明显；ER 和 PR 阴性；未见 HER2 扩增	没有要求要做的检测
遗传学	染色体 7p 和 8q 获得；1p、8p、9p 缺失，1 个亚组（7p11.2）伴有 *EGFR* 高水平扩增	无
治疗	完整切除；辅助化疗和放疗未被提及	导管内乳头状瘤切除后可治愈
临床意义	仅为局部复发	既往活检记录有助于避免对鳞状组织的过度诊断

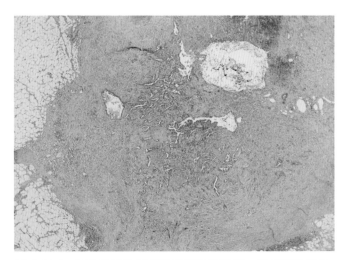

图 6.11.1　**硬化性乳头状瘤伴低级别腺鳞癌**　低级别腺鳞癌，典型的梭形细胞结节包围着中央残留的硬化性导管内乳头状瘤

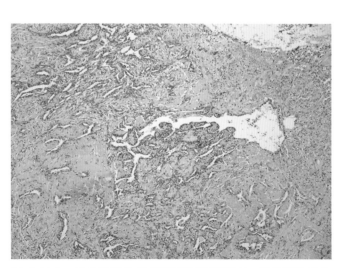

图 6.11.2　**硬化性乳头状瘤伴低级别腺鳞癌**　低级别腺鳞癌中，不规则的腺管结构在硬化性导管内乳头状瘤周围呈放射状分布

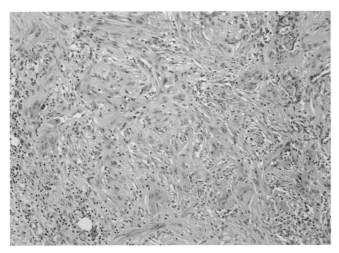

图 6.11.3　**硬化性乳头状瘤伴低级别腺鳞癌**　低级别腺鳞癌中可见不明显的梭形细胞混合鳞状细胞簇

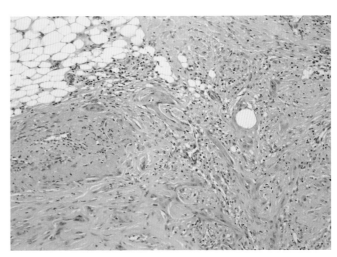

图 6.11.4　**硬化性乳头状瘤伴低级别腺鳞癌**　腺鳞癌中肿瘤性梭形细胞和鳞状细胞浸润脂肪

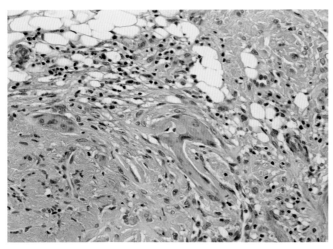

图 6.11.5　**硬化性乳头状瘤伴低级别腺鳞癌**　不规则鳞状团簇与慢性炎症和梭形细胞伴随存在；后者在使用高分子量角蛋白免疫组化染色时往往非常明显

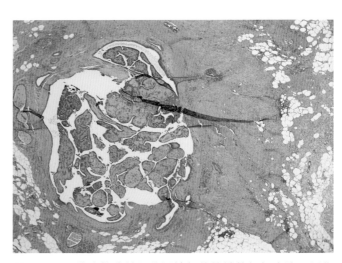

图 6.11.6　**乳头状瘤伴既往活检部位的鳞状组织内陷**　硬化性导管内乳头状瘤被致密的纤维组织包围

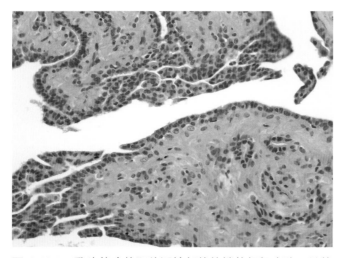

图 6.11.7　**乳头状瘤伴既往活检部位的鳞状组织内陷**　导管内乳头状瘤的纤维血管核心处排列着平坦的双层上皮

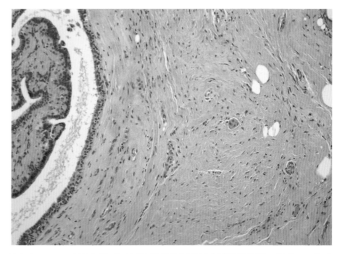

图 6.11.8　**乳头状瘤伴既往活检部位的鳞状组织内陷**　乳头状瘤周围是致密瘢痕，伴慢性炎症

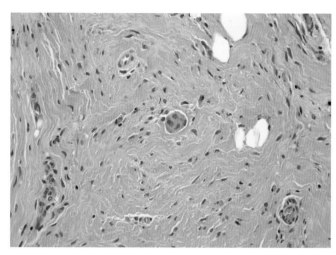

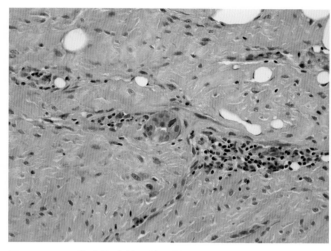

图 6.11.9　**乳头状瘤伴既往活检部位的鳞状组织内陷**　在既往乳腺导管内乳头状瘤活检形成的致密瘢痕中，可见退变的鳞状组织

图 6.11.10　**乳头状瘤伴既往活检部位的鳞状组织内陷**　细胞核固缩提示退变性改变，肌上皮标志物在这种情况下对诊断无帮助，因为上皮已被破坏和挤压

	鳞状细胞癌	鳞状上皮化生
年龄	任何年龄，通常是老年女性	任何年龄的女性
部位	乳腺的任何部位，通常在乳晕下	乳腺的任何部位
临床表现	可触及的肿块，乳腺钼靶检查异常	通常与以前的穿刺活检有关
影像学	乳腺钼靶检查显示结节状密度；超声检查显示边缘不规则的囊性肿块	结节状密度，很少可触及
流行病学	不明	前次活检或外伤的后遗症
组织学	1. 肿瘤性鳞状细胞排列为片状或囊腔的内衬（*图 6.12.1*） 2. 经常出现实性型 DCIS，伴鳞状细胞成分（*图6.12.2*） 3. 恶性鳞状细胞巢有中级别或高级别细胞核（*图 6.12.3*） 4. 恶性细胞的细胞质呈强嗜酸性，这是鳞状分化的特征（*图 6.12.4*）	1. 圆形的导管轮廓包含残存的硬化性导管内乳头状瘤，这种情况在本病中经常存在（*图 6.12.5*） 2. 鳞状细胞的增生可以非常活跃（*图 6.12.6*） 3. 鳞状细胞小叶岛和鳞状细胞巢被纤维管壁所局限（*图 6.12.6*） 4. 鳞状细胞呈现轻度海绵状结构（*图 6.12.7，6.12.8*） 5. 细胞核呈圆形或卵圆形，核仁明显，具有轻微的反应性异型性（*图 6.12.8*）
特殊检查	鳞状细胞癌中高分子量细胞角蛋白和 p63 呈强阳性；ER 和 PR 缺乏表达；无 HER2 扩增	与鳞状细胞癌相鉴别时无有效的标志物
遗传学	*TP53* 和 *PIK3CA* 突变，*PTEN* 突变或缺失	未有复发的报道
治疗	完全切除，辅助化疗无效	无
临床意义	预后不良，5 年无进展生存率为 65%。大多数治疗失败是因为发生了远处转移	无

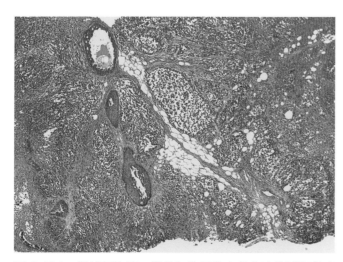

图 6.12.1　**鳞状细胞癌**　鳞状细胞原位癌伴有片状浸润的嗜酸性细胞

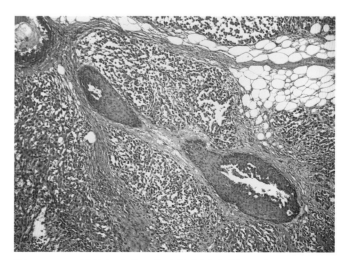

图 6.12.2　**鳞状细胞癌**　由片状的低黏附性细胞组成

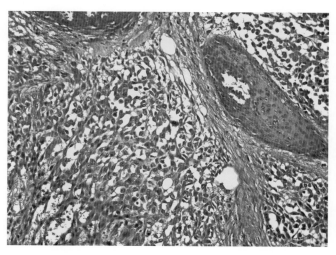

图 6.12.3　**鳞状细胞癌**　常出现鳞状原位细胞癌成分

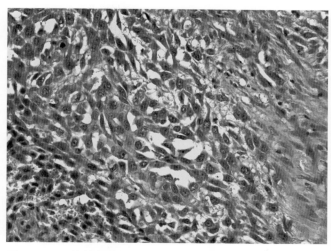

图 6.12.4　**鳞状细胞癌**　鳞状细胞的细胞质呈强嗜酸性，可见低黏附性生长特征

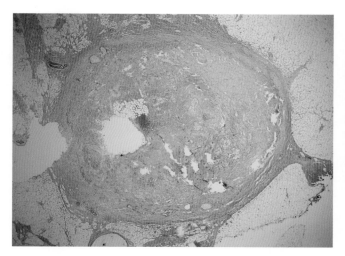

图 6.12.5　**鳞状上皮化生**　常见表现为被致密胶原包绕的结节（导管内乳头状瘤的残留物）

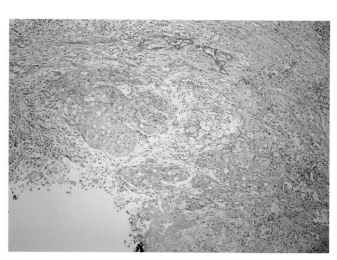

图 6.12.6　**鳞状上皮化生**　这种活跃的增生局限于残存的乳腺导管内乳头状瘤的纤维化囊壁内

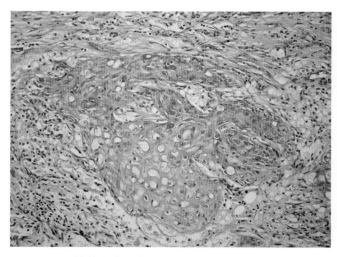

图 6.12.7　**鳞状上皮化生**　片状的反应性鳞状细胞可见丰富的细胞质和海绵状结构

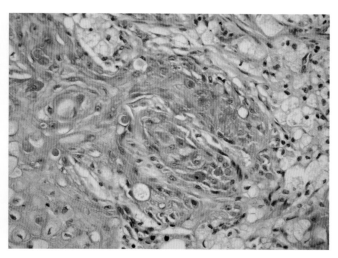

图 6.12.8　**鳞状上皮化生**　该病变类似其他部位的假上皮瘤样增生中增生的鳞状上皮

	簇集导管内乳头状瘤伴 DCIS 伴浸润	簇集导管内乳头状瘤伴 DCIS 伴假浸润
年龄	成年女性，最常见于 70 ~ 80 岁	成年女性
部位	乳腺的任何部位	乳腺的任何部位，通常在乳晕下
临床表现	乳腺钼靶检查异常，有可触及的肿块、乳头有血性溢液	乳腺钼靶检查异常，有可触及的肿块、乳头溢血；有活检病史
影像学	结构扭曲，可伴（或不伴）肿块	结构扭曲，可伴（或不伴）肿块
流行病学	在乳腺癌患者中占 1% 以下	在乳腺癌患者中占 1% 以下
组织学	1. 侵袭性上皮细胞浸润超出乳头状瘤的囊壁范围（图 6.13.1 ~ 6.13.4） 2. 浸润性腺体延伸到非特化的结缔组织中（图 6.13.2, 6.13.3） 3. 浸润边缘不规则，局灶性浸润脂肪，与之形成对比的是 DCIS 中导管轮廓光滑（图 6.13.3, 6.13.4） 4. 浸润性腺成分通常为低或中级别（图 6.13.3）	1. DCIS 最常见的是筛状结构，累及多个导管和乳头状瘤（图 6.13.5 ~ 6.13.8） 2. 肿瘤上皮成分局限于乳头状瘤、真导管和小叶单位 3. 既往活检产生的脱落碎片被包裹在肉芽组织与瘢痕中，可见含铁血黄素（图 6.13.6 ~ 6.13.8） 4. DCIS 碎片有固缩的细胞核、粉碎状结构和退变性改变（图 6.13.7, 6.13.8）
特殊检查	由于乳头状瘤和浸润性癌都可表现出表达缺失，因此肌上皮标志物的免疫组化检查通常对鉴别诊断没有帮助	无；如果肌上皮标志物呈阳性，可能对诊断有帮助；然而，如果异位碎片从基底膜中脱离，肌上皮细胞可能丢失
遗传学	曾有染色体 16q 和 1q 杂合性缺失的报道；PIK3CA 基因突变	没有可与浸润性癌相鉴别的遗传学改变
治疗	完全切除且切缘阴性时，如有需要，可以进行放疗；如果侵袭性成分呈 ER 阳性，可予以抗雌激素治疗；前哨淋巴结活检对治疗有提示作用	完全切除且切缘阴性时，如有需要，可以进行放疗；如果病灶呈 ER 阳性，可予以抗雌激素治疗
临床意义	根据浸润性癌的大小得出的 T 分期与预后相关	如果切除不完全，则 DCIS 或浸润性癌有局部复发的风险；分期为 pTis

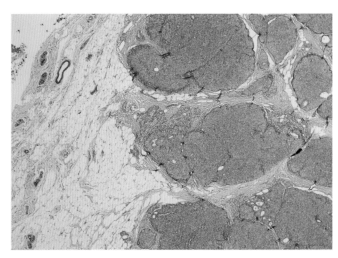

图 6.13.1　簇集导管内乳头状瘤伴 DCIS 伴浸润　在本例低级别 DCIS 中，上皮细胞呈均匀实性增生，累及簇状导管内乳头状瘤

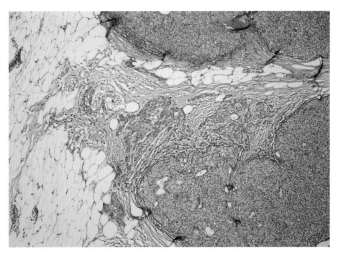

图 6.13.2　簇集导管内乳头状瘤伴 DCIS 伴浸润　小的不规则细胞巢浸润脂肪，超出了乳头状瘤的范围

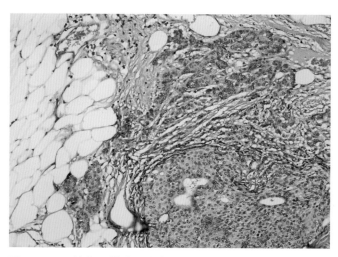

图 6.13.3　**簇集导管内乳头状瘤伴 DCIS 伴浸润**　小的不规则的癌细胞簇浸润间质，不伴肉芽组织和含铁血黄素

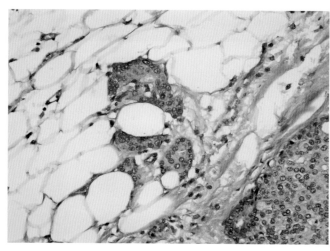

图 6.13.4　**簇集导管内乳头状瘤伴 DCIS 伴浸润**　起源于伴 DCIS 的导管内乳头状瘤的癌浸润脂肪

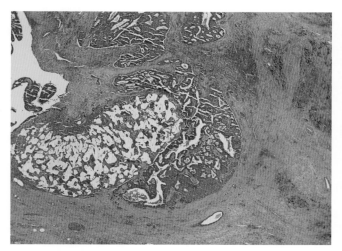

图 6.13.5　**簇集导管内乳头状瘤伴 DCIS 伴假浸润**　导管内乳头状瘤伴凝胶填充物，是既往活检的特征

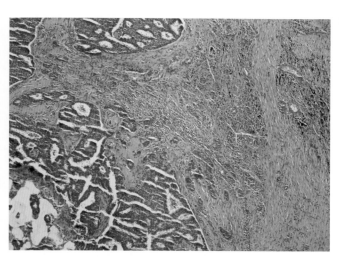

图 6.13.6　**簇集导管内乳头状瘤伴 DCIS 伴假浸润**　成纤维细胞反应伴出血，有既往活检过程产生的上皮细胞碎片。在一些被破坏的上皮团簇中仍然可见纤维血管轴心

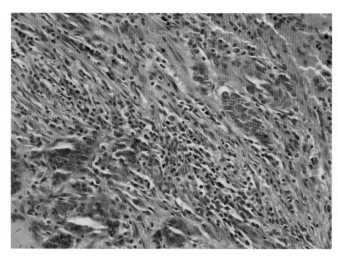

图 6.13.7　**簇集导管内乳头状瘤伴 DCIS 伴假浸润**　针芯活检术后，肉芽组织中包裹着上皮细胞

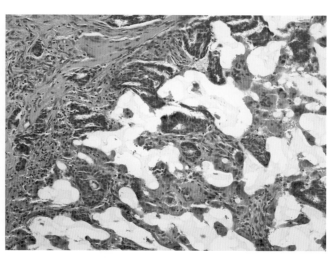

图 6.13.8　**簇集导管内乳头状瘤伴 DCIS 伴假浸润**　可见破碎上皮组织伴肉芽组织及血凝块。在这种情况下，用免疫组化方法检测肌上皮细胞对确诊没有帮助，因为受损的上皮细胞中通常缺乏肌上皮细胞

	伴有实性成分的癌	实性型 DCIS
年龄	成年女性，最常见于 70 ~ 80 岁	中年妇女，最常见于 40 ~ 60 岁
部位	乳腺的任何部位	乳腺的任何部位
临床表现	乳腺钼靶检查异常，可触及肿物	乳腺钼靶检查异常，可触及肿物
影像学	毛刺状肿物，有结构改变	有结构改变，可（或不可）检查到肿物；钙化
流行病学	为浸润性癌的罕见类型，确切的发生率不明	罕见的单一形态的 DCIS，在 DCIS 中的发生率小于 10%
组织学	1. 为不规则排列的实体癌巢（图 6.14.1 ~ 6.14.3） 2. 无小叶结构排列（图 6.14.1, 6.14.2） 3. 有促纤维组织增生的肿瘤间质（图 6.14.3） 4. 有局灶的脂肪浸润和回缩（图 6.14.3） 5. 恶性腺体浸润小叶单位（图 6.14.4）	1. 真性导管和终末导管小叶单位被一致的上皮细胞填充并发生改变（图 6.14.5 ~ 6.14.8） 2. 肿瘤界限清晰，细胞分布均匀，细胞膜清晰（图 6.14.6 ~ 6.14.8） 3. 大部分区域缺少细胞间腔隙，但可能观察到小的微菊形团（图 6.14.8，左上方） 4. 通常为中或低级别细胞核
特殊检查	肌上皮标志物的免疫组化染色可能对诊断有所帮助	如果免疫组化检查显示存在肌上皮标志物，可能有助于诊断
遗传学	无特殊的遗传学异常	无特殊的遗传学异常
治疗	根据分级、分期和激素受体状态进行治疗；手术切除至切缘阴性；放射治疗；若病变呈 ER 阳性，可使用抗雌激素药	完全切除且切缘阴性时，如有需要，可以进行放射治疗；ER 呈阳性的病变可能需要使用抗雌激素治疗
临床意义	根据分级、分期、激素受体状态和 HER2 表达情况分析预后	如果切除不完全，可能导致局部复发为 DCIS 或浸润性癌

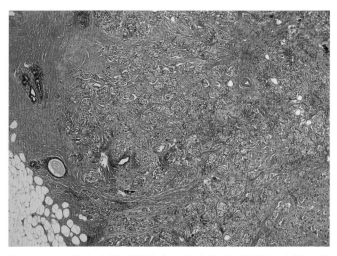

图 6.14.1　伴有实性成分的癌　在非特殊型的伴有实性成分的浸润性癌中可见小而圆的癌巢弥漫性浸润到间质中

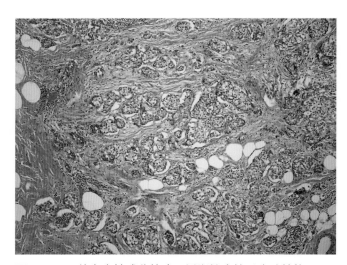

图 6.14.2　伴有实性成分的癌　浸润性癌缺乏小叶结构

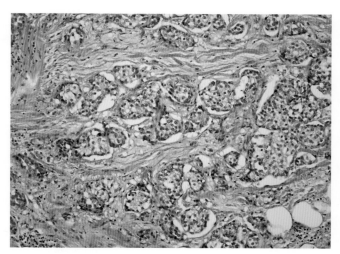

图 6.14.3 **伴有实性成分的癌** 为低级别的非特殊型癌，可见脂肪浸润

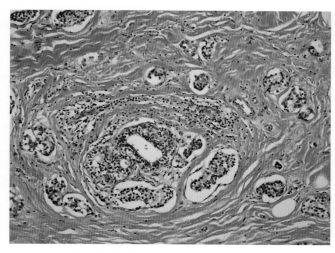

图 6.14.4 **伴有实性成分的癌** 浸润性癌的小巢围绕着原本的末端导管

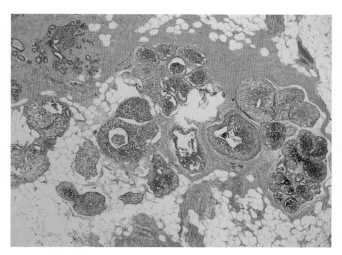

图 6.14.5 **实性型 DCIS** 特征为终末导管、小叶单位和真性导管的上皮增生

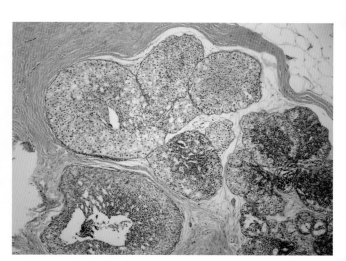

图 6.14.6 **实性型 DCIS** 小叶单位扩张

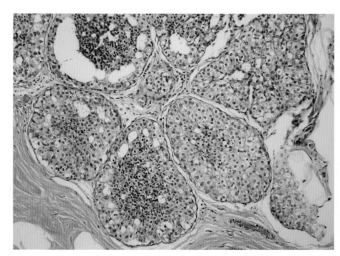

图 6.14.7 **实性型 DCIS** 在本例累及小叶单位，但仍保持了以小叶为中心的排列方式

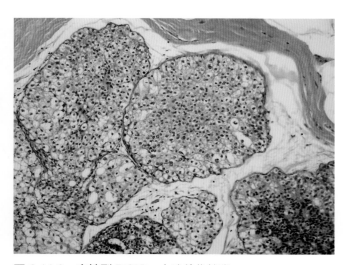

图 6.14.8 **实性型 DCIS** 小叶单位扩张

	淋巴管侵犯	DCIS
年龄	中年女性，最常见于 40 ~ 60 岁	最常见于中老年女性，年龄范围广
部位	乳腺的任何部位	乳腺的任何部位
临床表现	乳腺钼靶检查异常；常提示腋窝淋巴结受累；累及皮肤淋巴管时可出现炎性乳癌的皮肤变化	乳腺钼靶检查异常，较少见肿物或乳头溢血
影像学	没有特异性表现	点状或线状钙化，很少形成块状
流行病学	见于 10% 的浸润性癌	见于 20% ~ 25% 的乳腺癌筛查，80% ~ 85% 的病例缺乏临床表现
组织学	1. 不规则癌巢分布于透明腔隙中，但与其轮廓不符（*图 6.15.1 ~ 6.15.3*） 2. 含有肿瘤的扩张淋巴管通常可以通过其与小静脉和小动脉的伴行来识别（*图 6.15.2，右侧*） 3. 经常可以在不规则腔隙内见到内皮细胞（*图 6.15.3*） 4. 常与高级别浸润性癌相关，但在任何级别的浸润性癌中都可出现	1. 小叶单位和真性导管内的增生细胞较一致，没有从基底膜回缩的迹象（*图 6.15.4 ~ 6.15.6*） 2. 维持正常的小叶结构（*图 6.15.4*） 3. 充满 DCIS 的导管和腺泡，具有清晰的界限，肿瘤细胞与基底膜紧密相连（*图 6.15.6*） 4. 实性型 DCIS 病灶是最有可能被误诊为淋巴管侵犯的病变
特殊检查	通常不需要；免疫组化染色，例如，CD31 或 D2-40 染色可以显示血管内皮或淋巴管，勾勒出透明腔隙的轮廓	不需要；免疫组化染色显示存在肌上皮标志物可能有助于识别其为非浸润性
遗传学	没有已知的改变与淋巴管侵犯明显相关	与低级别浸润性乳腺癌无区别
治疗	根据分级、分期和激素受体状态进行治疗；手术切除至切缘阴性；放射治疗；如有需要，可以进行抗雌激素治疗和（或）化疗	手术切除至切缘阴性，如有需要，可以进行放射治疗；ER 呈阳性的病变可能需要使用抗雌激素治疗
临床意义	与没有此特征的病例相比，其腋窝淋巴结转移及远期的远处转移的发生率更高。与没有肿瘤周围淋巴管侵犯的类似病例相比，预后更差	如果切除不完全，可能导致局部复发为 DCIS 或浸润性癌

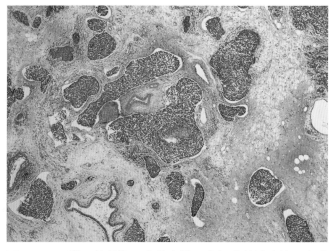

图 6.15.1　**淋巴管侵犯**　这种实性上皮细胞的增殖缺乏小叶结构

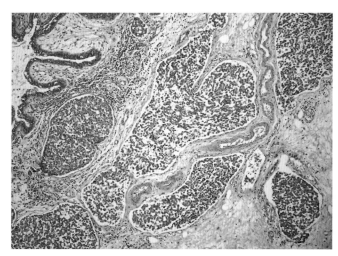

图 6.15.2　**淋巴管侵犯**　靠近小动脉和小静脉的实体肿瘤巢是典型的淋巴管腔受累位置

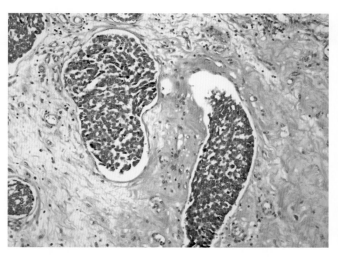

图 6.15.3 **淋巴管侵犯** 可见内皮细胞被染色后勾勒出的淋巴管腔

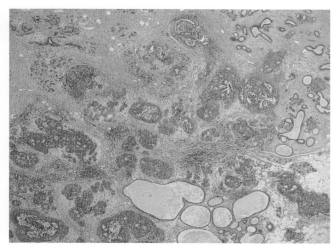

图 6.15.4 **DCIS** 呈实性生长模式，散在分布于终末导管、小叶单位和真性导管

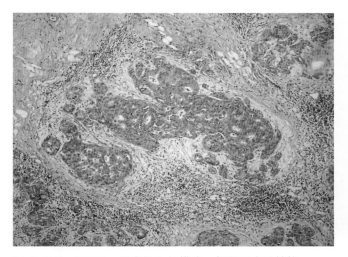

图 6.15.5 **DCIS** 呈实性生长模式，保留了小叶结构

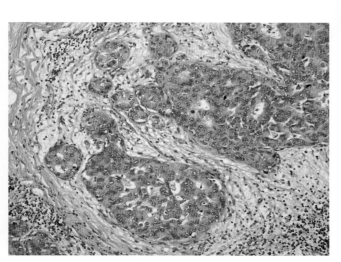

图 6.15.6 **DCIS** 特化的结缔组织有助于识别 DCIS 累及的小叶单位范围

	浸润性微乳头状癌	伴有回缩假象的浸润性癌
年龄	与呈 ER 阳性的非特殊型乳腺浸润性癌的女性相同	成年女性
部位	乳腺的任何部位	乳腺的任何部位
临床表现	可触及的肿物或乳腺钼靶检查异常	可触及的肿物或乳腺钼靶检查异常
影像学	肿物致密，边缘不规则或有毛刺；超声检查显示低回声、不规则或微小分叶状肿物	肿物致密，边缘不规则或有毛刺；超声检查显示低回声、不规则或微小分叶状肿物
流行病学	完全的微乳头状癌占浸润性乳腺癌的 1%~2%；8% 的浸润性乳腺癌具有浸润性微乳头特征	与没有此现象的浸润性癌相同；见于 75%~80% 乳腺钼靶检查筛查出的乳腺癌；见于 95% 的明确乳腺癌
组织学	1. 浸润性癌由小簇癌细胞构成，周围是透明的空腔（*图 6.16.1*） 2. 肿瘤细胞巢显示反极性，通常被称为由内而外的模式：肿瘤细胞的顶端面对基质，并且缺乏纤维血管轴心（*图 6.16.2*） 3. 肿瘤细胞为立方形（*图 6.16.3*） 4. 组织学细胞核大多数是中级别或高级别（*图 6.16.3*） 5. 约 60% 为 ER 阳性，30% 为 HER2 过表达	1. 浸润性肿瘤巢常位于增生间质中（*图 6.16.5*） 2. 肿瘤细胞可能部分附着在基底膜上，相邻的空白区域是回缩假象（*图 6.16.6，6.16.7*） 3. 空腔缺少内皮层（*图 6.16.8*）
特殊检查	上皮膜抗原（EMA）表达于肿瘤细胞的顶端，体现了肿瘤细胞的极性反转。常规诊断时不需要特殊检查（*图 6.16.4*）	不需要常规进行特殊检查；免疫组化检查显示缺失表达血管内皮或淋巴管的标记物，如 CD31 或 D2-40
遗传学	染色体 8q、17q 和 20q 重复性获得以及 6q 和 13q 缺失；*MYC*（33%）、*CCND1*（8%）和 *FGFR1*（17%）扩增	没有相关报道
治疗	根据分级、分期和激素受体状态进行治疗；切除至切缘阴性	根据分级、分期和激素受体状态进行治疗；切除至切缘阴性
临床意义	淋巴管侵犯和淋巴结转移比没有浸润性微乳头特征的非特殊型浸润性癌多见。预后类似同期的非特殊型浸润性癌	无；不代表预后更差

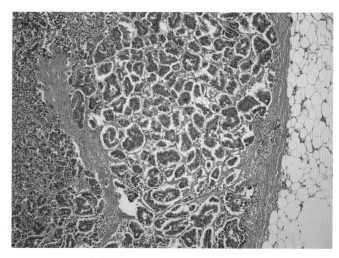

图 6.16.1　浸润性微乳头状癌　被间质分隔的有透明腔隙的浸润性小细胞簇

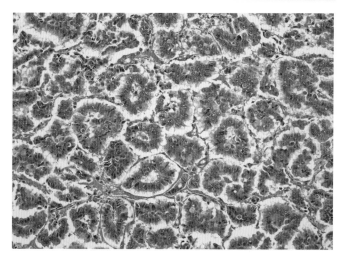

图 6.16.2　浸润性微乳头状癌　具有特征性的内外倒置的肿瘤巢

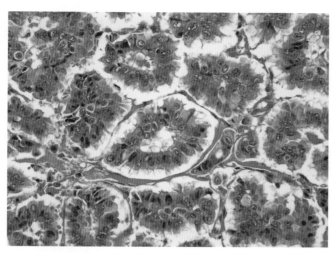

图 6.16.3 **浸润性微乳头状癌** 肿瘤巢周围可见反极性上皮改变。透明腔隙缺乏淋巴管的标志物，透明腔隙是这种特殊类型的浸润性癌的重要特征，这种腔隙淋巴管标志物为阴性

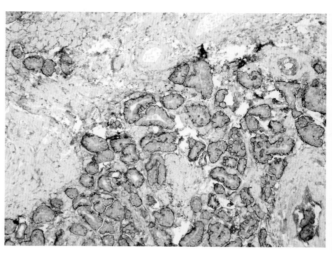

图 6.16.4 **浸润性微乳头状癌** 呈内外倒置的排列方式，可见上皮膜抗原（EMA）分布在癌巢周围

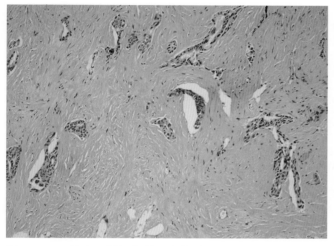

图 6.16.5 **伴有回缩假象的浸润性癌** 在致密的增生间质中存在的非特殊型浸润性癌，肿瘤巢周围有回缩假象

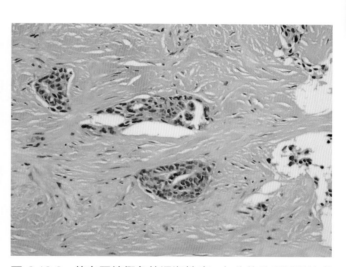

图 6.16.6 **伴有回缩假象的浸润性癌** 与非特殊型浸润性癌相关的回缩假象，癌细胞在缺乏内皮细胞的腔隙内无序排列，这是浸润性乳头状癌的特征

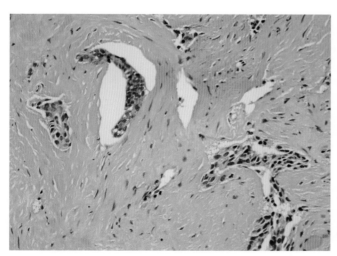

图 6.16.7 **伴有回缩假象的浸润性癌** 增生间质中可见人工裂隙内的浸润性癌

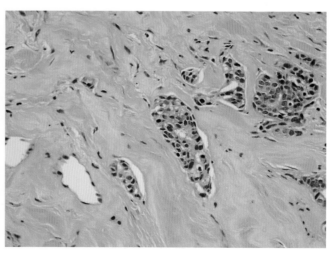

图 6.16.8 **伴有回缩假象的浸润性癌** 腔隙缺少内皮层，注意邻近的衬覆内皮细胞的淋巴管

	伴 DCIS 的微浸润性癌	小叶单位 DCIS
年龄	与无浸润的 DCIS 相同	与 DCIS 伴微浸润的病例无明显差异
部位	乳腺的任何部位	乳腺的任何部位
临床表现	通常为乳腺钼靶检查异常，很少见乳头溢血或肿物	乳腺钼靶检查异常，很少见乳头溢血或肿物
影像学	线性钙化，结构异常，可能有肿物	结构异常和钙化，肿物的表现远比微浸润病例少见
流行病学	罕见，微浸润经常被过度诊断	20%～25% 的病例通过筛查发现，80%～85% 的病例缺乏临床表现
组织学	1. 伴发的 DCIS 可以是任何级别的，最常见的是伴有明显的导管周围纤维化和慢性炎性浸润的高级别 DCIS（*图 6.17.1*） 2. 非特异性的结缔组织内可见浸润性腺样或实体巢病灶不超过 1mm（*图 6.17.2*） 3. 终末导管小叶单位范围以外可见不规则浸润（*图 6.17.3，6.17.4*）	1. DCIS 累及或完全取代小叶单位的腺泡。可通过与周围间质的清晰的、圆形的界线识别，低倍镜下可见小叶结构（*图 6.17.5～6.17.8*） 2. 肌上皮细胞完整
特殊研究	肌上皮细胞（表达 p63、钙蛋白等）的免疫组化染色显示其表达缺失（仅在 DCIS 时表达）。应当注意的是非浸润性的硬化病变也可能会出现肌上皮表达缺失	p63 的免疫组化染色可勾勒出肌上皮细胞，并显示小叶结构
遗传学	与 DCIS 无区别	与微浸润无区别
治疗	治疗同 DCIS，尽管扩散到腋窝淋巴结的风险很低（9.4%），仍需要考虑前哨淋巴结活检结果	手术切除至切缘阴性，如有需要，可进行放射治疗；抗雌激素治疗
临床意义	预后极好，与具有相同大小和分级的 DCIS 相比无明显差异	如果切除不完全，可能导致局部复发为 DCIS 或浸润性癌

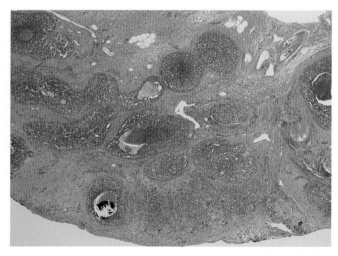

图 6.17.1 **伴 DCIS 的微浸润性癌** 实性生长的 DCIS，显示中央坏死和钙化

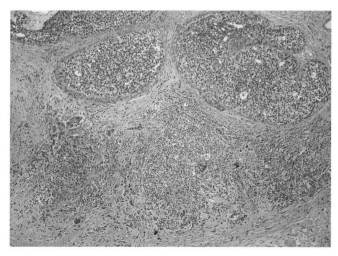

图 6.17.2 **伴 DCIS 的微浸润性癌** 可见伴有间质增生和慢性炎症的不规则细胞团

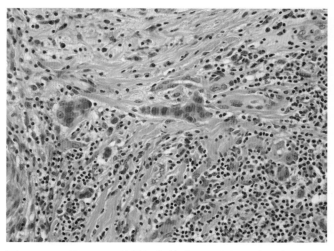

图 6.17.3 **伴 DCIS 的微浸润性癌** 浸润性细胞团存在于小叶单位周围的特化的结缔组织之外，并且缺乏小叶结构

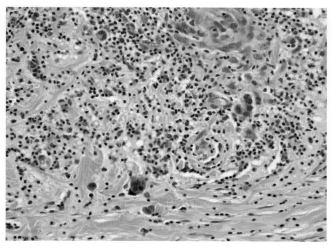

图 6.17.4 **伴 DCIS 的微浸润性癌** 小的癌巢和单个癌细胞浸润间质的范围小于 1 mm

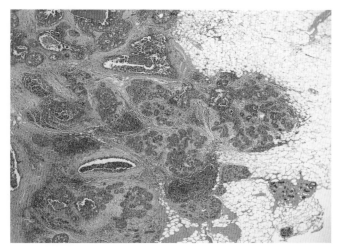

图 6.17.5 **小叶单位 DCIS** 为实性型 DCIS，终末导管、小叶单位和真性导管因肿瘤增殖而扩张

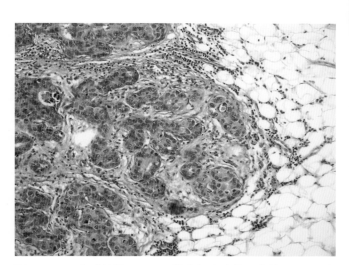

图 6.17.6 **小叶单位 DCIS** 肿瘤细胞取代了实性型 DCIS 中的小叶单位

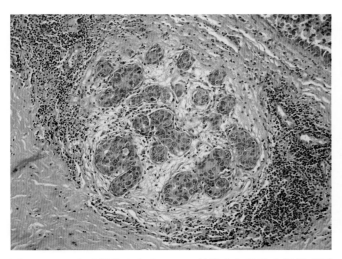

图 6.17.7 **小叶单位 DCIS** DCIS 的增生细胞没有浸润到周围特化的结缔组织或相邻的小叶间质，而是局限在原有的腺泡中

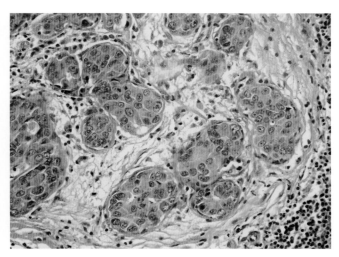

图 6.17.8 **小叶单位 DCIS** DCIS 累及小叶单位，尽管典型病例的诊断不需要免疫组化检查，但如果使用肌上皮标志物染色可见其存在

	浸润性癌	DCIS 累及硬化性腺病
年龄	平均年龄为 60 岁（通常为 45 ~ 75 岁）	任何年龄的成年女性
部位	乳腺的任何部位	乳腺的任何部位
临床表现	乳腺钼靶检查异常或有可触及的肿物	乳腺钼靶检查异常，偶有肿物
影像学	乳腺钼靶检查可见肿物	结构变形，微钙化和（或）肿物
流行病学	占乳腺钼靶检查筛查出的乳腺癌的 75% ~ 80%；95% 的病例有可触及的乳腺癌；与家族史、DCIS 或不典型增生的病史有关	占乳腺钼靶检查筛查出的乳腺癌的 20% ~ 25%；2% ~ 3% 的病例有可触及的乳腺癌
组织学	不规则排列：腺样、单个细胞、巢片样、岛状、条索状；小叶结构被破坏（图 6.18.1 ~ 6.18.4）	1. DCIS 累及硬化性腺病的区域，在低倍镜下可见小叶结构（图 6.18.5） 2. 硬化性腺泡中充满恶性细胞部分，并可见不规则的肌上皮细胞（图 6.18.6） 3. 腺体结构保持平行或呈放射状排列（图 6.18.7）
特殊检查	免疫组化检查显示肌上皮细胞缺失	使用 p63 免疫组化染色可见肌上皮细胞及小叶结构（图 6.18.8）
遗传学	与 DCIS 无区别	与浸润性癌无区别
治疗	完全切除，如有需要，可进行放疗，根据激素受体状态和分期进行补充治疗	手术切除至切缘阴性，如有需要，可进行放疗，抗雌激素治疗
临床意义	预后基于分期、分级和激素受体状态	如果切除不完全，可能导致局部复发为 DCIS 或浸润性癌

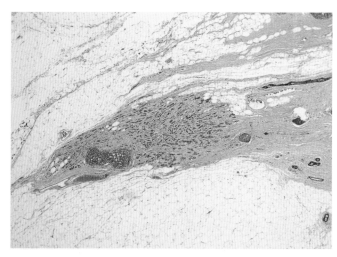

图 6.18.1　**浸润性癌**　非特殊型浸润性癌的癌细胞集类似大的小叶单位，邻近扩张的导管

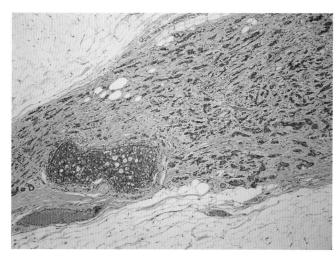

图 6.18.2　**浸润性癌**　在与 DCIS 相邻的浸润性癌中，浸润性成分在低倍镜下似乎可见小叶结构，浸润局限于间质内，未累及脂肪

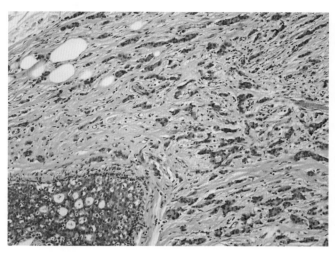

图 6.18.3　**浸润性癌**　浸润性癌与 DCIS 相邻，癌巢呈不规则排列，浸润间质，缺乏小叶结构

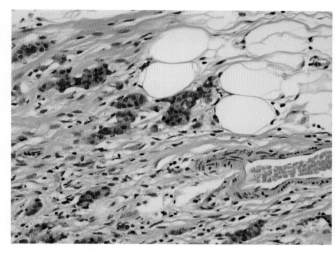

图 6.18.4　**浸润性癌**　浸润性癌浸润脂肪

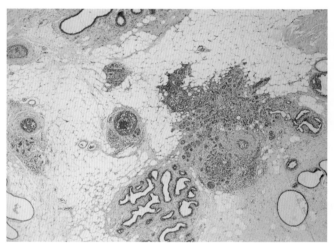

图 6.18.5　**DCIS 累及硬化性腺病**　低倍镜下不规则的细胞巢提示浸润

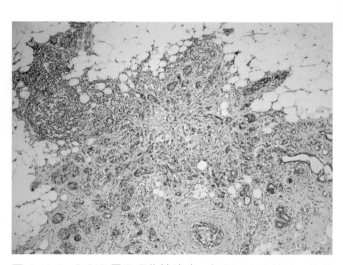

图 6.18.6　**DCIS 累及硬化性腺病**　保留了小叶结构，并且肿瘤细胞不会浸润脂肪

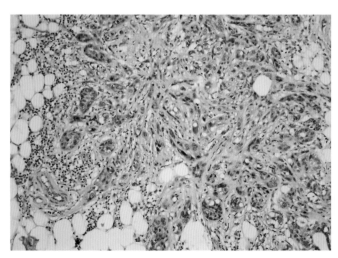

图 6.18.7　**DCIS 累及硬化性腺病**　中央纤长的腔隙（保持近似平行的排列）和周边更多的开放性空腔为硬化性腺病的特征性结构

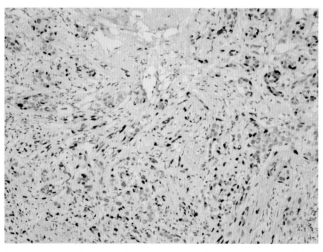

图 6.18.8　**DCIS 累及硬化性腺病**　使用 p63 免疫组化染色显示肌上皮细胞，支持非浸润性癌的诊断

	低级别浸润性乳腺癌	微腺性腺病
年龄	平均年龄为 60 岁（通常为 45 ~ 75 岁）	大多数发生于 60 岁左右，但发病年龄范围很广（28 ~ 82 岁）
部位	乳腺的任何部位	乳腺的任何部位
临床表现	乳腺钼靶检查异常或有可触及的肿物	乳腺钼靶检查异常或有可触及的肿物
影像学	致密结节、结构变形或毛刺状肿物	乳腺钼靶检查和超声检查无特异性表现；20% ~ 50% 存在结构变形或肿物
流行病学	占乳腺钼靶检查筛查出的乳腺癌的 75% ~ 80%、可触及的乳腺癌的 95%；与家族史、DCIS 或不典型增生病史有关	不明
组织学	1. 不规则排列：腺样、单个细胞、巢片样、岛状、条索状（*图 6.19.1 ~ 6.19.3*） 2. 细胞较一致，有低级别细胞核（*图 6.19.3*） 3. 肌上皮完全缺失	1. 非小叶中心性增殖，均匀、呈小圆形的腺体不规则地浸润乳腺间质和脂肪组织（*图 6.19.4*） 2. 腺体由单层立方状上皮细胞组成，没有顶端分泌（*图 6.19.5*） 3. 细胞具有清晰的细胞质和圆形的细胞核，核仁不明显（*图 6.19.6*） 4. 腺体被基底膜包围，但缺乏肌上皮层（*图 6.19.6*） 5. 腺体不会被周围间质挤压 6. 散在的腺腔内有分泌物（*图 6.19.6*）
特殊检查	ER 通常为强阳性；免疫组化检查证实肌上皮细胞缺失	部分管腔内的 PAS 染色阳性显示存在抗消化酶分泌物；S-100 蛋白呈强阳性，但缺乏肌上皮标志物和 ER 的表达
遗传学	一级常有染色体 16q 缺失（大于 85%）、1q 获得（60%）、16p 获得（40%）	常见染色体 5q 缺失和 8q 获得
治疗	完全切除，如有需要，可进行放疗，通常使用抗雌激素治疗，很少进行化疗	偶然发现时没必要处理；若形成肿物可切除至边缘阴性
临床意义	预后基于分期、分级和激素受体状态	良性病变，但病灶较大者可能复发

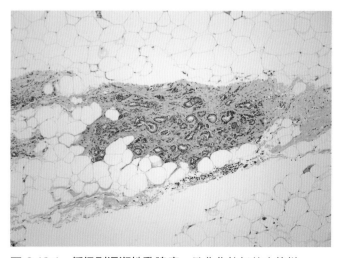

图 6.19.1　**低级别浸润性乳腺癌**　呈分化较好的小管样

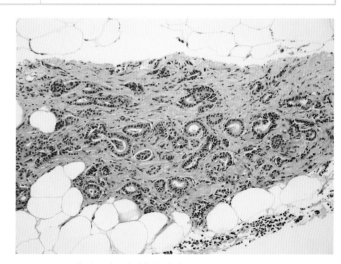

图 6.19.2　**低级别浸润性乳腺癌**　由开放的和偶尔成角的小管组成

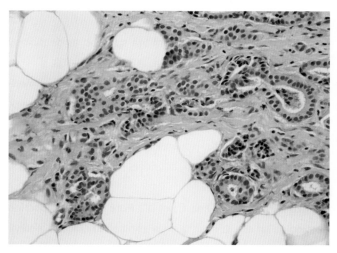

图 6.19.3　**低级别浸润性乳腺癌**　由具有低级别细胞核的小管和小巢组成

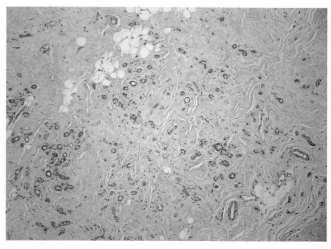

图 6.19.4　**微腺性腺病**　间质被圆形腺体弥漫性浸润

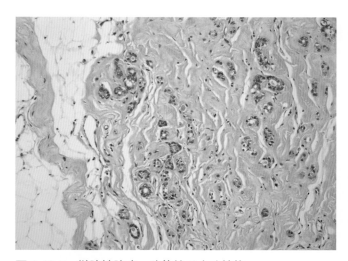

图 6.19.5　**微腺性腺病**　腺体缺乏小叶结构

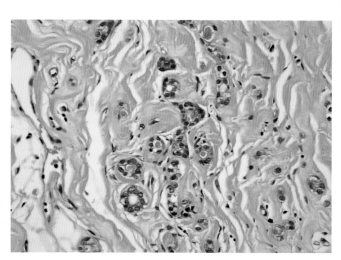

图 6.19.6　**微腺性腺病**　由具有特征性内衬单细胞的腺体和中央呈嗜酸性的物质组成

第六章　浸润性癌：特殊型及重要的注意事项

参考文献

Anderson TJ, Alexander FE, Forrest PM. The natural history of breast carcinoma: what have we learned from screening? Cancer. 2000;88:1758–1759.

Anderson TJ, Waller M, Ellis IO, et al. Influence of annual mammography from age 40 on breast cancer pathology. Hum Pathol. 2004;35:1252–1259.

Cabral AH, Recine M, Paramo JC, et al. Tubular carcinoma of the breast: an institutional experience and review of the literature. Breast J. 2003;9:298–301.

Dehner LP, Hill DA, Deschryver K. Pathology of the breast in children, adolescents, and young adults. Semin Diagn Pathol. 1999;16:235–247.

Diab SG, Clark GM, Osborne CK, et al. Tumor characteristics and clinical outcome of tubular and mucinous breast carcinomas.J. Clin Oncol. 1999;17:1442–1448.

Dixon JM, Anderson TJ, Page DL, et al. Infiltrating lobular carcinoma of the breast. Histopathology. 1982;6:149–161.

Dixon JM, Page DL, Anderson TJ, et al. Long-term survivors after breast cancer. Br J Surg. 1985;72:445–448.

Ellis IO, Galea M, Broughton N, et al. Pathological prognostic factors in breast cancer. II. Histological type. Relationship with survival in a large study with long-term follow-up. Histopathology. 1992;20:479–489.

Ellis IO, Schnitt SJ, Sastre-Garau X. Invasive breast carcinoma. In: Tavassoli FA, Devilee P, eds. Tumours of the Breast and Female Genital Organs. Lyon: IARC Press; 2003:13–59.

Farmer P, Bonnefoi H, Becette V, et al. Identification of molecular apocrine breast tumours by microarray analysis. Oncogene. 2005;24:4660–4671.

Farrow JH, Ashikari H. Breast lesions in young girls. Surg Clin North Am. 1969;49:261–269.

Geyer FC, Lacroix-Triki M, Colombo PE, et al. Molecular evidence in support of the neoplastic and precursor nature of microglandular adenosis. Histopathology. 2012;60:E115–E130.

Gobbi H, Simpson JF, Borowsky A, et al. Metaplastic breast tumors with a dominant fibromatosis-like phenotype have a high risk of local recurrence. Cancer. 1999;85:2170–2182.

Gobbi H, Simpson JF, Jensen RA, et al. Metaplastic spindle cell breast tumors arising within papillomas, complex sclerosing lesions, and nipple adenomas. Mod Pathol. 2003;16:893–901.

Horowitz DP, Sharma CS, Connolly E, et al. Secretory carcinoma of the breast: results from the survival, epidemiology and end results database. Breast. 2012;21:350–353.

Jacquemier J, Padovani L, Rabayrol L, et al. Typical medullary breast carcinomas have a basal/myoepithelial phenotype. J Pathol. 2005;207:260–268.

James BA, Cranor ML, Rosen PP. Carcinoma of the breast arising in microglandular adenosis. Am J Clin Pathol. 1993;100:507–513.

Japaze H, Emina J, Diaz C, et al. 'Pure' invasive apocrine carcinoma of the breast: a new clinicopathological entity? Breast. 2005;14:3–10.

Kasami M, Olson SJ, Simpson JF, et al. Maintenance of polarity and a dual cell population in adenoid cystic carcinoma of the breast: an immunohistochemical study. Histopathology. 1998;32:232–238.

Khalifeh IM, Albarracin C, Diaz LK, et al. Clinical, histopathologic, and immunohistochemical features of microglandular adenosis and transition into in situ and invasive carcinoma. Am J Surg Pathol. 2008;32:544–552.

Kitchen PR, Smith TH, Henderson MA, et al. Tubular carcinoma of the breast: prognosis and response to adjuvant systemic therapy. ANZ J Surg. 2001;71:27–31.

Krausz T, Jenkins D, Grontoft O, et al. Secretory carcinoma of the breast in adults: emphasis on late recurrence and metastasis. Histopathology. 1989;14:25–36.

Lae M, Freneaux P, Sastre-Garau X, et al. Secretory breast carcinomas with ETV6-NTRK3 fusion gene belong to the basal-like carcinoma spectrum. Mod Pathol. 2009;22:291–298.

Lee AK, Loda M, Mackarem G, et al. Lymph node negative invasive breast carcinoma 1 centimeter or less in size (T1a,b-NOMO): clinicopathologic features and outcome. Cancer. 1997;79:761–771.

Lehmann BD, Bauer JA, Chen X, et al. Identification of human triple-negative breast cancer subtypes and preclinical models for selection of targeted therapies. J Clin Invest. 2011;121:2750–2767.

Louwman MW, Vriezen M, van Beek MW, et al. Uncommon breast tumors in perspective: incidence, treatment and survival in the Netherlands. Int J Cancer. 2007;121:127–135.

Masse SR, Rioux A, Beauchesne C. Juvenile carcinoma of the breast. Hum Pathol. 1981;12:1044–1046.

Mastropasqua MG, Maiorano E, Pruneri G, et al. Immunoreactivity for c-kit and p63 as an adjunct in the diagnosis of adenoid cystic carcinoma of the breast. Mod Pathol. 2005;18:1277–1282.

Nassar H, Wallis T, Andea A, et al. Clinicopathologic analysis of invasive micropapillary differentiation in breast carcinoma. Mod Pathol. 2001;14:836–841.

Oberman HA, Stephens PJ. Carcinoma of the breast in childhood. Cancer. 1972;30:470–474.

Page DL, Anderson TJ. Diagnostic Histopathology of the Breast. Edinburgh: Churchill Livingstone; 1987.

Page DL, Dixon JM, Anderson TJ, et al. Invasive cribriform carcinoma of the breast. Histopathology. 1983;7:525–536.

Page DL. Special types of invasive breast cancer, with clinical implications. Am J Surg Pathol. 2003;27:832–835.

Pastolero G, Hanna W, Zbieranowski I, et al. Proliferative activity and p53 expression in adenoid cystic carcinoma of the breast. Mod Pathol. 1996;9:215–219.

Paterakos M, Watkin WG, Edgerton SM, et al. Invasive micropapillary carcinoma of the breast: a prognostic study. Hum Pathol. 1999;30:1459–1463.

Pestalozzi BC, Zahrieh D, Mallon E, et al. Distinct clinical and prognostic features of infiltrating lobular carcinoma of the breast: combined results of 15 International Breast Cancer Study Group clinical trials. J Clin Oncol. 2008;26:3006–3014.

Prioleau PG, Santa Cruz DJ, Buettner JB, et al. Sweat gland differentiation in mammary adenoid cystic carcinoma. Cancer. 1979;43:1752–1760.

Simpson9781496300652-Rakha E, Pinder SE, Shin SJ, et al. Tubular carcinoma and
cribriform carcinoma. In: Lakhani SR, Ellis, IO, Schnitt, SJ, et al., eds. WHO Classification of Breast Tumors. Lyon: IARC Press; 2012:43–45.

Rakha EA, El-Sayed ME, Menon S, et al. Histologic grading is an independent prognostic factor in invasive lobular carcinoma of the breast. Breast Cancer Res Treat. 2008;111:121–127.

Rakha EA, El-Sayed ME, Powe DG, et al. Invasive lobular carcinoma of the breast: response to hormonal therapy and outcomes. Eur J Cancer. 2008;44:73–83.

Rakha EA, Lee AH, Evans AJ, et al. Tubular carcinoma of the breast: further evidence to support its excellent prognosis. J Clin Oncol. 2010;28:99–104.

Resetkova E, Flanders DJ, Rosen PP. Ten-year follow-up of mammary carcinoma arising in microglandular adenosis treated with breast conservation. Arch Pathol Lab Med. 2003;127:77–80.

Ro JY, Silva EG, Gallager HS. Adenoid cystic carcinoma of the breast. Hum Pathol. 1987;18:1276–1281.

Sanders ME. Carcinomas with good prognosis. In: Palazzo J, ed. Difficult Diagnoses in Breast Pathology. New York: Demos; 2011:146.

Shin SJ, DeLellis RA, Ying L, et al. Small cell carcinoma of the breast: a clinicopathologic and immunohistochemical study of nine patients. Am J Surg Pathol. 2000;24:1231–1238.

Shin SJ, Rosen PP. Solid variant of mammary adenoid cystic carcinoma with basaloid features: a study of nine cases. Am J Surg Pathol. 2002;26:413–420.

Silverberg SG, Kay S, Chitale AR, et al. Colloid carcinoma of the breast. Am J Clin Pathol. 1971;55:355–363.

Simpson JF, Page DL. Prognostic value of histopathology in the breast. Semin Oncol. 1992;19:254–262.

Tanimura A, Konaka K. Carcinoma of the breast in a 5 years old girl. Acta Pathol Jpn. 1980;30:157–160.

Tavassoli F, Devilee P, eds. Tumors of the Breast and Female Genital Organs. 1st ed. Lyon: IRC Press; 2003.

Tavassoli FA, Norris HJ. Secretory carcinoma of the breast. Cancer. 1980;45:2404–2413.

Tognon C, Knezevich SR, Huntsman D, et al. Expression of the ETV6-NTRK3 gene fusion as a primary event in human secretory breast carcinoma. Cancer Cell. 2002;2:367–376.

Toikkanen S, Kujari H. Pure and mixed mucinous carcinomas of the breast: a clinicopathologic analysis of 61 cases with long-term follow-up. Hum Pathol. 1989;20:758–764.

Trendell-Smith NJ, Peston D, Shousha S. Adenoid cystic carcinoma of the breast: a tumour commonly devoid of oestrogen receptors and related proteins. Histopathology. 1999;35:241–248.

Venable JG, Schwartz AM, Silverberg SG. Infiltrating cribriform carcinoma of the breast: a distinctive clinicopathologic entity. Hum Pathol. 1990;21:333–338.

Vo TN, Meric-Bernstam F, Yi M, et al. Outcomes of breast-conservation therapy for invasive lobular carcinoma are equivalent to those for invasive ductal carcinoma. Am J Surg. 2006;192:552–555.

Walsh MM, Bleiweiss IJ. Invasive micropapillary carcinoma of the breast: eighty cases of an underrecognized entity. Hum Pathol. 2001;32:583–589.

Weigelt B, Baehner FL, Reis-Filho JS. The contribution of gene expression profiling to breast cancer classification, prognostication and prediction: a retrospective of the last decade. J Pathol. 2010;220:263–280.

Weigelt B, Horlings HM, Kreike B, et al. Refinement of breast cancer classification by molecular characterization of histological special types. J Pathol. 2008;216:141–150.

Wen YH, Weigelt B, Reis-Filho JS. Microglandular adenosis: a non-obligate precursor of triple-negative breast cancer? Histol Histopathol. 2013;28:1099–1108.

（李丽红、王炳智、袁培译，郭嫦媛、应建明审校）

第七章
纤维上皮性病变

	纤维腺瘤	错构瘤
年龄	任何年龄，最常见于 30 岁以下，尤其是青春期前后的女性	任何年龄，最常见于 30 ~ 50 岁的女性
部位	乳腺或沿乳腺嵴的任何部位	乳腺的任何部位
临床表现	生长缓慢、常为单发、质硬、活动性肿块，直径一般小于 3 cm，也可以更大	可触及的软性肿块或无症状但有影像学表现
影像学	钼靶检查表现为边界清晰的卵圆形或分叶状肿块；超声检查表现为低回声肿块，宽大于高，边界清晰	钼靶检查表现为边界清楚的圆形或卵圆形肿块，包含脂肪及软组织成分，有薄的、不透射线的假包膜；超声检查表现为边界清楚的圆形或卵圆形肿块，病灶内可能有不均匀回声
组织学	1. 边界清晰的卵圆形肿块，与周围乳腺组织间有光滑的边界，无包膜（*图 7.1.1*） 2. 病变内间质和腺体增生的比例相当，分布均匀一致（*图 7.1.2*） 3. 包括两种生长方式，管内型（腺体被增生的间质挤压成条索状）（*图 7.1.3*）和管周型（上皮成分形成开放的管腔，间质围绕其周围），在大部分病变中，这两种生长方式常混合存在，不具有临床意义 4. 间质成分由胶原及间质细胞混合组成，间质细胞温和、无异型性，细胞核呈卵圆形，其密度和分布均匀一致（*图 7.1.3*） 5. 罕见核分裂象（小于 3/10 HPF） 6. 间质可表现出一系列改变，包括出现多核巨细胞、黏液样变、假性血管瘤样间质增生（PASH）、玻璃样变伴（或不伴）钙化，以及罕见的骨化生 7. 上皮成分可有普通型增生，在青少年时期核分裂象活跃，类似男性乳腺发育	1. 分叶状肿块中的正常乳腺导管、乳腺小叶、小叶间纤维组织在脂肪组织中以不同比例混合（*图 7.1.4*） 2. 乳腺导管和小叶单位有正常的结构（*图 7.1.4，7.1.5*） 3. 有薄而纤细的包膜，与周围乳腺组织分隔开（*图 7.1.4*） 4. 上皮成分可出现纤维囊性改变 5. 间质可出现假性血管瘤样间质增生（PASH）或平滑肌（肌样错构瘤） 6. 核芯针穿刺活检，由于缺少完整的结构而不易诊断
特殊检查	无特殊检查用于与错构瘤相鉴别	参考影像学检查结果，通常诊断很明确
遗传学	16、18 及 21 号染色体数目异常；*MED12* 和 *RARA* 突变	可能与 Cowden's 综合征有关；12q12–15 和 6p21 畸变也有报道
治疗	无须治疗；体积大或影响乳腺外形时，为美观目的可考虑切除	无须治疗，因为病变通常边界清晰或有包膜，所以容易被摘除
临床意义	可发生多发纤维腺瘤	无，局部复发罕见，即使复发也无临床意义

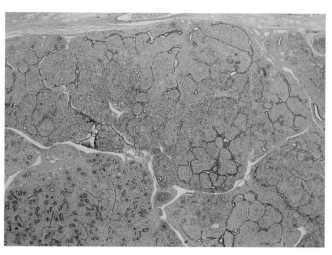

图 7.1.1 **纤维腺瘤** 可见清楚的边界，管内型（上中）和管周型（左下）同时存在

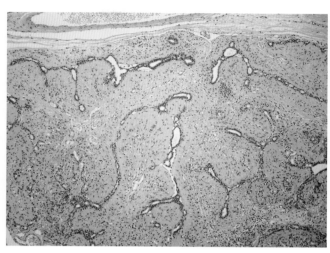

图 7.1.2 **纤维腺瘤** 与周围正常乳腺组织的边界清楚，上皮成分在间质中均匀分布

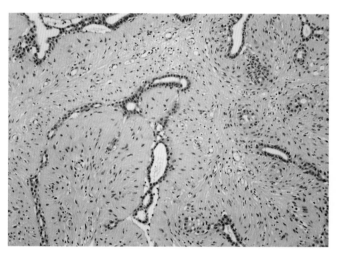

图 7.1.3 **纤维腺瘤** 上皮成分被间质挤压，间质由胶原和稀疏、温和的梭形细胞组成，间质细胞分布均匀，缺乏异型性，细胞核不重叠

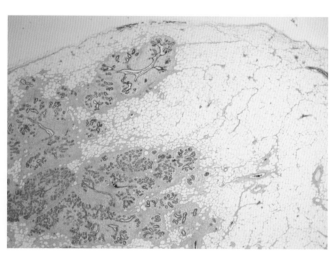

图 7.1.4 **错构瘤** 边界清楚的分叶状肿瘤，由结构正常的小叶单位、终末导管和成熟的脂肪组织混合组成。注意纤细的纤维包膜（上）

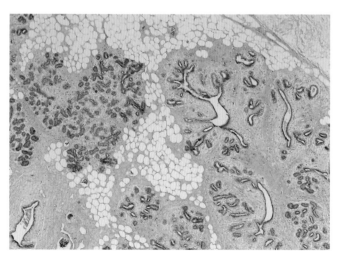

图 7.1.5 **错构瘤** 成熟的脂肪组织被包膜（右上）分隔开来是错构瘤的主要特征

	纤维腺瘤	富于细胞性纤维腺瘤
年龄	任何年龄，最常见于 30 岁以下，尤其是青春期前后的女性	30 岁以下的女性
部位	乳腺或沿乳腺嵴的任何部位	乳腺或沿乳腺嵴的任何部位
临床表现	生长缓慢、单发的活动性肿块，通常直径小于 3 cm，但可更大；偶尔为多灶和（或）双侧性	单发、质硬、可触及的活动性肿块，通常直径小于 3 cm，但可更大，偶尔为多灶和（或）双侧性；可有快速生长史，除此以外无其他临床表现可与普通型纤维腺瘤相鉴别
影像学	钼靶检查表现为边界清晰的卵圆形或分叶状肿块；超声检查表现为低回声肿块，宽大于高，有清晰的边界	钼靶检查表现为边界清晰的卵圆形或分叶状肿块；超声检查表现为低回声肿块，宽大于高，有清晰的边界；影像学检查无法鉴别纤维腺瘤与富于细胞性纤维腺瘤
组织学	1. 边界清晰的卵圆形肿块，与周围乳腺组织间有光滑的边界，无包膜 *（图 7.2.1）* 2. 上皮和间质成分均增生，在整个病变中，间质和腺体的比例相当，分布相对均匀一致 3. 包括两种生长方式，管内型（腺体被增生的间质挤压成条索状）和管周型（上皮成分形成开放的管腔，间质围绕其周围），在大部分病变中这两种生长方式常混合存在，不具有临床意义，管内型可似良性叶状肿瘤 *（图 7.2.2）* 4. 间质成分由胶原及间质细胞混合组成，间质细胞温和、无异型性，细胞核呈卵圆形，其密度和分布均匀一致 *（图 7.2.3）* 5. 核分裂象少（小于 3/10 HPF）	1. 边界清晰的卵圆形肿块，与周围乳腺组织间有光滑的边界，无包膜 *（图 7.2.4）* 2. 上皮和间质成分均增生，在整个病变中，间质和腺体通常比例相当，分布均匀一致，管内型和管周型均常见 *（图 7.2.4）* 3. 间质细胞密度增大，但核分裂象有限（小于 3/10 HPF）*（图 7.2.5，7.2.6）* 4. 间质细胞缺少异型性 *（图 7.2.6）*
特殊检查	无特殊检查用于与富于细胞性纤维腺瘤相鉴别	无特殊检查用于与普通纤维腺瘤相鉴别
遗传学	16、18 及 21 号染色体数目异常；*MED12* 和 *RARA* 突变	16、18 及 21 号染色体数目异常；*MED12* 和 *RARA* 突变
治疗	无须治疗，体积大或影响乳腺外形者，为追求美观可考虑切除	无须治疗，体积大或影响乳腺外形者，为追求美观可考虑切除
临床意义	可发生多发纤维腺瘤	巨大或青少年纤维腺瘤是临床术语，用于形容病变生长快速。与这些临床术语对应的组织学特征是显著增生，类似男性乳腺发育的富于细胞性纤维腺瘤。上皮和间质核分裂象活跃（局灶高达 5/10 HPF）是激素刺激的结果，并不是侵袭性临床生物学行为的表现

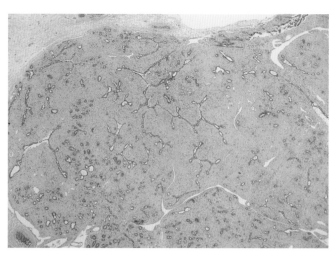

图 7.2.1　**纤维腺瘤**　无包膜，间质和上皮均增生，与周围乳腺组织间有光滑的边界

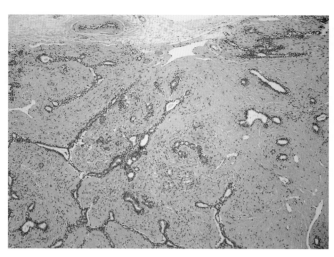

图 7.2.2　**纤维腺瘤**　上皮成分在稀疏的间质中均匀分布。尽管管内型（左）偶尔会模仿良性叶状肿瘤的形态，但在纤维腺瘤中不同的上皮分布类型并无临床意义

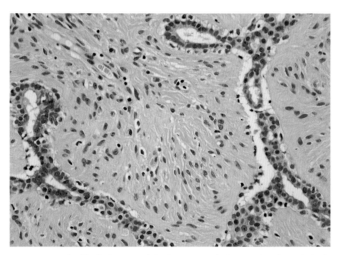

图 7.2.3　**纤维腺瘤**　间质成分以胶原为主，无间质细胞密度的增大，细胞核温和，无核重叠

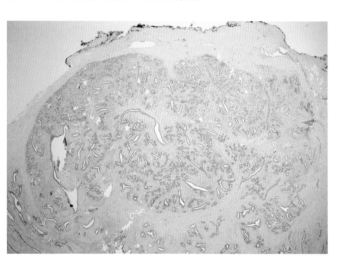

图 7.2.4　**富于细胞性纤维腺瘤**　与相邻的乳腺组织间有光滑的边界，图中仅有数灶呈管内型生长方式，缺乏挤压变形

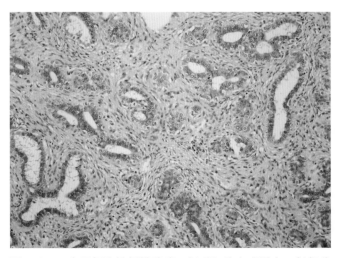

图 7.2.5　**富于细胞性纤维腺瘤**　间质细胞密度增大，但仍分布均匀，缺乏间质膨胀生长

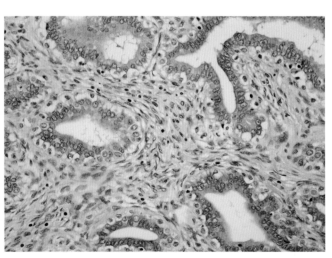

图 7.2.6　**富于细胞性纤维腺瘤**　由缺乏异型性及核分裂象的显著增生的间质细胞组成，肌上皮细胞明显

	富于细胞性纤维腺瘤	良性叶状肿瘤
年龄	30 岁以下的女性	40 ~ 60 岁的女性，偶尔见于年轻女性
临床表现	单发、质硬、可触及的活动性肿块，通常直径小于 3 cm，但可更大，偶尔为多灶和（或）双侧性，临床表现无法与良性叶状肿瘤相鉴别	单发、质硬、可触及的活动性肿块，通常直径大于 5 cm，多灶和（或）双侧性罕见；临床表现无法和富于细胞性纤维腺瘤相鉴别
影像学	钼靶检查表现为边界清晰的卵圆形或多分叶状肿块；超声检查表现为低回声肿块，宽大于高，边界清晰；影像学检查无法鉴别富于细胞性纤维腺瘤和良性叶状肿瘤	钼靶检查表现为圆形、卵圆形或分叶状、边界清晰的肿块，可有透光的晕；超声检查表现为内部含裂隙状囊性区的不均匀实性肿物，伴后方回声增强
组织学	1. 边界清晰的卵圆形肿块，与周围乳腺组织有光滑的界限，无包膜 *(图 7.3.1)* 2. 上皮和间质成分均增生，在整个病变中，间质和腺体的比例相当，分布均匀一致，管内型和管周型均常见 *(图 7.3.2)* 3. 间质细胞密度增大，但核分裂象有限（小于 3/10 HPF）*(图 7.3.3 ~ 7.3.5)* 4. 间质细胞缺乏异型性 *(图 7.3.5)*	1. 边界清晰，上皮和膨胀的间质呈分叶状增生，形成典型的"叶状"结构 *(图 7.3.6，7.3.7)* 2. 间质膨胀，形成明显的内衬上皮的裂隙，被覆上皮的"叶状"结构则突入其中，整个病变中上皮成分的分布相当规则 *(图 7.3.7，7.3.8)* 3. 间质成分以温和、轻度异型性的梭形细胞为特征，核分裂象轻度增加（通常小于 5/10 HPF），上皮裂隙周围可有密集的间质成分，间质膨胀可以是均匀或不均匀的，无间质过度增生 *(图 7.3.9，7.3.10)* 4. 常见鳞状上皮化生（在纤维腺瘤中罕见） 5. 核芯针穿刺提供的组织量有限，完全区分良性叶状肿瘤和富于细胞性纤维腺瘤比较困难
特殊检查	无特殊检查用于与良性叶状肿瘤相鉴别	无特殊检查用于与多发性纤维腺瘤相鉴别
遗传学	16、18 及 21 号染色体数目异常；*MED12* 和 *RARA* 突变	细胞遗传学改变有异质性，*MED12*、*RARA*、*FLNA*、*SETD2* 和 *KMT2D* 突变都有报道
治疗	无须治疗；体积大或影响乳腺外形时，为追求美观可考虑切除	手术切除；良性叶状肿瘤的边界由于挤压、剥离，可呈切缘阳性。为保持美观，临床随访优于再次切除
临床意义	可发生多发性纤维腺瘤	复发率略高于富于细胞性纤维腺瘤，为 10% ~ 15%

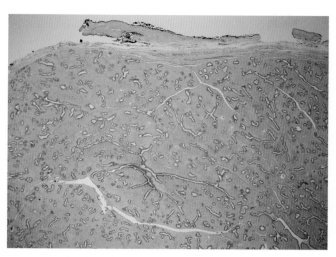

图 7.3.1　**富于细胞性纤维腺瘤**　与周围乳腺组织之间有光滑的边界，上皮在整个病变中均匀分布

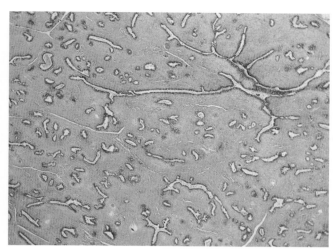

图 7.3.2　**富于细胞性纤维腺瘤**　局灶呈管内型生长，有拉长的上皮结构，但是缺少诊断良性叶状肿瘤所需的扭曲变形和膨胀

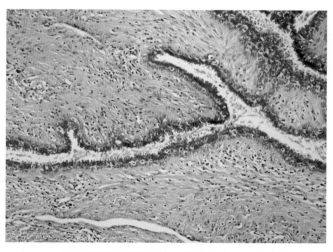

图 7.3.3　**富于细胞性纤维腺瘤**　拉长的上皮结构旁的间质细胞的密度轻度增大

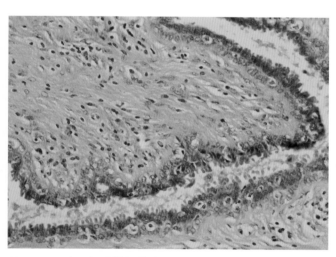

图 7.3.4　**富于细胞性纤维腺瘤**　温和的梭形细胞缺乏异型性及核分裂象

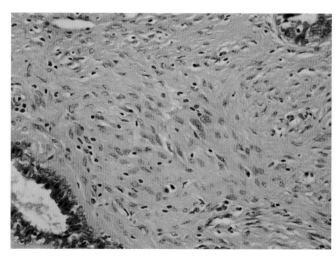

图 7.3.5　**富于细胞性纤维腺瘤**　间质中可有局灶的肌纤维母细胞分化，图中无显著的间质细胞异型性或核分裂象

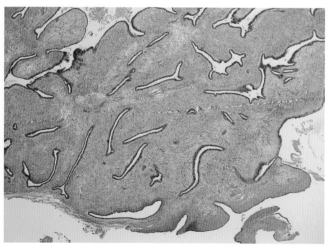

图 7.3.6　**良性叶状肿瘤**　以显著的"叶状"结构及富含细胞的间质为特征，肿瘤与周围乳腺实质的边界光滑

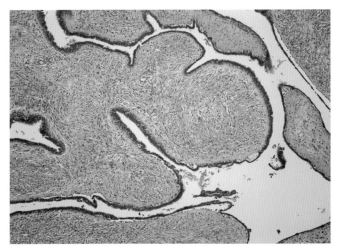

图 7.3.7　**良性叶状肿瘤**　增生的间质结节使上皮扭曲变形

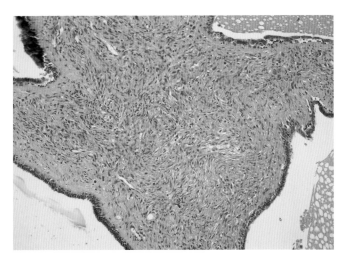

图 7.3.8　**良性叶状肿瘤**　间质细胞明显

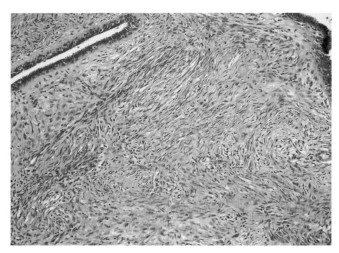

图 7.3.9　**良性叶状肿瘤**　间质细胞明显但缺乏异型性

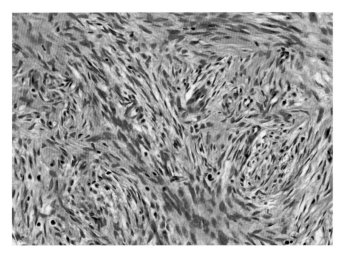

图 7.3.10　**良性叶状肿瘤**　间质细胞拥挤但缺乏异型性或核分裂象

	良性叶状肿瘤	交界性叶状肿瘤
年龄	40 ~ 60 岁的女性，偶尔见于年轻女性	40 ~ 60 岁的女性，偶尔见于年轻女性
临床表现	单发、质硬、可触及的活动性肿块，通常直径大于 5 cm	单发、质硬、可触及的活动性肿块，通常直径大于 5 cm
影像学	钼靶检查表现为边界清晰的圆形、卵圆形或分叶状肿块，可有透光晕；超声检查表现为内部含裂隙状囊性区的不均质实性肿物，伴后方回声增强	钼靶检查表现为边界清晰的圆形、卵圆形或分叶状的肿块，可有透光晕；超声检查表现为内部含裂隙状囊性区的不均质实性肿物，伴后方回声增强，可有比良性叶状肿瘤更复杂的囊性回声
组织学	1. 边界清晰，上皮和膨胀的间质呈分叶状增生，形成典型的"叶状"结构（*图 7.4.1，7.4.2*） 2. 间质膨胀，形成明显的内衬上皮的裂隙，被覆上皮的叶状结构则突入其中，上皮裂隙周围可有密集的间质成分，间质膨胀可以是均匀或不均匀的，无间质过度增生（*图 7.4.2*） 3. 间质成分以温和、轻度异型性的梭形细胞为主，核分裂象轻度增加（通常小于 5/10 HPF）（*图 7.4.3 ~ 7.4.5*） 4. 常见鳞状上皮化生（纤维腺瘤中罕见） 5. 核芯针穿刺提供的组织量有限，完全区分良性和交界性叶状肿瘤比较困难	1. 纤维上皮性病变，丰富的梭形细胞膨胀性生长，有轻到中度的核异型性，挤压伴随的双层上皮形成叶状结构（*图 7.4.6*） 2. 与邻近乳腺或脂肪组织的边界常不规则，可有局灶的浸润性生长（*图 7.4.6*） 3. 不均匀膨胀的间质常导致上皮分布不均匀（*图 7.4.6*） 4. 上皮裂隙周围可有密集的间质（*图 7.4.7*） 5. 核分裂常见（5 ~ 10/10 HPF）（*图 7.4.8，7.4.9*） 6. 间质明显膨胀，但不满足间质过度增生的诊断标准（4 倍镜视野下全部由间质构成） 7. 可有小灶形态，提示低级别纤维肉瘤的区域
特殊检查	特殊检查对区分叶状肿瘤的亚型并无帮助	特殊检查对区分叶状肿瘤的亚型并无帮助
遗传学	细胞遗传学改变有异质性，*MED12*、*RARA*、*FLNA*、*SETD2* 和 *KMT2D* 突变均有报道	9p21（包括 *CDKN2A*）及 9p 的中间缺失，*MED12*、*RARA*、*FLNA*、*SETD2* 和 *KMT2D* 突变均有报道
治疗	手术切除；良性叶状肿瘤的边界由于挤压剥离可呈切缘阳性，为保持美观，临床随访优于再次切除	手术切除并保证切缘阴性
临床意义	复发率为 10% ~ 15%	复发率比良性叶状肿瘤高，大约为 20%

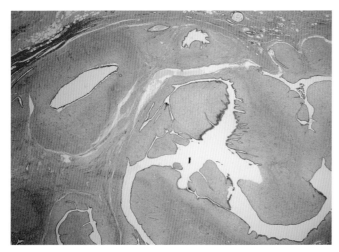

图 7.4.1　**良性叶状肿瘤**　本例良性叶状肿瘤边界清楚，间质膨胀形成明显的叶状上皮结构，邻近上皮的间质密集是常见现象

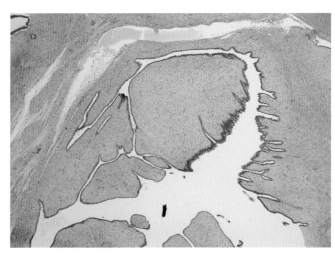

图 7.4.2　**良性叶状肿瘤**　膨胀的间质挤压、扭曲周围的上皮，形成明显的内衬上皮的裂隙及叶片状的突出

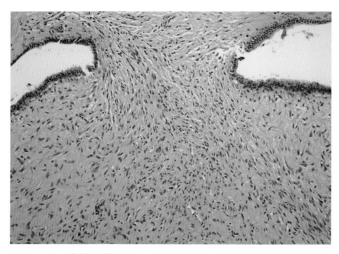

图 7.4.3　**良性叶状肿瘤**　以间质细胞中等密度和轻度核异型性为特征

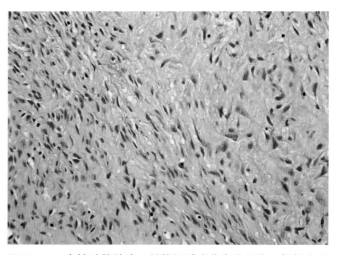

图 7.4.4　**良性叶状肿瘤**　尽管间质成分富含细胞，但仍含有丰富的胶原纤维。间质细胞呈梭形，有轻度核异型性。有时可见核分裂象，但缺乏其他特征时，并不能仅凭这一标准而诊断为交界性叶状肿瘤（见交界性叶状肿瘤）

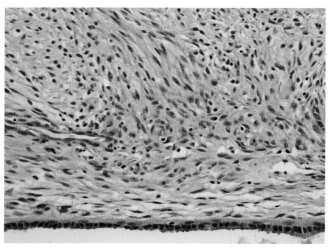

图 7.4.5　**良性叶状肿瘤**　邻近上皮的间质增生程度更明显，形成"生发层"

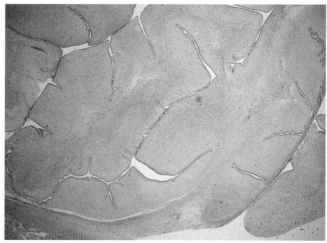

图 7.4.6　**交界性叶状肿瘤**　显示间质膨胀，扭曲变形的叶状上皮及不规则的边界

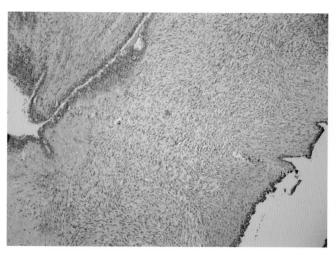

图 7.4.7 **交界性叶状肿瘤** 在本例中，邻近上皮的间质细胞密集

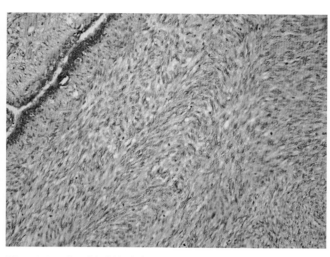

图 7.4.8 **交界性叶状肿瘤** 在本例中，间质成分膨胀且富含细胞，但并不满足间质过度增生的定义（4倍镜视野下缺乏上皮成分）

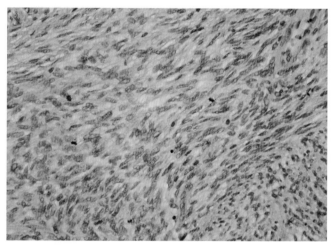

图 7.4.9 **交界性叶状肿瘤** 在本例中，可见明显的核分裂象及间质细胞中度异型性

	交界性叶状肿瘤	恶性叶状肿瘤
年龄	常见于 40 ~ 60 岁的女性	常见于 40 ~ 60 岁或更年长的女性
临床表现	单发、质硬、可触及的活动性肿块，直径通常大于 5 cm	单发、质硬、可触及的活动性肿块，直径通常大于 5 cm
影像学	钼靶检查表现为边界清晰的圆形、卵圆形或分叶状肿块，可有透光晕；超声检查表现为内部含裂隙状囊性区的不均质实性肿物，伴后方回声增强；可能有比良性叶状肿瘤更复杂的囊性回声	钼靶检查表现为边界清晰的圆形、卵圆形或分叶状肿块，可有透光晕；超声检查表现为内部含裂隙状囊性区的不均质实性肿物，伴后方回声增强；通常有比交界性叶状肿瘤更复杂的囊性回声
组织学	1. 丰富的梭形细胞膨胀性生长，有轻到中度的核异型性，挤压伴随的双层上皮，形成"叶状"结构，上皮裂隙周围的间质可密集 *(图 7.5.1，7.5.2)* 2. 与邻近乳腺或脂肪组织的界限常不规则，包括局灶的浸润性生长 *(图 7.5.3)* 3. 不均匀膨胀的间质导致上皮分布不均匀 *(图 7.5.1)* 4. 核分裂常见（5 ~ 10/10 HPF） *(图 7.5.4)* 5. 间质膨胀明显，但不满足间质过度增生的诊断标准（4 倍镜视野下全部由间质构成）*(图 7.5.1)* 6. 可有小灶形态提示低级别纤维肉瘤的区域	1. 细胞密度和异型性从中等到显著，核分裂常见（通常大于 10/10 HPF）。典型的叶状结构可能不明显 *(图 7.5.5 ~ 7.5.8)* 2. 间质细胞的密度和分布常呈异质性，满足恶性叶状肿瘤的定义，肉瘤样间质过度增生（4 倍镜视野下全由间质构成），过度增生可以是局灶性的，说明取材充分的重要性 *(图 7.5.6)* 3. 肉瘤样成分可以分为低级别、中级别和高级别 *(图 7.5.7，7.5.8)* 4. 可有异源性肉瘤分化 5. 与周围实质的不规则或浸润性边界常见 *(图 7.5.6)* 6. 上述特征都很常见，但并不总是同时出现
特殊检查	没有用于与恶性叶状肿瘤相鉴别的特殊检查	没有用于与交界性叶状肿瘤相鉴别的特殊检查
遗传学	染色体 9p21（包括 *CDKN2A*）及 9p 中间缺失。*MED12*、*RARA*、*FLNA*、*SETD2* 和 *KMT2D* 突变均有报道	细胞遗传学变化较多，且随着肿瘤级别的增高而增多，有报道提出染色体 1q 扩增及 13 号染色体缺失与恶性进展相关。染色体 9p21（包括 *CDKN2A*）及 9p 中间缺失，*MED12*、*RARA*、*FLNA*、*SETD2* 和 *KMT2D* 突变均有报道
治疗	手术切除并保证切缘阴性	手术切除并保证切缘阴性
临床意义	复发率大约为 20%	低级别恶性叶状肿瘤仅局部复发；中级别及高级别恶性叶状肿瘤可有转移，但不常见

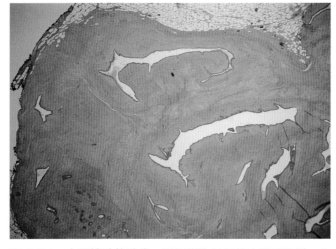

图 7.5.1　**交界性叶状肿瘤**　周围脂肪组织的边界不规则，上皮裂隙被富含细胞的间质所扭曲

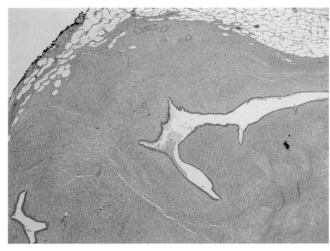

图 7.5.2　**交界性叶状肿瘤**　尽管间质成分明显富含细胞，但不存在 4 倍镜下完全缺乏上皮的区域，所以诊断为交界性叶状肿瘤

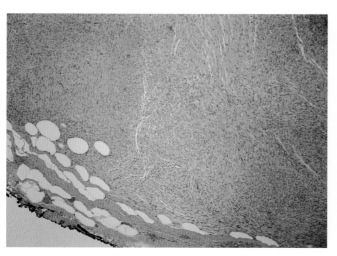

图 7.5.3　**交界性叶状肿瘤**　瘤浸润入周围脂肪中

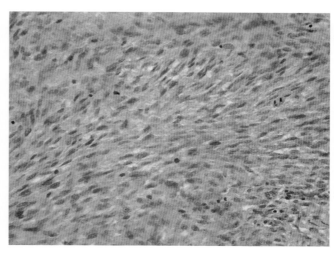

图 7.5.4　**交界性叶状肿瘤**　显示核分裂象及间质细胞的中度异型性

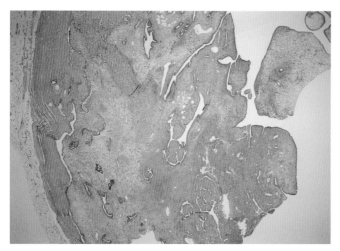

图 7.5.5　**恶性叶状肿瘤**　在低倍镜下很容易发现显著的间质异质性膨胀及富含细胞，大部分病变区域仍保持叶状生长模式

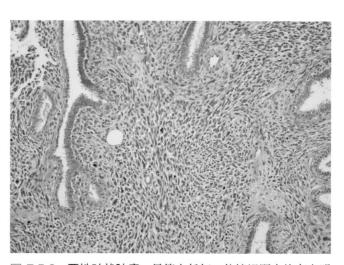

图 7.5.6　**恶性叶状肿瘤**　尽管在任何 4 倍镜视野中均存在明显的腺体成分，但间质细胞的密度增大，异型性显著，核分裂象多见，应该诊断为恶性叶状肿瘤

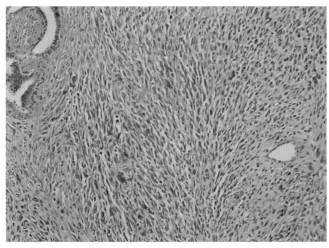

图 7.5.7　**恶性叶状肿瘤**　间质细胞密集，由细胞核呈深染的梭形细胞构成，呈鱼骨形排列

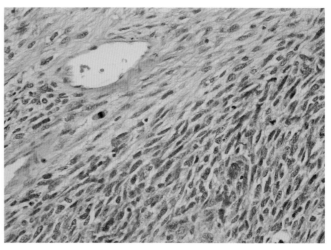

图 7.5.8　**恶性叶状肿瘤**　可见显著的核异型性及大量核分裂象，包括病理性核分裂象

	恶性叶状肿瘤	原发性肉瘤
年龄	常见于 40～60 岁或更年长的女性，在年轻女性中罕见	常见于 40～60 岁或更年长的女性
临床表现	单发、质硬、可触及的活动性肿块，直径通常大于 5 cm	单发、质硬、可触及的固定肿块，直径通常大于 5 cm
影像学	钼靶检查表现为边界清楚或不清楚的分叶状肿块，可有透光晕；超声检查表现为不均质实性肿物伴后方回声增强，内部含裂隙状囊性区；一般有复杂的囊性回声	不规则或毛刺状肿块，高大于宽，边界模糊；缺少裂隙状囊腔
组织学	1. 间质细胞的密度和分布常呈异质性，存在满足恶性叶状肿瘤诊断标准的肉瘤样间质过度增生区域（4 倍镜视野下全部由间质构成），过度增生可以是局灶性的，提示充分取材的重要性（*图 7.6.1*，*图 7.6.2*） 2. 有间质细胞密度明显增高、核异型性显著、核分裂常见（核分裂象大于 10/10 HPF）的高级别肉瘤灶，提示可能为病灶（*图 7.6.3～7.6.4*） 3. 尽管可能不存在典型的叶状结构，但至少有局灶性的可识别的上皮成分，这点可以与原发性肉瘤相鉴别（*图 7.6.1*） 4. 当上皮成分仅为小灶时，异源性肉瘤分化会使叶状肿瘤与原发肉瘤的鉴别更加困难 5. 界限不规则、浸润性生长很常见（*图 7.6.1*） 6. 上述特征都很常见，但并不总是同时出现	1. 恶性梭形细胞膨胀性生长（*图 7.6.5*） 2. 没有上皮成分存在（*图 7.6.5*，*7.6.6*） 3. 具有显著多形性，核分裂象常见（*图 7.6.7*，*7.6.8*）
特殊检查	没有用于与原发性肉瘤相鉴别的特殊检查；CK 染色能突显上皮成分的生长方式，辅助鉴别肿瘤周围被浸润的上皮成分	上皮、血管及黑色素分化的标志物呈阴性
遗传学	具有广泛的细胞遗传学异常，且随着肿瘤级别的增高，细胞遗传学异常的数量增多，包括染色体 1q 扩增及 13 号染色体缺失，据报道与恶性进展相关。染色体 9p21（包括 *CDKN2A*）及 9p 中间缺失，*MED12*、*RARA*、*FLNA*、*SETD2* 和 *KMT2D* 的突变也有报道	具有多且复杂的遗传学异常，随着肿瘤级别的增高而增多
治疗	手术切除并保证切缘阴性	手术切除并保证切缘阴性
临床意义	低级别恶性叶状肿瘤仅局部复发；中级别及高级别恶性叶状肿瘤发生转移的可能性比原发性肉瘤低	全身转移的可能性高

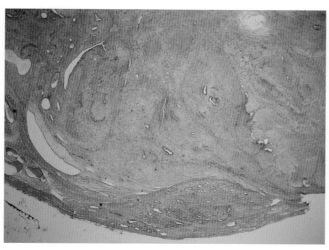

图 7.6.1 **恶性叶状肿瘤** 间质成分过度增生，残存的少量上皮成分扭曲变形

图 7.6.2 **恶性叶状肿瘤** 间质成分过度增生，4 倍镜下无上皮成分

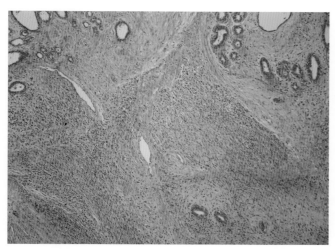

图 7.6.3 **恶性叶状肿瘤** 恶性叶状肿瘤的另一个区域，少许扭曲的腺体结构与显著丰富的间质细胞关系密切

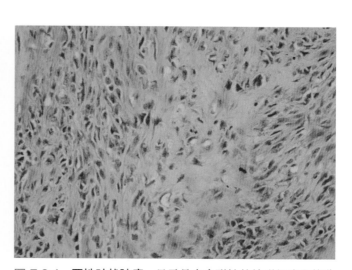

图 7.6.4 **恶性叶状肿瘤** 显示具有多形性的梭形细胞和核分裂象

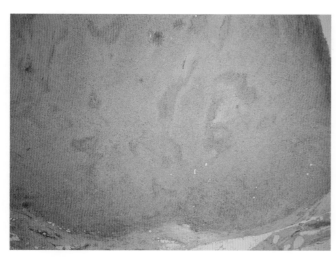

图 7.6.5 **原发性肉瘤** 膨胀性肿块由恶性梭形细胞构成，无上皮成分

图 7.6.6 **原发性肉瘤** 恶性梭形细胞缺少明显分化，本例乳腺原发性肉瘤中无上皮成分存在

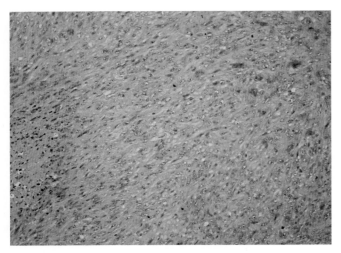

图 7.6.7　**原发性肉瘤**　通常含有地图状坏死区域（左下）

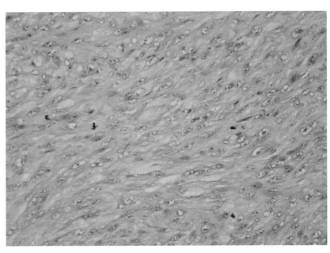

图 7.6.8　**原发性肉瘤**　以具有显著多形性和大量核分裂象的梭形细胞为特征

参考文献

Bernstein L, Deapen D, Ross RK. The descriptive epidemiology of malignant cystosarcoma phyllodes tumors of the breast. Cancer. 1993;71:3020–3024.

Carter BA, Page DL, Schuyler P, et al. No elevation in long-term breast carcinoma risk for women with fibroadenomas that contain atypical hyperplasia. Cancer. 2001;92:30–36.

Chang HL, Lerwill MF, Goldstein AM. Breast hamartomas in adolescent females. Breast J. 2009;15:515–520.

Chen WH, Cheng SP, Tzen CY, et al. Surgical treatment of phyllodes tumors of the breast: retrospective review of 172 cases. J Surg Oncol. 2005;91:185–194.

Cohn-Cedermark G, Rutqvist LE, Rosendahl I, et al. Prognostic factors in cystosarcoma phyllodes. A clinicopathologic study of 77 patients. Cancer. 1991;68:2017–2022.

Cowan ML, Argani P, Cimino-Matthews A. Benign and low grade fibroepithelial neoplasms of the breast have a low recurrence rate after positive surgical margins. Mod Pathol. 2016; 29（3）:259–265.

Daya D, Trus T, D'Souza TJ, et al. Hamartoma of the breast, an underrecognized breast lesion. A clinicopathologic and radiographic study of 25 cases. Am J Clin Pathol. 1995;103:685–689.

Dupont WD, Page DL, Parl FF, et al. Long-term risk of breast cancer in women with fibroadenoma. N Engl J Med. 1994;331:10–15.

Grady I, Gorsuch H, Wilburn-Bailey S. Long-term outcome of benign fibroadenomas treated by ultrasound-guided percutaneous excision. Breast J. 2008;14:275–278.

Hawkins RE, Schofield JB, Fisher C, et al. The clinical and histologic criteria that predict metastases from cystosarcoma phyllodes. Cancer. 1992;69:141–147.

Jacobs TW, Chen YY, Guinee DG Jr, et al. Fibroepithelial lesions with cellular stroma on breast core needle biopsy: are there predictors of outcome on surgical excision? Am J Clin Pathol. 2005;124:342–354.

Lakhani SR, Ellis IO, Schnitt SJ, et al., eds. WHO Classification of Tumors of the Breast. 4 ed. Lyon: IARC; 2012.

Linell F, Ostberg G, Soderstrom J, et al. Breast hamartomas. An important entity in mammary pathology. Virchows Arch A Pathol Anat Histol. 1979;383:253–264.

Moffat CJ, Pinder SE, Dixon AR, et al. Phyllodes tumours of the breast: a clinicopathological review of thirty-two cases. Histopathology. 1995;27:205–218.

Mollitt DL, Golladay ES, Gloster ES, et al. Cystosarcoma phylloides in the adolescent female. J Pediatr Surg. 1987;22:907–910.

Sanders M, Boulos F. The Breast. In: Gilbert-Barness E, ed. Potter's Pathology of the Fetus, Infant and Child. 2nd ed. Philadelphia: Mosby Elsevier; 2007:2093–2114.

Tan PH, Jayabaskar T, Chuah KL, et al. Phyllodes tumors of the breast: the role of pathologic parameters. Am J Clin Pathol. 2005;123:529–540.

Tan PH, Thike AA, Tan WJ, et al. Predicting clinical behaviour of breast phyllodes tumours: a nomogram based on histological criteria and surgical margins. J Clin Pathol. 2012;65:69–76.

Tan PH, Tse G, Lee A, et al. Fibroepithelial tumors. In: Lakhani SR, Ellis IO, Schnitt SJ, et al., eds. WHO Classification of Tumor of the Breast. Lyon: IARC; 2012:141–147.

Tse GM, Law BK, Ma TK, et al. Hamartoma of the breast: a clinicopathological review. J Clin Pathol. 2002;55:951–954.

（曹铮译，雷荟仔、薛丽燕审校）

第八章
良性和反应性间质病变

	假性血管瘤样间质增生（PASH）	间质纤维化
年龄	任何年龄，通常为绝经前女性，与服用避孕药有关；接受激素治疗的绝经后女性；男性乳腺发育者	青少年和绝经前女性
部位	乳腺的任何部位	乳腺的任何部位
临床表现	肿块，或为偶然发现	肿块，或为偶然发现
影像学	钼靶检查显示不伴钙化的肿块；超声检查显示边界清晰的低回声团块；MRI检查显示非肿块样强化	实质扭曲变形，或者无异常
病因学	激素失衡，对激素反应异常	病因不明
组织学	1. 肌纤维母细胞增生，通常边界清晰（图 8.1.1） 2. 肌纤维母细胞形成裂隙状、无红细胞的假血管腔结构，分布于致密的瘢痕疙瘩样间质中（图 8.1.2, 8.1.3）	1. 导管及小叶周围纤维化，可形成明确的肿块（图 8.1.4） 2. 纤维化由致密的胶原纤维束构成，细胞密度低（图 8.1.5） 3. 相关的上皮成分常萎缩（图 8.1.4） 4. 偶见真正的脉管腔隙（毛细血管和淋巴管）（图 8.1.6）
特殊检查	不需要常规特殊检查。被覆假血管腔的细胞表达vimentin和CD34，不表达Ⅷ因子和CD31	无
遗传学	无	无
治疗	PASH是良性病变，手术切除仅在出于美观目的或消除不适时适用	无须治疗
临床意义	无	无

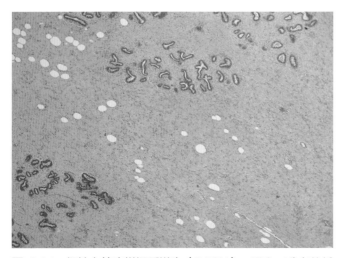

图 8.1.1 **假性血管瘤样间质增生（PASH）** 温和、致密的纤维间质替代了小叶间和特化的小叶内结缔组织

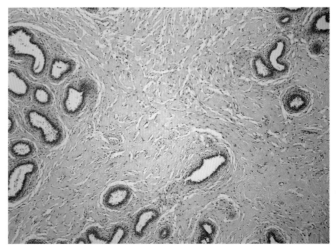

图 8.1.2 **假性血管瘤样间质增生（PASH）** 肌纤维母细胞呈瘢痕疙瘩样，在原有上皮成分间穿插而不使这些上皮成分扭曲变形

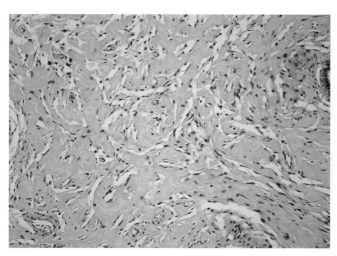

图 8.1.3 **假性血管瘤样间质增生（PASH）** PASH中增生的肌纤维母细胞形成裂隙状、无红细胞的假血管腔结构

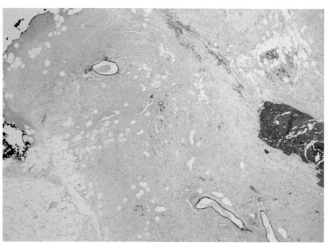

图 8.1.4 **间质纤维化** 导管周围和小叶周围纤维化，由膨胀性致密胶原纤维组成，常呈同心圆样排列在萎缩上皮周围，可形成（或不形成）明确的肿块

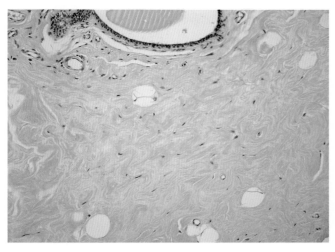

图 8.1.5 **间质纤维化** 由波浪状、嗜酸性、缺乏细胞的纤细胶原纤维束构成

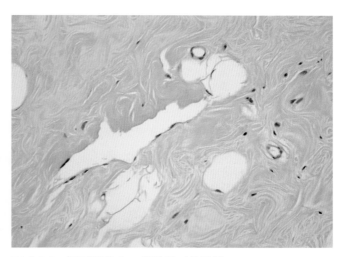

图 8.1.6 **间质纤维化** 偶见真正的脉管

	结节性筋膜炎	纤维瘤病
年龄	年龄范围广，常见于成年女性，偶尔见于男性	年龄范围广，常见于女性，偶尔见于男性
部位	乳房的皮下组织，少见于乳腺实质	常发生于胸肌筋膜并蔓延至乳腺，偶见起源于乳腺实质
临床表现	肿块，生长迅速且伴有压痛	单发、可触及的无痛肿块，可伴有皮肤回缩或酒窝征，双侧发生者罕见
影像学	钼靶检查显示肿块常为浸润性边界；超声检查显示均质的低回声实性肿块，与正常组织边界不清	毛刺状肿块
病因学	通常有创伤史，但询问出创伤史可能比较困难	病因不明，可能与创伤史、手术史或乳房假体植入相关
组织学	1. 肌纤维母细胞增生，呈致密的结节状，边界清晰，缺乏包膜（*图 8.2.1*） 2. 肥胖的纤维母细胞和肌纤维母细胞在水肿的间质中呈短束状排列（*图 8.2.2*） 3. 常见出血（*图 8.2.3*） 4. 间质水肿，偶尔为黏液样间质，间质内可见淋巴细胞、红细胞和薄壁血管；间质改变通常被描述为呈组织培养样的肌纤维母细胞增生（*图 8.2.3, 8.2.4*） 5. 可见核分裂象和破骨细胞样巨细胞	1. 肿块的边界不清（*图 8.2.5*） 2. 间质肿瘤呈局部浸润性生长，温和的纤维母细胞和肌纤维母细胞组成长的、交叉的束状结构（*图 8.2.6, 8.2.7*） 3. 细胞密度不等，通常外周细胞较密集（*图 8.2.5*） 4. 可见毛细血管周围出血；核分裂象无或很少 5. 致密的胶原似瘢痕疙瘩（*图 8.2.7*） 6. 富含细胞的间质呈不规则舌状延伸到脂肪组织（*图 8.2.5, 8.2.6, 8.2.8*）
特殊检查	表达肌源性标志物actin，罕见desmin阳性，通常不表达角蛋白、S-100蛋白和CD34	80%的病例呈actin胞质阳性及β-catenin核阳性，少数细胞可表达desmin和S-100蛋白，不表达CK、B-CL-2、CD34、ER、PR和AR
遗传学	*MYH9-USP6*基因融合	可出现于家族性腺瘤性息肉病（FAP）患者中，但多数为散发性；45%的病例发生β-catenin基因激活突变，33%的病例存在*FAP*突变或染色体5q缺失
治疗	无须治疗。在适当的临床情况下存在典型的组织学特征，随诊观察即可，肿块可自行吸收消退	如果在解剖学上可行，应进行广泛的局部切除并保证切缘阴性，最大程度地减少局部复发的风险；放疗和化疗无效，不推荐
临床意义	无，局部复发少见	局部复发率为20%~30%，通常发生在初次诊断后的3年内；无转移风险

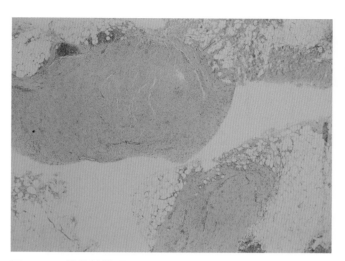

图 8.2.1　**结节性筋膜炎**　无包膜，但边界清晰

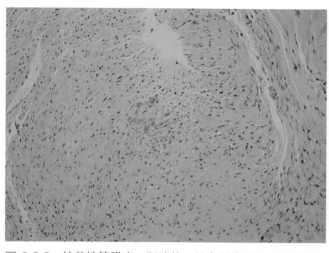

图 8.2.2　**结节性筋膜炎**　肥胖的、具有弱嗜酸性细胞质的纤维母/肌纤维母细胞呈短束状排列

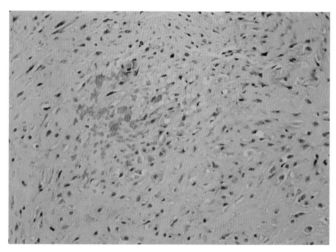

图 8.2.3　**结节性筋膜炎**　间质水肿，偶尔为黏液样，可见淋巴细胞、外渗的红细胞和薄壁血管

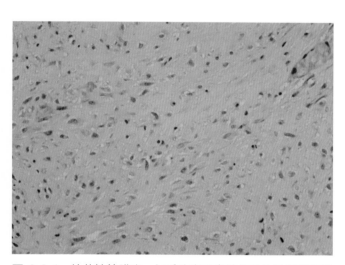

图 8.2.4　**结节性筋膜炎**　间质改变通常被描述为呈组织培养样的肌纤维母细胞增生；可见核分裂象

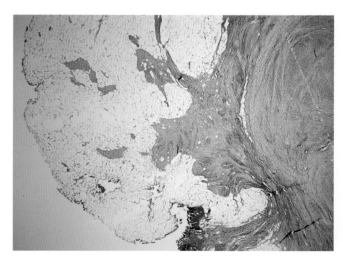

图 8.2.5　**纤维瘤病**　增生的肌纤维母细胞不规则地浸润到周围脂肪组织中

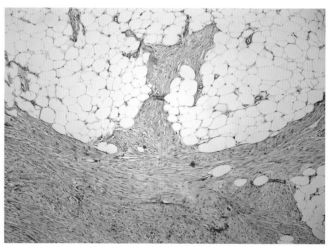

图 8.2.6　**纤维瘤病**　增生的肌纤维母细胞常呈不规则舌状延伸到周围脂肪组织中

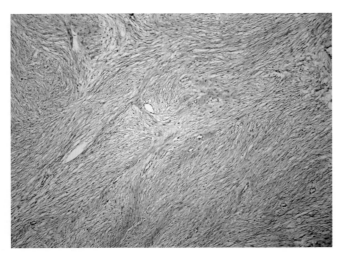

图 8.2.7　**纤维瘤病**　大量增生的肌纤维母细胞呈束状分布于瘢痕疙瘩状的胶原中

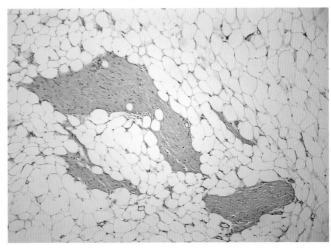

图 8.2.8　**纤维瘤病**　病变向周围组织隐匿性浸润可能导致切除不彻底和局部复发

	纤维瘤病	瘢痕
年龄	年龄范围广，更常见于女性	中老年女性
部位	常发生于胸肌筋膜并蔓延至乳腺，偶见起源于乳腺实质	有手术史或创伤史，位于植入物周围
临床表现	单发、可触及的无痛性肿块，可伴有皮肤回缩或酒窝征；双侧发生者罕见	有乳腺活检史或手术史，包括假体植入
影像学	毛刺状肿块	结构紊乱、营养不良性钙化、不对称
病因学	病因不明，可能与创伤史、手术史或乳房假体植入相关	有乳腺活检史或手术史，包括假体植入、囊肿破裂、愈合中的脂肪坏死
组织学	1. 肿块的边界不清 *（图 8.3.1）* 2. 间质肿瘤呈局部浸润性生长，温和的纤维母细胞和肌纤维母细胞组成长的、交叉的束状结构 *（图 8.3.2，8.3.3）* 3. 细胞密度不等，通常外周细胞较密集 4. 可见毛细血管周围出血，核分裂象无或很少 5. 可向周围正常组织浸润性生长	1. 由含稀疏纤维母细胞的致密胶原组成 *（图 8.3.4）* 2. 可见散布的泡沫细胞、异物巨细胞、脂肪坏死灶、吞噬含铁血黄素的巨噬细胞和新生血管 *（图 8.3.5，8.3.6）*
特殊检查	80%的病例呈actin胞质阳性及β–catenin核阳性，少数细胞表达desmin和S–100蛋白，不表达CK、B–CL–2、CD34、ER、PR和AR	缺乏β–catenin核表达
遗传学	可出现于家族性腺瘤性息肉病（FAP）患者中，但多数为散发性，45%的病例发生β–catenin基因激活突变，33%的病例存在*FAP*突变或染色体5q缺失	无
治疗	如果在解剖学上可行，应进行广泛的局部切除并保证切缘阴性，最大程度地减少局部复发的风险；放疗和化疗无效，不推荐	无须治疗，出于美观目的可行切除术
临床意义	局部复发率为20%~30%，通常发生在初次诊断后的3年内；无转移风险	无

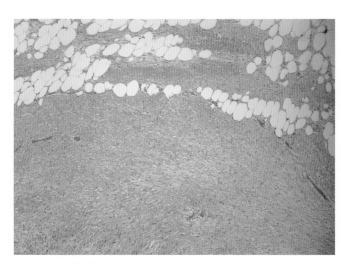

图 8.3.1　**纤维瘤病**　边界不清的肌纤维母细胞增生，呈不规则舌状延伸到脂肪组织中

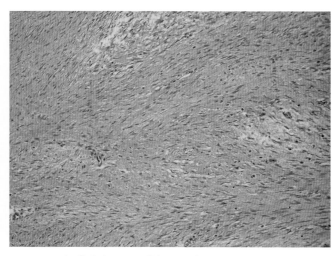

图 8.3.2　**纤维瘤病**　可见特征性的广泛纤维母细胞束，伴不同程度水肿的间质

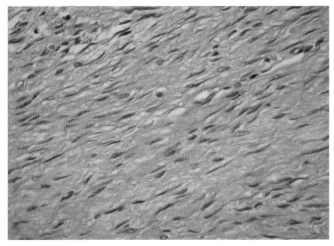

图 8.3.3　**纤维瘤病**　纤维母/肌纤维母细胞有拉长的常呈波浪状的细胞核。无或少见核分裂象

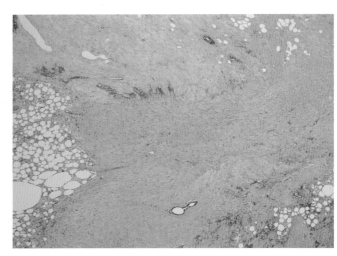

图 8.3.4　**瘢痕**　基本等同于致密的间质纤维化和脂肪坏死

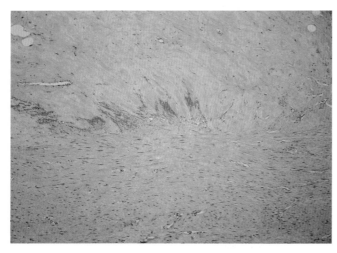

图 8.3.5　**瘢痕**　与纤维瘤病（图8.3.2，8.3.3）相比，瘢痕的纤维化细胞成分稀少

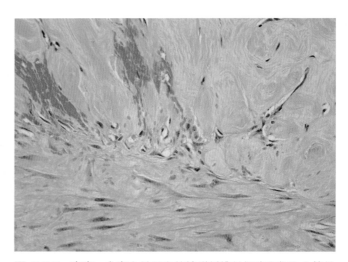

图 8.3.6　**瘢痕**　含有少量温和的梭形纤维母细胞和新生血管的纤维组织

	纤维瘤病	纤维瘤病样化生性癌
年龄	年龄分布广，更常见于女性	50～70岁的中年女性，与非特殊型浸润性癌的发病年龄相似
部位	常发生于胸肌筋膜并蔓延至乳腺，偶见起源于乳腺实质	乳腺的任何部位
临床表现	单发、可触及的无痛肿块，可伴有皮肤回缩或酒窝征；双侧发生者罕见	影像学检查发现或可触及的肿块
影像学	毛刺状肿块	毛刺状肿块或结构紊乱
病因学	病因不明，可能与创伤史、手术史或乳房假体植入相关	病因不明
组织学	1. 肿块的边界不清（图 8.4.1） 2. 间质肿瘤呈局部浸润性生长，温和的纤维母细胞和肌纤维母细胞组成长的、交叉的束状结构（图 8.4.2） 3. 间质呈不规则舌状延伸到脂肪组织（图 8.4.3） 4. 可见毛细血管周围出血，核分裂象无或很少（图 8.4.4）	1. 温和的梭形细胞排列成短的、波浪状、席纹状的束，间质胶原化和（或）黏液样变（图 8.4.5） 2. 通常比纤维瘤病更富含细胞，但与纤维瘤病一样浸润周围正常结构和脂肪组织（图 8.4.6） 3. 梭形细胞质呈弱嗜酸性（图 8.4.7） 4. 细胞核呈梭形或上皮样，异型性很小，罕见核分裂象（图 8.4.8） 5. 间质中可见少量的单核慢性炎症细胞分散分布
特殊检查	80%的病例呈actin胞质阳性及β-catenin核阳性，少数细胞表达desmin和S-100蛋白，不表达CK、BCL-2、CD34、ER、PR和AR	肿瘤细胞呈不同强度和分布的p63及p40核阳性，一些病例表达CK，尤其高分子量CK。通常需要做几个CK的抗体（包括高分子量CK）染色明确诊断。ER、PR、HER2呈阴性（图8.4.9，8.4.10）
遗传学	可出现于家族性腺瘤性息肉病（FAP）患者中，但多数为散发性。45%的病例发生β-catenin基因激活突变，33%的病例存在*FAP*突变或染色体5q缺失	*PIK3CA*和Wnt通路基因高频突变
治疗	如果在解剖学上可行，应进行广泛的局部切除并保证切缘阴性，最大程度地减少局部复发的风险；放疗和化疗无效，不推荐	切除并保证切缘阴性；如果不合并非特殊型癌，不需要进行腋窝淋巴结活检
临床意义	局部复发率为20%～30%，通常发生在初次诊断后的3年内；无转移风险	仅可局部复发

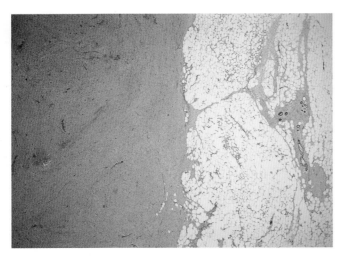

图 8.4.1　**纤维瘤病**　呈结节状，但与周围脂肪组织界限不清

图 8.4.2　**纤维瘤病**　纤维母细胞和肌纤维母细胞呈交叉束状排列，伴黏液样间质。毛细血管弯曲排列，并与周围出血相关

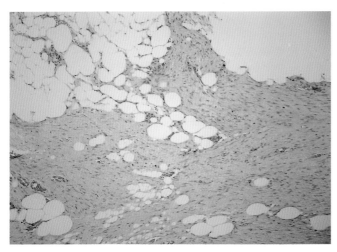

图 8.4.3　**纤维瘤病**　间质呈不规则舌状延伸到周围脂肪组织

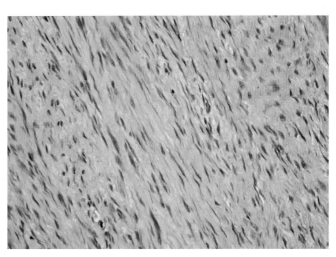

图 8.4.4　**纤维瘤病**　瘤细胞核拉长，呈波浪状；注意毛细血管周围出血

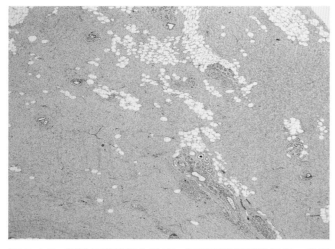

图 8.4.5　**纤维瘤病样化生性癌**　浸润到周围脂肪组织，并围绕正常小叶单位

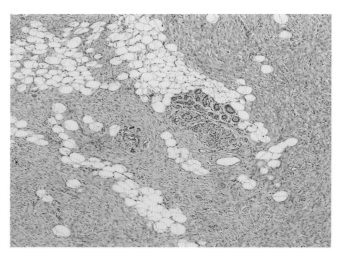

图 8.4.6　**纤维瘤病样化生性癌**　与纤维瘤病相比，纤维瘤病样化生性癌的特征是一致性更高且更富含细胞

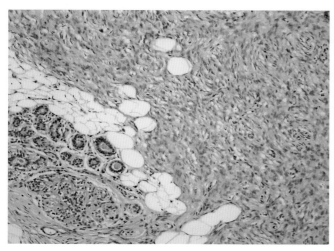

图 8.4.7　**纤维瘤病样化生性癌**　细胞核肥胖，较纤维瘤病的细胞核更加密集

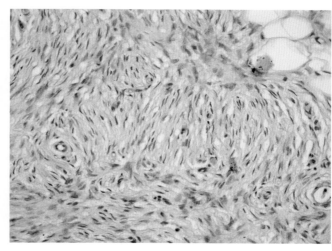

图 8.4.8　**纤维瘤病样化生性癌**　细胞核除了呈梭形，还可以呈明显的上皮样形态

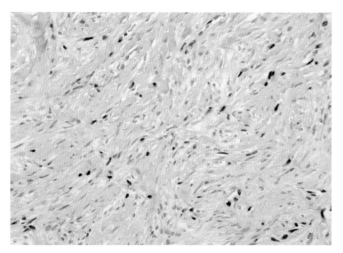

图 8.4.9　**纤维瘤病样化生性癌**　p63呈细胞核阳性

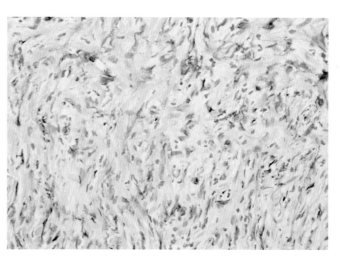

图 8.4.10　**纤维瘤病样化生性癌**　梭形细胞和上皮样细胞表达高分子量CK（CK5/6）

	肌纤维母细胞瘤	纤维瘤病
年龄	年龄范围广（25~87岁），主要为中年女性；最初报道于男性	年龄范围广，更常见于女性
部位	乳腺的任何部位，多发、双侧发生者罕见	常发生于胸肌筋膜并蔓延至乳腺，偶见起源于乳腺实质
临床表现	缓慢生长的孤立性结节，边界清楚，可活动，可能被误认为纤维腺瘤	单发、可触及的无痛肿块，可伴有皮肤回缩或酒窝征；双侧发生者罕见
影像学	边界清晰的均质实性肿块，不伴微钙化	常为疑似乳腺癌的毛刺状肿块，但影像学检查可以是正常的
病因学	病因不明	与创伤史、手术史或乳腺假体植入相关
组织学	1. 肿块边界清楚、无包膜 *（图8.5.1）* 2. 脂肪细胞可位于病变中，也可位于病变的边界*（图8.5.2）* 3. 细胞呈梭形或卵圆形，排列成错综交叉的短束状，在粗大的嗜酸性胶原带中穿插生长 *（图8.5.3）* 4. 形态学表现多样，可以含数量不等的脂肪细胞，类似梭形细胞脂肪瘤，也可以高度富含细胞，有上皮样细胞、黏液样变或含大量纤维成分，类似孤立性纤维性肿瘤 *（图8.5.3）* 5. 细胞含丰富的呈淡染至嗜酸性细胞质，细胞核呈圆形或卵圆形 *（图8.5.3）* 6. 无坏死，核分裂象罕见 *（图8.5.3）* 7. 无内陷的良性导管或小叶 *（图8.5.2）*	1. 肿块通常边界不清，部分区域偶尔可呈结节状 *（图8.5.7）* 2. 间质肿瘤呈局部浸润性生长，温和的纤维母细胞和肌纤维母细胞组成长的、交叉的束状结构 *（图8.5.8）* 3. 细胞密度不等，通常外周细胞较密集 4. 间质呈不规则舌状延伸到脂肪组织 *（图8.5.8，8.5.9）* 5. 可能在正常结构周围浸润 6. 淋巴细胞常出现在肿瘤浸润的边缘处 *（图8.5.10）* 7. 温和的纤维母细胞和肌纤维母细胞缺乏核分裂象 *（图8.5.11）*
特殊检查	弥漫表达desmin、CD34和（或）SMA，BCL-2、CD99、ER、PR和AR表达多样，但CK和p63呈阴性 *（图8.5.4~8.5.6）*	80%的病例呈actin胞质阳性及β-catenin胞核阳性。少数细胞表达desmin和S-100蛋白，不表达CK、B-CL-2、CD34、ER、PR和AR
遗传学	荧光原位杂交（FISH）显示大部分病例为染色体13q部分单体和染色体16q部分单体（同梭形细胞脂肪瘤）；染色体13q14缺失	可出现于家族性腺瘤性息肉病（FAP）患者中，但多数为散发性，45%的病例发生β-catenin基因激活突变，33%的病例存在*FAP*突变或染色体5q缺失
治疗	无须完整切除，出于美观需要可行切除术	如果在解剖学上可行，应进行广泛的局部切除并保证切缘阴性，最大程度地减少局部复发的风险；放疗和化疗无效，不推荐
临床意义	不会增加乳腺癌的患病风险，无局部复发倾向	局部复发率为20%~30%，通常发生在初次诊断后的3年内；无转移风险

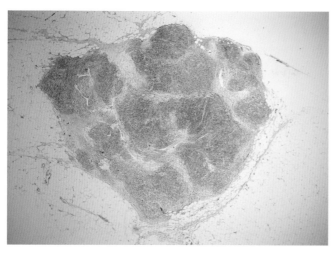

图 8.5.1 **肌纤维母细胞瘤** 边界清楚的由梭形细胞混合脂肪组织构成的小叶状增生

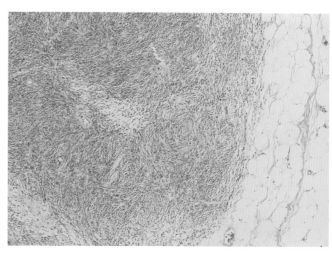

图 8.5.2 **肌纤维母细胞瘤** 梭形肌纤维母细胞排列成相互交叉的短束状，与周围脂肪组织边界清楚

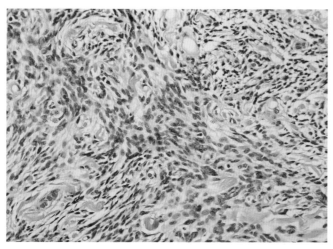

图 8.5.3 **肌纤维母细胞瘤** 细胞核常肥胖，在致密的胶原带中呈短束状交叉排列

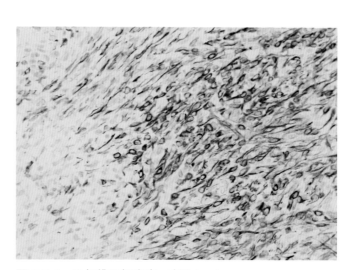

图 8.5.4 **肌纤维母细胞瘤** 表达desmin

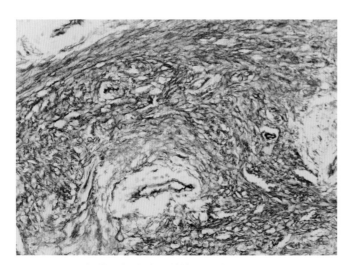

图 8.5.5 **肌纤维母细胞瘤** 其特征是表达CD34

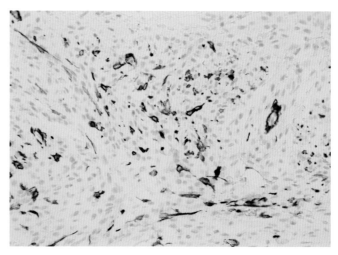

图 8.5.6 **肌纤维母细胞瘤** 常表达SMA

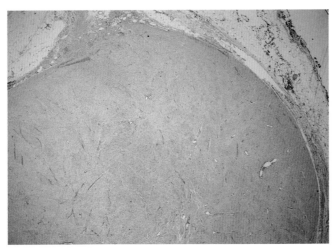

图 8.5.7 **纤维瘤病** 呈结节状，含致密的胶原纤维，与水肿的间质相混合。注意此病变的局部边界清楚

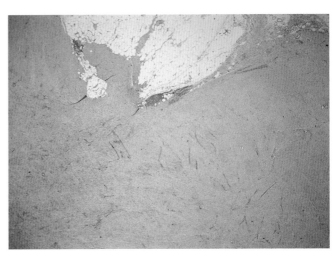

图 8.5.8 **纤维瘤病** 在其他区域，纤维母细胞呈舌状延伸到周围脂肪组织。注意此病变的边缘有淋巴细胞聚集

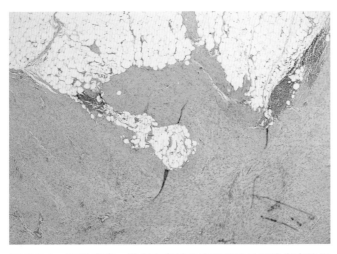

图 8.5.9 **纤维瘤病** 瘢痕疙瘩样的胶原纤维是纤维瘤病的组成成分。不规则地延伸到脂肪及边缘有淋巴细胞聚集是其特征

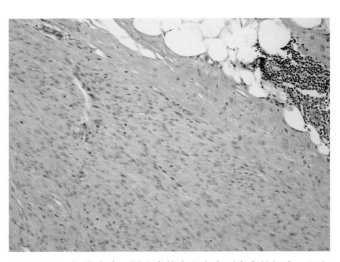

图 8.5.10 **纤维瘤病** 周边常较中央含有更丰富的细胞，温和的梭形细胞排列成宽束状

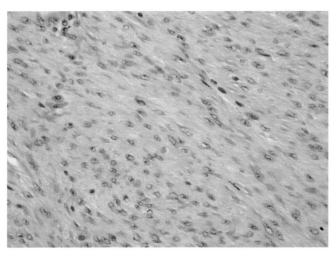

图 8.5.11 **纤维瘤病** 细胞核温和，核分裂象罕见

	上皮样肌纤维母细胞瘤	单纯浸润性小叶癌
年龄	年龄范围广（25～87岁），主要为中年女性；偶见于男性，与男性乳腺发育相关	中老年女性，平均年龄为57～65岁，较非特殊型浸润性癌患者略年长，但与肌纤维母细胞瘤患者的年龄有部分重叠
部位	乳腺的任何部位，多发及双侧发生者罕见	乳腺的任何部位；同其他类型乳腺癌相比，更常为多灶性
临床表现	缓慢生长的孤立性肿块、边界清晰，可活动，可能被误认为纤维腺瘤	影像学检查发现，偶尔为可触及的病变
影像学	边界清晰的均质实性肿块，不伴微钙化	毛刺状肿块或结构紊乱，钙化少见，体积常被影像学检查低估
病因学	病因不明	病因不明，一些研究提示可能与酗酒或激素替代治疗轻度相关
组织学	1. 肿块边界清楚、无包膜（*图 8.6.1*） 2. 上皮样细胞类似浸润性小叶癌，在粗大的嗜酸性胶原带中穿插生长（*图 8.6.2*） 3. 细胞含丰富的呈淡染至嗜酸性细胞质，细胞核呈圆形或卵圆形，有1～2个小核仁（*图 8.6.3*） 4. 无坏死，核分裂象罕见 5. 肿瘤内无内陷的良性导管或小叶 6. 与周围间质边界清晰，但偶尔界限可不规则，在这些区域常有脂肪细胞，为肿瘤成分（*图 8.6.1*）	1. 低级别组织学形态，肿瘤细胞呈单行排列或单个细胞浸润（*图 8.6.6，8.6.7*） 2. 细胞核呈圆形或卵圆形，但也可以被细胞质内包涵体挤压至一旁（*图 8.6.8*） 3. 核分裂象不常见 4. 可围绕正常结构呈环形排列（*图 8.6.6*） 5. 相关肿瘤性间质是致密的纤维性间质（*图 8.6.6*）
特殊检查	肌纤维母细胞瘤的上皮样细胞表达ER，但不表达CK（未提供图片）。desmin、CD34、BCL-2和SMA的表达多样（*图8.6.4，8.6.5*）	呈CK强阳性；80%～90%的病例呈ER阳性、HER2阴性（*图8.6.9*）
遗传学	FISH显示大部分病例为染色体13q部分单体和染色体16q部分单体（同梭形细胞脂肪瘤），染色体13q14缺失	E-cadherin基因（*CDH1*，位于16q22.1）体细胞截短突变以及杂合性缺失、启动子甲基化、染色体1q和16p扩增；基因表达谱分析最常为管腔A型
治疗	良性病变，无须切除	需结合分级、分期和受体表达的情况治疗
临床意义	无	pT1期和单纯（经典型）低级别者预后好；具有特殊的转移模式：常转移到骨、胃肠道、子宫、卵巢、浆膜表面和脑膜

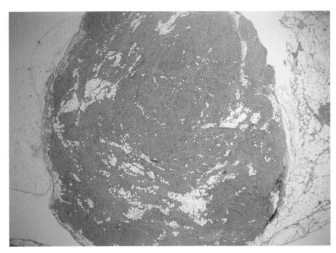

图 8.6.1   **上皮样肌纤维母细胞瘤**   边界清楚的梭形细胞和脂肪组织的良性增生

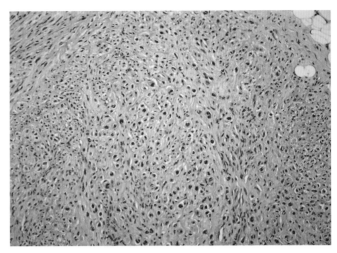

图 8.6.2   **上皮样肌纤维母细胞瘤**   瘤细胞呈明显的上皮样特征，类似单纯浸润性小叶癌

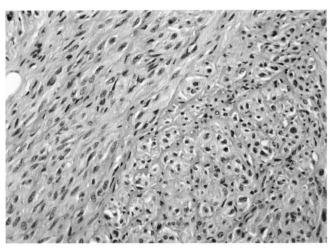

图 8.6.3   **上皮样肌纤维母细胞瘤**   上皮样细胞的纵切面（右侧）和横切面（左侧），单纯浸润性小叶癌不会有上皮样肌纤维母细胞瘤样的短梭形形态（图8.6.8）

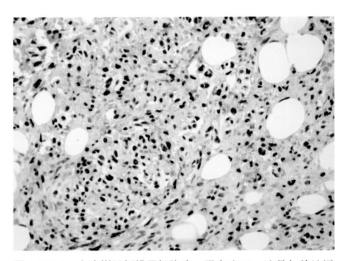

图   8.6.4   **上皮样肌纤维母细胞瘤**   强表达ER，这是与单纯浸润性小叶癌鉴别诊断时的潜在陷阱

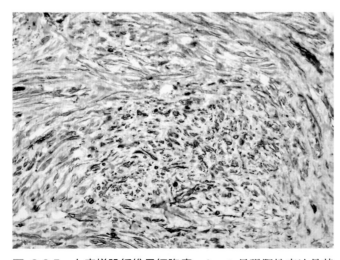

图 8.6.5   **上皮样肌纤维母细胞瘤**   desmin呈强阳性表达是其特征

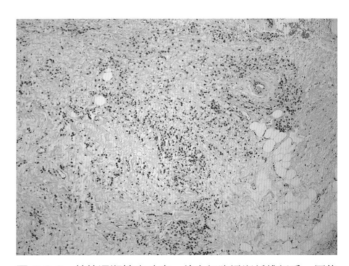

图 8.6.6   **单纯浸润性小叶癌**   单个细胞浸润纤维间质，围绕正常结构呈环形排列

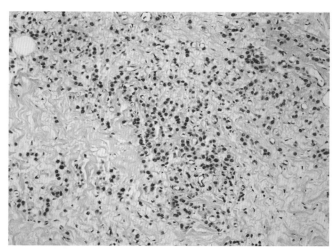

图 8.6.7　**单纯浸润性小叶癌**　肿瘤细胞呈单行排列，无梭形细胞成分

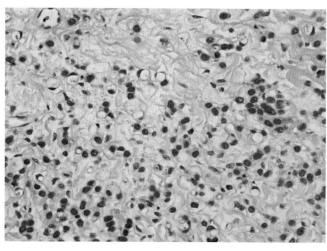

图 8.6.8　**单纯浸润性小叶癌**　细胞质内包涵体将细胞核挤压到一旁

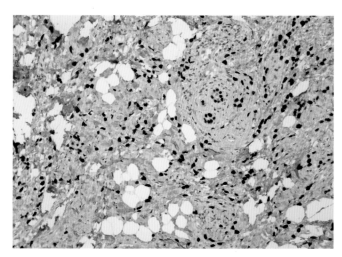

图 8.6.9　**单纯浸润性小叶癌**　强表达CK

	肌纤维母细胞瘤	纤维瘤病样化生性癌
年龄	年龄范围广（25～87岁），主要为中年女性；偶见于男性，与男性乳腺发育相关	50～70岁的中年女性，与肌纤维母细胞瘤和非特殊型浸润性癌的发病年龄有重叠
部位	乳腺的任何部位，多发及双侧发生者罕见	乳腺的任何部位
临床表现	缓慢生长的孤立性肿块，边界清晰，可活动，可能被误认为纤维腺瘤	影像学检查发现，或为可触及肿块
影像学	边界清晰的均质实性肿块，不伴微钙化	毛刺状肿块或结构紊乱
病因学	不明	不明
组织学	1. 肿块边界清楚、无包膜（*图8.7.1*） 2. 细胞呈梭形或卵圆形，排列成错综交叉的短束状，在粗大的嗜酸性胶原带中穿插生长（*图8.7.2，8.7.3*） 3. 形态学表现多样，可以有如下形态：①含数量不等的良性脂肪细胞成分，显示梭形细胞脂肪瘤形态；②高度富含细胞；③有上皮样细胞；④含大量纤维成分，类似孤立性纤维性肿瘤；⑤黏液样变 4. 细胞含丰富的呈淡染至嗜酸性的细胞质，细胞核呈圆形或卵圆形，有1～2个小核仁 5. 无坏死，核分裂象罕见 6. 肿瘤内无内陷的良性导管或小叶 7. 与周围间质边界清晰（*图8.7.1*），但偶尔界限不规则	1. 梭形细胞排列成短或长的束状，还可以排列成席纹状或交织状（*图8.7.7*） 2. 肿瘤细胞在残存的正常结构周围浸润性生长（*图8.7.8*） 3. 梭形细胞质淡染，细胞核被拉长、呈波浪状，偶尔有上皮样细胞核；细胞核轻度异型性，核分裂象罕见（*图8.7.9，8.7.10*）
特殊检查	弥漫表达desmin和CD34，通常表达ER，SMA、Bcl-2、CD99，PR和AR的表达不定，CK呈阴性（*图8.7.4～8.7.6*）	纤维瘤病样化生性癌表达CK，尤其是高分子量CK，p63和p40的表达强度和分布不定，ER、PR和HER2呈阴性，明确诊断可能需要联合应用一组CK抗体（*图8.7.11，8.7.12*）
遗传学	FISH显示大部分病例为染色体13q部分单体和染色体16q部分单体（同梭形细胞脂肪瘤）；染色体13q14缺失	*PIK3CA*和Wnt通路基因高频突变
治疗	无须完整切除，出于美观目的可行切除术	切除并保证切缘阴性，如果不合并非特殊型癌，无须进行腋窝淋巴结活检
临床意义	不会增加患乳腺癌的风险，无局部复发风险	仅可局部复发

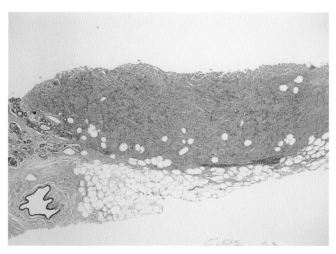

图 8.7.1 **肌纤维母细胞瘤** 与周围的脂肪和乳腺实质边界清楚

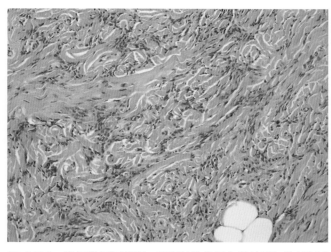

图 8.7.2 **肌纤维母细胞瘤** 特征结构为温和的梭形细胞呈短束状，相互交叉排列

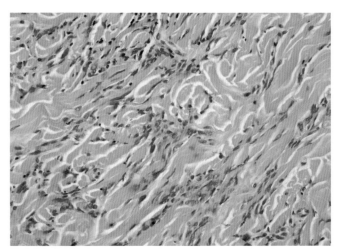

图 8.7.3 **肌纤维母细胞瘤** 温和的梭形细胞分布于致密的胶原带中

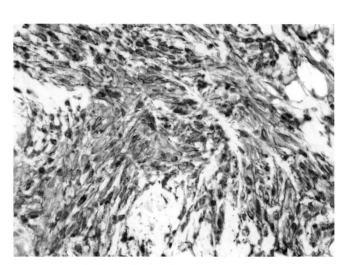

图 8.7.4 **肌纤维母细胞瘤** 表达desmin

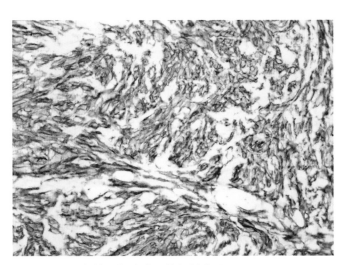

图 8.7.5 **肌纤维母细胞瘤** 特征性表达CD34

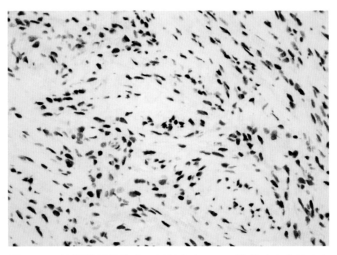

图 8.7.6 **肌纤维母细胞瘤** 可以表达ER，不能作为上皮性病变的证据

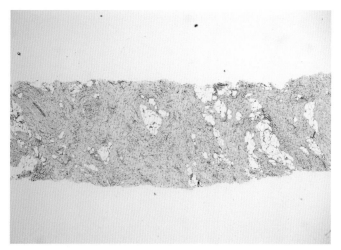

图 8.7.7　**纤维瘤病样化生性癌**　可见稀疏的梭形细胞浸润

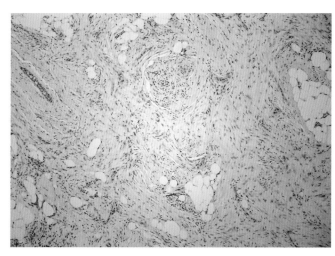

图 8.7.8　**纤维瘤病样化生性癌**　梭形细胞在正常结构周围浸润

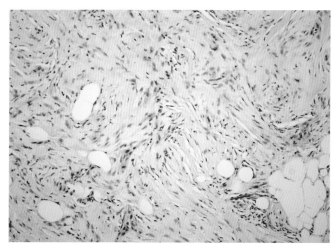

图 8.7.9　**纤维瘤病样化生性癌**　梭形的肿瘤细胞排列杂乱，间质常见散在的淋巴细胞浸润

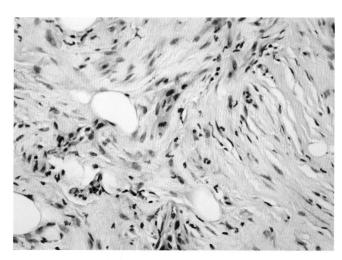

图 8.7.10　**纤维瘤病样化生性癌**　肿瘤细胞核呈梭形、波浪状，偶尔呈上皮样，核分裂象罕见

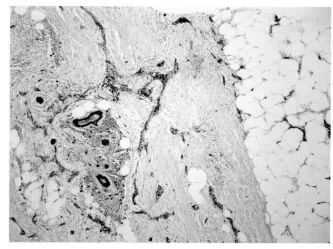

图 8.7.11　**纤维瘤病样化生性癌**　表达高分子量CK（图示为CK903）

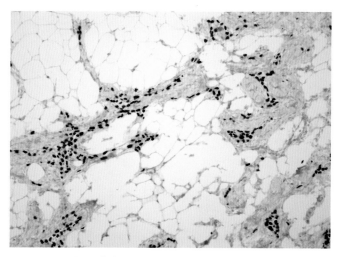

图 8.7.12　**纤维瘤病样化生性癌**　p63呈弥漫表达

	活检术后梭形细胞结节	纤维瘤病样化生性癌
年龄	任何年龄的活检术后女性	50~70岁的中年女性,与非特殊型浸润性癌的发病年龄有重叠
部位	乳腺的任何部位	乳腺的任何部位
临床表现	活检术后数周内形成的肿块	影像学检查发现,或为可触及的肿块
影像学	分叶状至毛刺状肿块	毛刺状肿块或结构紊乱
病因学	近期曾接受细针穿刺活检、核芯针穿刺活检,或为导管内乳头状瘤自发性梗死的局部组织反应。据报道,乳头状和硬化性病变的患者发生率较高	不明
组织学	1. 梭形细胞增生常与脂肪坏死相关(*图8.8.1,8.8.2*) 2. 梭形细胞位于水肿的间质中,混杂不等的出血、含铁血黄素、组织细胞、脂肪坏死和异物巨细胞(*图8.8.3,8.8.4*) 3. 反应性异型性可为中等程度(*图8.8.5*) 4. 通常边界清晰,梭形细胞结节和周围组织常有光滑的边界	1. 梭形细胞在致密、瘢痕疙瘩样的胶原中增生,并向周围组织不规则延伸(*图8.8.6*) 2. 梭形细胞排列成束状,伴有编织状或席纹状形态,常有正常结构陷入其中(*图8.8.7*) 3. 细胞核呈波浪状或上皮样,有轻度异型性,核分裂象罕见(*图8.8.8*)
特殊检查	反应性梭形细胞结节的增生细胞表达肌源性标志物和vimentin,但上皮标志物和p63呈阴性	纤维瘤病样化生性癌表达CK,特别是高分子量CK,p63和p40的表达强度和分布不定,ER、PR和HER2呈阴性,明确诊断可能需要联合应用一组CK抗体(*图8.8.9,8.8.10*)
遗传学	无	*PIK3CA*和Wnt通路基因高频突变
治疗	无须治疗,可自行消退	切除并保证切缘阴性,如果不合并非特殊型癌存在,无须进行腋窝淋巴结活检
临床意义	无	仅局部复发

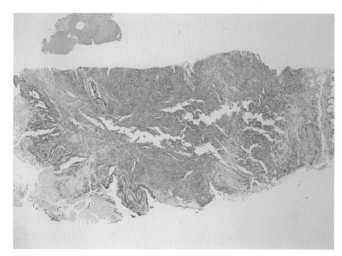

图 8.8.1　**活检术后梭形细胞结节**　中央细胞丰富区与脂肪坏死及残存的纤维血管小叶结构

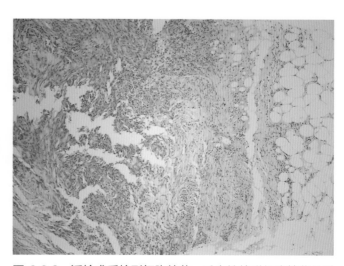

图 8.8.2　**活检术后梭形细胞结节**　反应性梭形细胞结节呈活跃的肉芽组织样,伴周围脂肪坏死

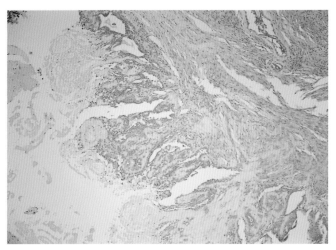

图 8.8.3　**活检术后梭形细胞结节**　水肿的间质中增生的梭形细胞，注意残留的发生梗死的导管内乳头状瘤

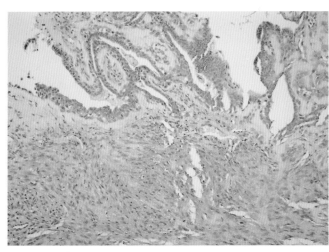

图 8.8.4　**活检术后梭形细胞结节**　水肿的间质背景中可见反应性梭形细胞及散在的淋巴细胞

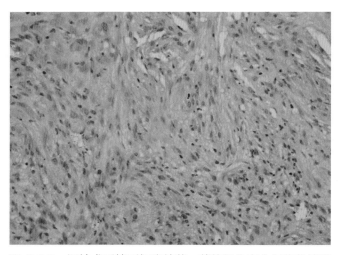

图 8.8.5　**活检术后梭形细胞结节**　其特征为富含细胞的梭形细胞增生，具有轻度反应性、核异型性，伴散在的淋巴细胞浸润

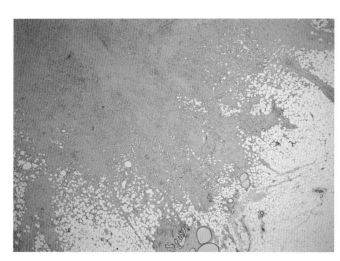

图 8.8.6　**纤维瘤病样化生性癌**　致密的胶原性结节向周围脂肪组织延伸

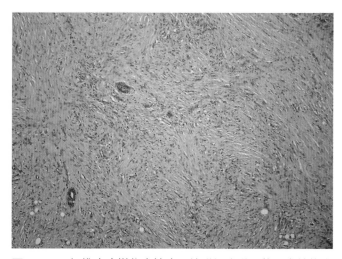

图 8.8.7　**纤维瘤病样化生性癌**　梭形细胞增生使正常结构内陷入肿瘤

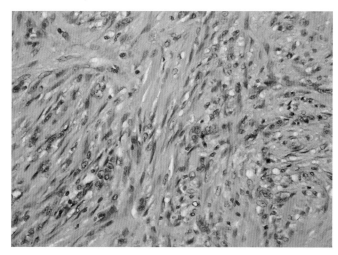

图 8.8.8　**纤维瘤病样化生性癌**　细胞核型多变，可呈拉长状、波浪状至上皮样形态，细胞核具有轻度异型性，核分裂象罕见

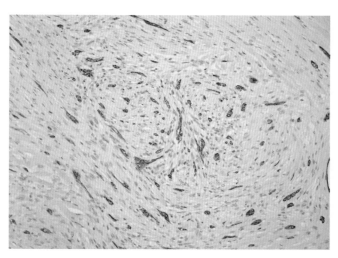

图 8.8.9 纤维瘤病样化生性癌 表达高分子量CK

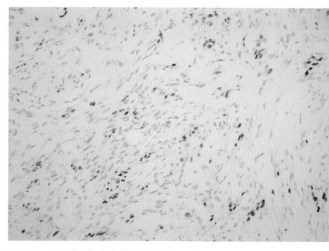

图 8.8.10 纤维瘤病样化生性癌 表达p63

	非特异性小叶周围或导管周围慢性炎	硬化性淋巴细胞性小叶炎
年龄	任何年龄	中年女性，年龄范围广（25～87岁）
部位	乳腺的任何部位	主要发生于乳晕下
临床表现	在因其他原因切除的标本中偶然发现；缓解中的炎性病变（如乳腺炎、囊肿破裂）的副产物	主要发生于乳晕下，为无痛、可触及的界限不清或结节状肿块；通常为单侧，但可以是双侧和多灶发生；发生在男性乳腺中的也有报道
影像学	为偶然发现，很少出现结构紊乱	通常为可触及的肿块，常为双侧性
病因学	不明	与糖尿病或其他自身免疫性疾病相关，很少在被诊断为自身免疫性疾病之前被发现
组织学	1. 围绕导管和小叶呈同心圆样纤维化（*图 8.9.1*） 2. 在乳腺上皮周围规则分布（*图 8.9.2*） 3. 纤维化由致密的胶原构成，细胞稀少（*图 8.9.3*） 4. 小叶单位可萎缩 5. 小叶内结缔组织常水肿，含淋巴细胞（*图 8.9.3*）	1. 致密纤维化（*图 8.9.4*） 2. 淋巴细胞性小叶炎和导管炎，主要由多克隆 B 细胞组成，可包含有生发中心的滤泡 3. 淋巴细胞性血管周围炎（*图 8.9.4*） 4. 间质中含有上皮样纤维母细胞是其特征（*图 8.9.5，8.9.6*）
特殊检查	无	无
遗传学	无	无
治疗	无须治疗	无须治疗
临床意义	无	也称为糖尿病性乳腺病和淋巴细胞性乳腺病，是一种与自身免疫性疾病密切相关的、独特的临床疾病，可能是对产生的异常基质的免疫反应；复发很常见，可以在同侧、对侧或双侧

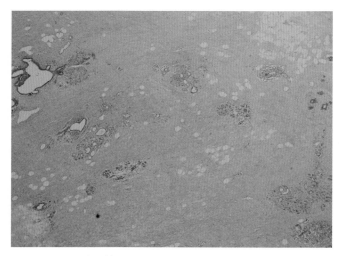

图 8.9.1 **非特异性小叶周围或导管周围慢性炎** 与致密的间质纤维化有关，小叶单位轻度萎缩，均匀分布在胶原间质中

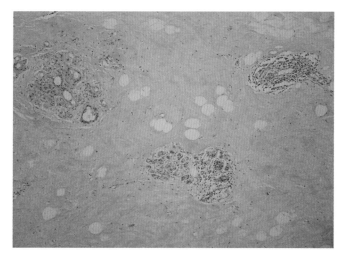

图 8.9.2 **非特异性小叶周围或导管周围慢性炎** 小叶单位轻度萎缩，伴非特异性慢性炎症

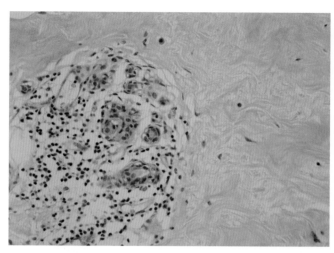

图 8.9.3　**非特异性小叶周围或导管周围慢性炎**　小叶单位周围的结缔组织为致密的、仅有少量间质细胞的纤维性间质，萎缩性小叶单位内可见散在的淋巴细胞

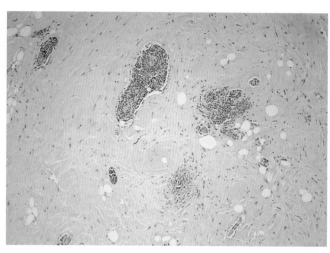

图 8.9.4　**硬化性淋巴细胞性小叶炎**　标志是小叶单位明显萎缩或上皮结构消失，以及有致密的淋巴细胞浸润的小血管

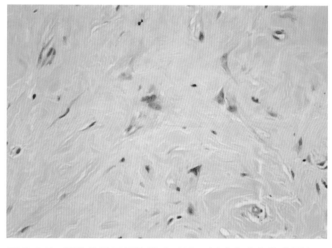

图 8.9.5　**硬化性淋巴细胞性小叶炎**　间质含致密的胶原和上皮样纤维母细胞

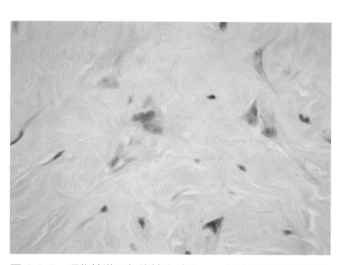

图 8.9.6　**硬化性淋巴细胞性小叶炎**　上皮样纤维母细胞是诊断硬化性淋巴细胞性小叶炎的必要条件

参考文献

Byrd BF Jr, Hartmann WH, Graham LS, et al. Mastopathy in insulin-dependent diabetics. Ann Surg. 1987;205:529–532.

Carlson JW, Fletcher CD. Immunohistochemistry for beta-catenin in the differential diagnosis of spindle cell lesions: analysis of a series and review of the literature. Histopathology. 2007;51:509–514.

Devouassoux-Shisheboran M, Schammel MD, Man YG, et al. Fibromatosis of the breast: age-correlated morphofunctional features of 33 cases. Archiv Pathol Lab Med. 2000;124:276–280.

Dubenko M, Breining D, Surks MI. Sclerosing lymphocytic lobulitis of the breast in a patient with Graves' disease. Thyroid. 2003;13:309–311.

Ely KA, Tse G, Simpson JF, et al. Diabetic mastopathy. A clinicopathologic review. Am J Clin Pathol. 2000;113:541–545.

Ferreira M, Albarracin CT, Resetkova E. Pseudoangiomatous stromal hyperplasia tumor: a clinical, radiologic and pathologic study of 26 cases. Mod Pathol. 2008;21:201–207.

Gobbi H, Tse G, Page DL, et al. Reactive spindle cell nodules of the breast after core biopsy or fine-needle aspiration. Am J Clin Pathol. 2000;113:288–294.

Lee KC, Chan JK, Ho LC. Histologic changes in the breast after fine-needle aspiration. Am J Surg Pathol. 1994;18:1039–1047.

Magro G, Michal M, Vasquez E, et al. Lipomatous myofibroblastoma: a potential diagnostic pitfall in the spectrum of the spindle cell lesions of the breast. Virchows Arch. 2000;437:540–544.

McMenamin ME, DeSchryver K, Fletcher CD. Fibrous lesions of the breast: A review. Int J Surg Pathol. 2000;8:99–108.

Nucci MR, Fletcher CDM. Myofibroblastoma of the breast: a distinctive benign stromal tumor. Pathol Case Rev. 1999;4:214–219.

Pauwels P, Sciot R, Croiset F, et al. Myofibroblastoma of the breast: genetic link with spindle cell lipoma. J Pathol. 2000;191:282–285.

Schwartz IS, Strauchen JA. Lymphocytic mastopathy. An autoimmune disease of the breast? Am J Clin Pathol. 1990;93:725–730.

Soler NG, Khardori R. Fibrous disease of the breast, thyroiditis, and cheiroarthropathy in type I diabetes mellitus. Lancet. 1984;1:193–195.

Tomaszewski JE, Brooks JS, Hicks D, et al. Diabetic mastopathy: a distinctive clinicopathologic entity. Hum Pathol. 1992;23:780–786.

Wargotz ES, Norris HJ, Austin RM, et al. Fibromatosis of the breast. A clinical and pathological study of 28 cases. Am J Surg Pathol. 1987;11:38–45.

（王亚希译，李卓、薛丽燕审校）

第九章
前哨淋巴结

	良性移位	孤立肿瘤细胞（ITC）
年龄	将淋巴结情况作为乳腺癌分期的评估内容之一的任何年龄的女性	将淋巴结情况作为乳腺癌分期的评估内容之一的任何年龄的女性
部位	淋巴结被膜下窦	淋巴窦或实质
影像学	无，或进行不同程度的放射性核素摄取确定前哨位置	无，或进行不同程度的放射性核素摄取确定前哨位置
病因学	既往乳腺活检引起的机械损伤和移位	乳腺癌的淋巴道播散
组织学	1. 上皮细胞位于被膜下，单个或小簇状分布（图 9.1.1，9.1.2） 2. 上皮固缩，具有明显的退行性改变（图 9.1.3） 3. 缺乏间质反应 4. 具有含铁血黄素、红细胞、组织细胞、细胞碎片和巨细胞（图 9.1.3） 5. 最常发生于乳头状或微乳头状病变活检后；淋巴结的淋巴窦中的上皮细胞簇类似既往活检病变	1. 淋巴结实质和（或）被膜下窦出现小簇上皮细胞，通常伴有一些相关的间质反应（图 9.1.4，9.1.5） 2. 实性巢团或单个细胞，部分可见细胞质内包涵体（图 9.1.5） 3. 上皮细胞缺乏退行性改变（图 9.1.5） 4. 连续的细胞范围，直径小于等于 0.2 mm，并且包含少于 200 个肿瘤细胞（图 9.1.6） 5. 缺乏相关的红细胞、巨细胞和具有含铁血黄素沉着的巨噬细胞
特殊检查	无	无，但当肿瘤细胞广泛散在分布时，通过免疫组织化学对细胞角蛋白染色会有帮助
治疗	不需要进行腋窝淋巴结清扫，根据原发肿瘤的特征进行治疗	不需要进行腋窝淋巴结清扫，根据原发肿瘤的特征进行治疗
临床意义	含有良性移位引起的上皮细胞簇的淋巴结分期为 pN0	淋巴结分期为pN0（itc+）

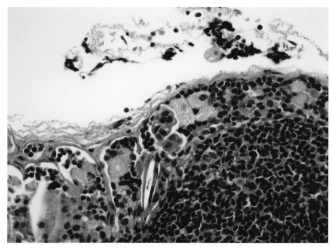

图 9.1.1　**良性移位**　淋巴窦包含退变的上皮细胞、组织细胞和胆固醇结晶

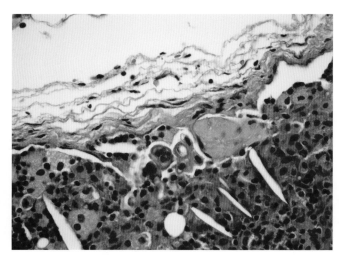

图 9.1.2　**良性位移**　退变的上皮细胞簇周围可见吞噬破碎红细胞的组织细胞和巨细胞

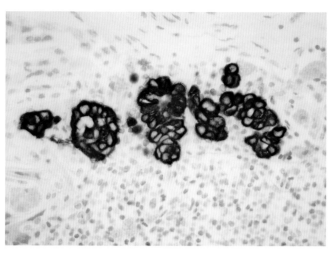

图 9.1.3　**良性位移**　退变上皮细胞表达细胞角蛋白，淋巴结内上皮细胞的存在是机械性损伤而非转移的结果，对呈细胞角蛋白阳性的细胞的局部环境进行评估可以正确诊断

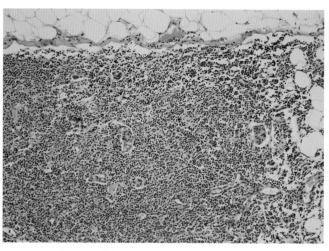

图 9.1.4　**孤立肿瘤细胞（ITC）**　注意淋巴结实质中分散的单个细胞或小的细胞簇

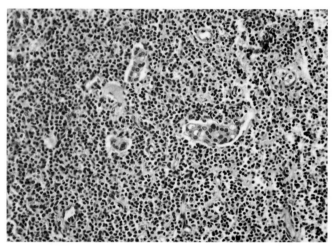

图 9.1.5　**孤立肿瘤细胞（ITC）**　孤立肿瘤细胞单独或成簇出现，可见显著的细胞质内包涵体

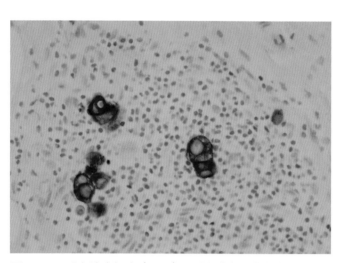

图 9.1.6　**孤立肿瘤细胞（ITC）**　对细胞角蛋白免疫组化染色显示肿瘤细胞的数量少于200个

第九章　前哨淋巴结

	新辅助化疗后的ITC	新辅助化疗后的微转移
年龄	将淋巴结情况作为乳腺癌分期的评估内容之一的任何年龄的女性	将淋巴结情况作为乳腺癌分期的评估内容之一的任何年龄的女性
部位	淋巴窦或实质	淋巴窦或实质
影像学	无，或进行不同程度的放射性核素摄取确定前哨位置	无，或进行不同程度的放射性核素摄取确定前哨位置
病因学	乳腺癌的淋巴道播散	乳腺癌的淋巴道播散
组织学	1. 淋巴结实质和（或）被膜下窦出现小簇上皮细胞，通常伴有一些与新辅助化疗作用相关的特征，包括纤维化和淋巴细胞减少（*图 9.2.1*） 2. 上皮细胞可能出现细胞质内空泡（*图 9.2.2*） 3. 细胞角蛋白免疫组化染色显示散在的肿瘤细胞，数量少于 200 个（*图 9.2.3*）	1. 淋巴结显著硬化伴淋巴细胞减少（*图 9.2.4*） 2. 在残留的淋巴结组织的实质和（或）被膜下窦存在小的上皮细胞簇，其直径大于 0.2 mm 但不超过 2 mm（*图 9.2.5*） 3. 残留淋巴结内的间质反应有限（*图 9.2.5*）
特殊检查	无，但是当肿瘤细胞广泛散在分布时，对细胞角蛋白染色会有所帮助	无
治疗	无须进行腋窝淋巴结清扫，根据原发肿瘤特征进行治疗	如果其他淋巴结无宏转移，则无须进行腋窝淋巴结清扫，根据预后和原发肿瘤特征进行治疗
临床意义	淋巴结分期为ypN0（itc+）	分期为ypN1mi

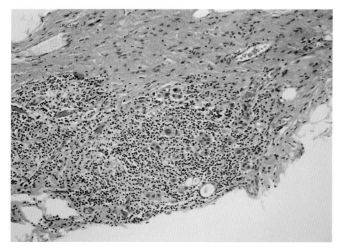

图 9.2.1 **新辅助化疗后的ITC** 淋巴结内的孤立肿瘤细胞

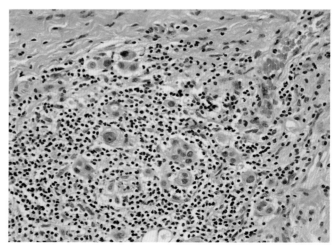

图 9.2.2 **新辅助化疗后的ITC** 散在的肿瘤细胞数量少于200个，具有治疗反应的特征，显示细胞质空泡化

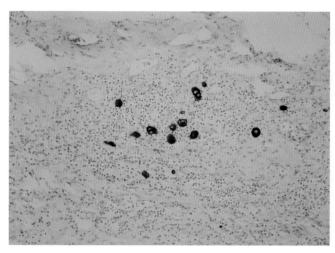

图 9.2.3　**新辅助化疗后的ITC**　细胞角蛋白的免疫组化染色突出显示了该淋巴结中的少量癌细胞浸润

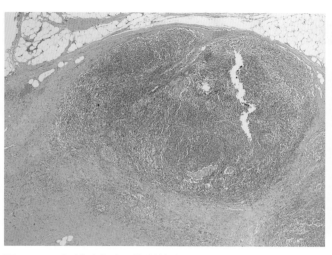

图 9.2.4　**新辅助化疗后的微转移**　淋巴结显示出与化疗相关的特征性的致密纤维化

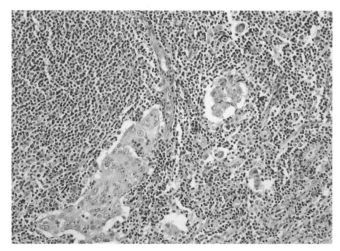

图 9.2.5　**新辅助化疗后的微转移**　肿瘤细胞簇的直径为 0.22 mm，符合微转移的标准

	微转移	宏转移
年龄	将淋巴结情况作为乳腺癌分期的评估内容之一的任何年龄的女性	将淋巴结情况作为乳腺癌分期的评估内容之一的任何年龄的女性
部位	淋巴窦或实质	淋巴窦或实质
影像学	无，或进行不同程度的放射性核素摄取确定前哨位置	无，或进行不同程度的放射性核素摄取确定前哨位置
病因学	乳腺癌的淋巴道扩散	乳腺癌的淋巴道扩散
组织学	1. 淋巴结实质和（或）被膜下窦出现小簇上皮细胞（*图 9.3.1*） 2. 实性巢团或单个细胞，部分可见细胞质内包涵体（*图 9.3.2*） 3. 在淋巴结实质中，至少有 1 个转移癌灶或癌细胞簇最大直径大于 0.2 mm，但不超过 2 mm，伴（或不伴）被膜下窦的浸润，通常会有部分伴间质反应（*图 9.3.3*）	1. 淋巴结实质中转移癌的病灶最大直径大于 2 mm（*图 9.3.4*） 2. 淋巴结的结构改变（*图 9.3.4，9.3.5*） 3. 通常伴间质反应（*图 9.3.5*）
特殊检查	无	无，对于一些直径处于临界值的病例，连切可能有助于显示癌灶的直径；细胞角蛋白免疫组化染色有助于准确测量癌灶的大小（如浸润性小叶癌）
治疗	如果其他淋巴结无宏转移，则无须进行腋窝淋巴结清扫；根据原发肿瘤特征进行治疗	需要经常进行腋窝淋巴结清扫
临床意义	淋巴结分期为 pN1mi	单个淋巴结发生宏转移分期为 pN1a；有远处转移的风险

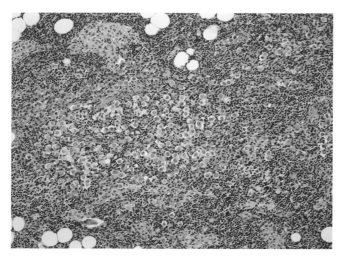

图 9.3.1　**微转移**　癌灶的最大直径小于 2 mm

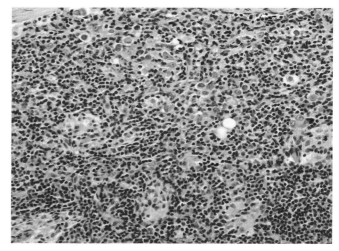

图 9.3.2　**微转移**　本例中肿瘤病灶的细胞数量大于 200 个

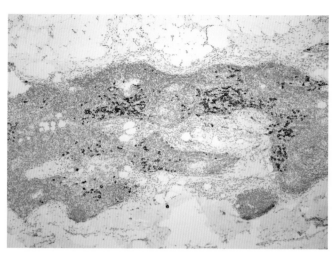

图 9.3.3 **微转移** 本例中细胞角蛋白免疫组化染色显示几个分散的不连续的肿瘤细胞簇

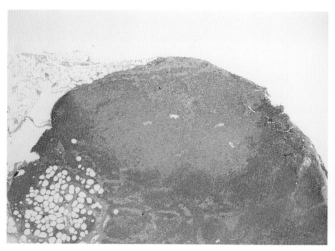

图 9.3.4 **宏转移** 肿瘤细胞形成实性结节，最大直径为4 mm

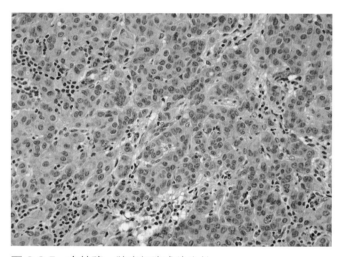

图 9.3.5 **宏转移** 肿瘤细胞成片生长

第九章 前哨淋巴结

	癌细胞累及被膜淋巴管	被膜下窦微转移
年龄	将淋巴结情况作为乳腺癌分期的评估内容之一的任何年龄的女性	将淋巴结情况作为乳腺癌分期的评估内容之一的任何年龄的女性
部位	淋巴结被膜内淋巴管	被膜下窦
影像学	无，或进行不同程度的放射性核素摄取确定前哨位置	无，或进行不同程度的放射性核素摄取确定前哨位置
病因学	浸润性乳腺癌的淋巴扩散	浸润性乳腺癌的淋巴扩散
组织学	1. 被膜内淋巴间隙可见癌细胞（*图9.4.1～9.4.3*） 2. 被膜下窦或淋巴结实质不受累	1. 转移癌出现在淋巴结被膜下，与淋巴组织相延续（*图9.4.4, 9.4.5*） 2. 癌灶直径大于0.2 mm但不超过2 mm；当肿瘤细胞量少且累及淋巴结被膜时（如ITC或微转移），需要与被膜内淋巴管侵犯相鉴别
特殊检查	深切组织的HE染色可能显示淋巴结中存在癌细胞，D2-40免疫组化染色可确定癌细胞在淋巴管内	无
治疗	无须进行腋窝淋巴结清扫，根据原发肿瘤特征进行治疗	若病灶不大于微转移，则无须进行腋窝淋巴结清扫，根据原发肿瘤特征进行治疗
临床意义	淋巴结分期为pN0，但有些研究显示其预后较pN0差	淋巴结分期为pN1mi

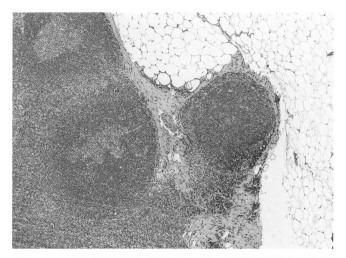

图 9.4.1 **癌细胞累及被膜淋巴管** 淋巴结被膜内的淋巴间隙可见1簇肿瘤细胞

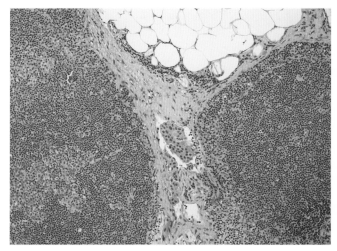

图 9.4.2 **癌细胞累及被膜淋巴管** 注意淋巴间隙被覆的内皮细胞，被膜内淋巴间隙中的肿瘤细胞不足以诊断为转移（分期为pN0）

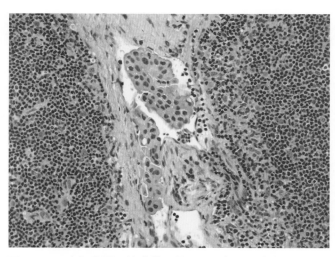

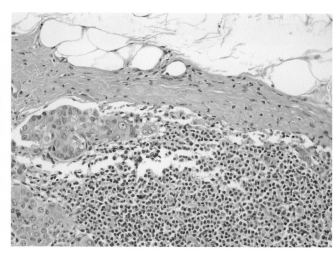

图 9.4.3　**癌细胞累及被膜淋巴管**　可见淋巴间隙内的肿瘤细胞簇，出现在此处的肿瘤细胞不被视为ITC

图 9.4.4　**被膜下窦微转移**　微转移累及被膜下窦和淋巴结实质，直径为1.5 mm，注意肿瘤细胞在淋巴结被膜的下面

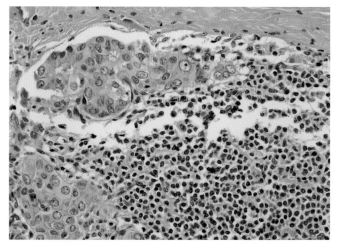

图 9.4.5　**被膜下窦微转移**　微转移累及被膜下窦和邻近的淋巴结实质

第九章　前哨淋巴结

	良性包涵腺体	微转移
年龄	将淋巴结情况作为乳腺癌分期的评估内容之一的任何年龄的女性	将淋巴结情况作为乳腺癌分期的评估内容之一的任何年龄的女性
部位	淋巴结被膜或淋巴结实质	淋巴窦或实质
影像学	通常为偶然发现	无，或进行不同程度的放射性核素摄取
病因学	极有可能是先天性的；良性乳腺上皮成分出现在腋窝淋巴结和乳腺腋尾部	乳腺癌的淋巴扩散
组织学	1. 良性的圆形或卵圆形的腺体结构出现在淋巴结被膜中，很少见于淋巴结实质内 *(图 9.5.1)* 2. 有明显的两种细胞类型：外层细胞质透明的肌上皮细胞和内层腔面细胞 *(图 9.5.2)* 3. 可能表现为鳞状化生并含有角蛋白碎片（非坏死）*(图 9.5.3)*	1. 淋巴结实质中转移灶的最大径大于2 mm *(图9.5.5)* 2. 淋巴结的结构改变，伴间质反应 *(图9.5.5, 9.5.6)*
特殊检查	使用细胞角蛋白抗体和肌上皮细胞标志物进行免疫组化染色，显示两个细胞层 *(图9.5.4)*	无
治疗	无须治疗	无须进行腋窝淋巴结清扫，根据原发肿瘤特征进行治疗
临床意义	无	无，淋巴结分期为pN1mi

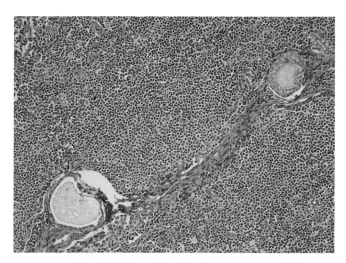

图 9.5.1 **良性包涵腺体** 淋巴结间隔中见良性包涵腺体，嗜酸性物质为角蛋白，而非坏死

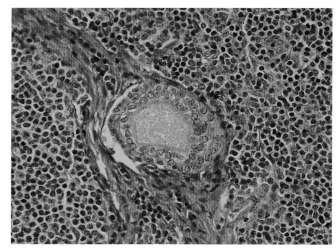

图 9.5.2 **良性包涵腺体** 在本例良性包涵腺体中可见腔面的上皮细胞层和位于基底的肌上皮细胞层

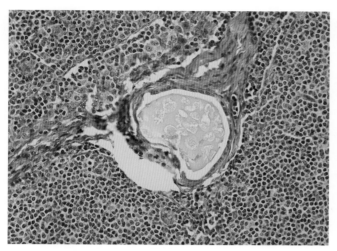

图 9.5.3　**良性包涵腺体**　显示鳞状化生和相关的角蛋白

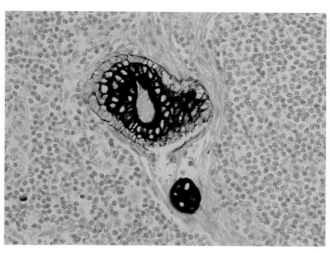

图 9.5.4　**良性包涵腺体**　对细胞角蛋白进行免疫组化染色可见腔面上皮细胞呈阳性，而肌上皮细胞呈阴性

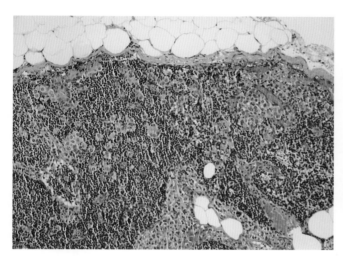

图 9.5.5　**微转移**　淋巴结实质内生长的肿瘤细胞最大径为 0.6 mm，诊断为微转移

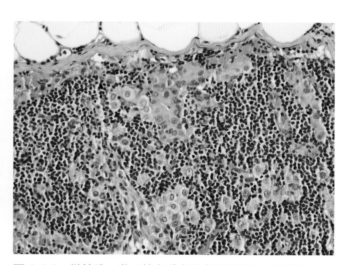

图 9.5.6　**微转移**　淋巴结实质内的癌细胞簇构成微转移

	被膜痣	癌细胞累及被膜淋巴管
年龄	将淋巴结情况作为乳腺癌分期的评估内容之一的任何年龄的女性	将淋巴结情况作为乳腺癌分期的评估内容之一的任何年龄的女性
部位	淋巴结被膜内	淋巴结被膜内淋巴管
影像学	无	无，或进行不同程度的放射性核素摄取确定前哨位置
病因学	淋巴结被膜内先天存在的痣细胞	浸润性乳腺癌的淋巴扩散
组织学	淋巴结被膜内有少量痣细胞簇（*图9.6.1，9.6.2*）	被膜内淋巴间隙可见癌细胞，不累及被膜下窦或淋巴结实质（*图9.6.4，9.6.5*）
特殊检查	免疫组化染色显示缺乏角蛋白表达，S-100蛋白呈阳性（*图9.6.3*）	深切组织的HE染色可能显示淋巴结中存在癌细胞。D2-40免疫组化染色可确定癌细胞在淋巴管内
治疗	无须治疗	无须进行腋窝淋巴结清扫，根据原发肿瘤特征进行治疗
临床意义	无	淋巴结分期为pN0，但有些研究显示其预后较pN0差

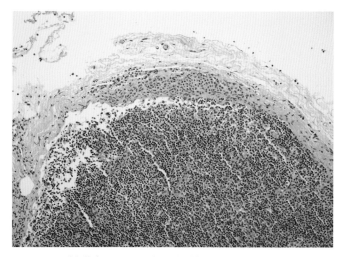

图 9.6.1 **被膜痣** 温和的痣细胞被紧密地包裹在淋巴结被膜中

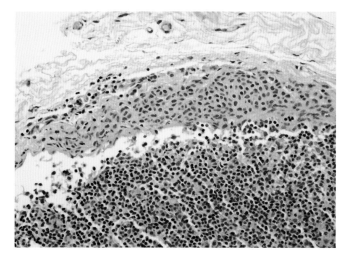

图 9.6.2 **被膜痣** 痣细胞的细胞核稍拉长，细胞边界不清

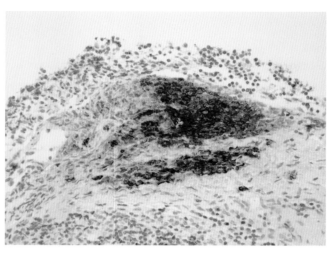

图 9.6.3 **被膜痣** 免疫组化染色显示痣细胞呈S-100蛋白强阳性、细胞角蛋白阴性（未显示）

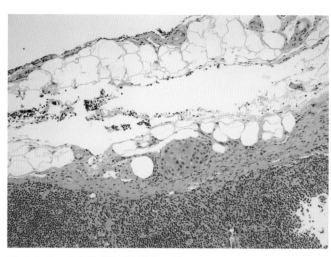

图 9.6.4 **癌细胞累及被膜淋巴管**

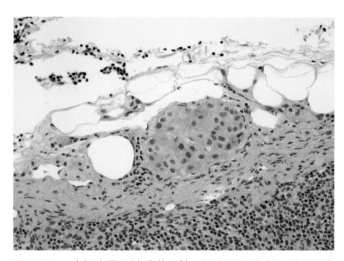

图 9.6.5 **癌细胞累及被膜淋巴管** 细胞边界清晰，不足以诊断为ITC

参考文献

Bleiweiss IJ, Nagi CS, Jaffer S. Axillary sentinel lymph nodes can be falsely positive due to iatrogenic displacement and transport of benign epithelial cells in patients with breast carcinoma. J Clin Oncol. 2006;24:2013–2018.

Carter BA, Jensen RA, Simpson JF, et al. Benign transport of breast epithelium into axillary lymph nodes after biopsy. Am J Clin Pathol. 2000;113:259–265.

Chagpar A, Middleton LP, Sahin AA, et al. Clinical outcome of patients with lymph node-negative breast carcinoma who have sentinel lymph node micrometastases detected by immunohistochemistry. Cancer. 2005;103:1581–1586.

Clare SE, Sener SF, Wilkens W, et al. Prognostic significance of occult lymph node metastases in node-negative breast cancer. Ann Surg Oncol. 1997;4:447–451.

Cronin-Fenton DP, Ries LA, Clegg LX, et al. Rising incidence rates of breast carcinoma with micrometastatic lymph node involvement. J Natl Cancer Inst. 2007;99:1044–1049.

Cserni G, Bianchi S, Vezzosi V, et al. The value of cytokeratin immunohistochemistry in the evaluation of axillary sentinel lymph nodes in patients with lobular breast carcinoma. J Clin Pathol. 2006;59:518–522.

de Mascarel I, MacGrogan G, Picot V, et al. Prognostic significance of immunohistochemically detected breast cancer node metastases in 218 patients. Br J Cancer. 2002;87:70–74.

Diaz NM, Vrcel V, Centeno BA, et al. Modes of benign mechanical transport of breast epithelial cells to axillary lymph nodes. Adv Anat Pathol. 2005;12:7–9.

Edge SB, Byrd, DR, Compton CC, et al., ed. AJCC Cancer Staging Manual. 7th ed. New York: Springer; 2010.

Fineberg S, Rosen PP. Cutaneous angiosarcoma and atypical vascular lesions of the skin and breast after radiation therapy for breast carcinoma. Am J Clin Pathol. 1994;102:757–763.

Fisher ER, Palekar A, Rockette H, et al. Pathologic findings from the National Surgical Adjuvant Breast Project (Protocol No. 4). V. Significance of axillary nodal micro- and macrometastases. Cancer. 1978;42:2032–2038.

Fisher ER, Swamidoss S, Lee CH, et al. Detection and significance of occult axillary node metastases in patients with invasive breast cancer. Cancer. 1978;42:2025–2031.

Giuliano AE, Dale PS, Turner RR, et al. Improved axillary staging of breast cancer with sentinel lymphadenectomy. Ann Surg. 1995;222:394–399; discussion 399–401.

Giuliano AE, Hawes D, Ballman KV, et al. Association of occult metastases in sentinel lymph nodes and bone marrow with survival among women with early-stage invasive breast cancer. JAMA. 2011;306:385–393.

Gobardhan PD, Elias SG, Madsen EV, et al. Prognostic value of micrometastases in sentinel lymph nodes of patients with breast carcinoma: a cohort study. Ann Oncol. 2009;20:41–48.

Huvos AG, Hutter RV, Berg JW. Significance of axillary macrometastases and micrometastases in mammary cancer. Ann Surg. 1971;173:44–46.

Kaufmann M, Morrow M, von Minckwitz G, et al. Locoregional treatment of primary breast cancer: consensus recommendations from an International Expert Panel. Cancer. 2010;116:1184–1191.

Layfield LJ, Mooney E. Heterotopic Epithelium in an Intramammary Lymph Node. Breast J. 2000;6:63–67.

Lyman GH, Giuliano AE, Somerfield MR, et al. American Society of Clinical Oncology guideline recommendations for sentinel lymph node biopsy in early-stage breast cancer. J Clin Oncol. 2005;23:7703–7720.

National Comprehensive Cancer Network (NCCN). NCCN guidelines. In: Journal of the National Comprehensive Cancer Network. Cold Spring Harbor, NY: Harborside Press; 2011.

Pickren JW. Significance of occult metastases. A study of breast cancer. Cancer. 1961;14:1266–1271.

Pugliese MS, Beatty JD, Tickman RJ, et al. Impact and outcomes of routine microstaging of sentinel lymph nodes in breast cancer: significance of the pN0(i+) and pN1mi categories. Ann Surg Oncol. 2009;16:113–120.

Rosen PP, Saigo PE, Braun DW Jr, et al. Occult axillary lymph node metastases from breast cancers with intramammary lymphatic tumor emboli. Am J Surg Pathol. 1982;6:639–641.

Turner RR, Weaver DL, Cserni G, et al. Nodal stage classification for breast carcinoma: improving interobserver reproducibility through standardized histologic criteria and image-based training. J Clin Oncol. 2008;26:258–263.

Weinberg ES, Dickson D, White L, et al. Cytokeratin staining for intraoperative evaluation of sentinel lymph nodes in patients with invasive lobular carcinoma. Am J Surg. 2004;188:419–422.

Wilkinson EJ, Hause LL, Hoffman RG, et al. Occult axillary

lymph node metastases in invasive breast carcinoma: characteristics of the primary tumor and significance of the metastases. Pathol Annu. 1982;17(Pt 2):67–91.

（文亚茹译，李卓、薛丽燕审校）

第九章　前哨淋巴结

第十章

血管病变

	小叶周围毛细血管瘤	血管脂肪瘤
年龄	中年或老年女性	任何年龄
部位	乳腺任何部位	乳腺皮下组织，很少位于乳腺实质
临床表现	为偶然发现	疼痛的皮下结节，可为多发
影像学	无或呈小结节影	无或呈结节影（罕见）
病因学	不明	不明
组织学	1. 边界清楚的薄壁毛细血管增生，可能累及小叶内或小叶外间质（*图 10.1.1*） 2. 累及小叶单位，但不侵犯上皮结构（*图 10.1.2 ~ 10.1.4*） 3. 毛细血管内衬薄的内皮细胞，细胞核小，缺乏异型性（*图 10.1.5*）	1. 病变由成熟的脂肪组织和非浸润性小血管腔混合而成，边界清晰（*图 10.1.6, 10.1.7*） 2. 血管腔可压缩，呈裂隙样（*图 10.1.8*） 3. 脂肪组织是病变的组成成分（*图 10.1.9*） 4. 血管腔衬覆形态温和的内皮细胞，腔内可见透明微血栓（*图 10.1.10*）
特殊检查	无	无
治疗	无须治疗，不需要切除	无须治疗，除非伴疼痛，否则不需要切除
临床意义	无，良性，为偶然发现	无

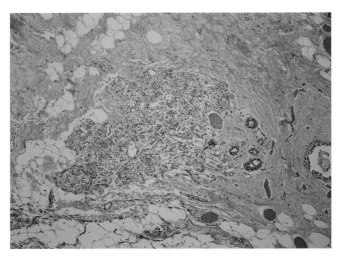

图 10.1.1　**小叶周围毛细血管瘤**　边界清楚的小血管增生，累及1个小叶单位

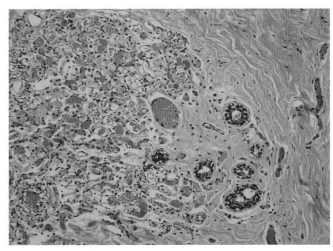

图 10.1.2　**小叶周围毛细血管瘤**　可见病变内的毛细血管，病变可累及小叶内和小叶外间质

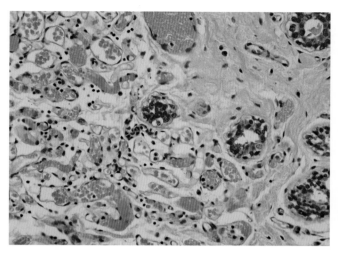

图 10.1.3　**小叶周围毛细血管瘤**　可见病变内的薄壁毛细血管，病变累及小叶单位，但不侵犯上皮结构

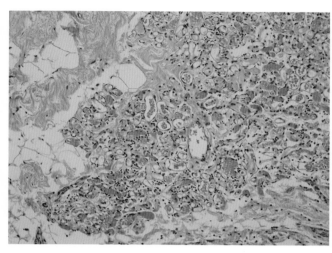

图 10.1.4　**小叶周围毛细血管瘤**　与周围乳腺实质的交界处呈分叶状，累及小叶外间质的区域边界清楚

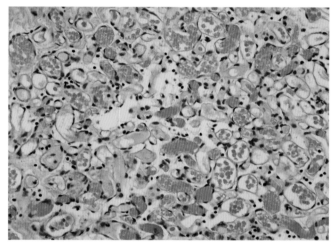

图 10.1.5　**小叶周围毛细血管瘤**　病变内的毛细血管内衬薄的内皮细胞，细胞核小，缺乏异型性

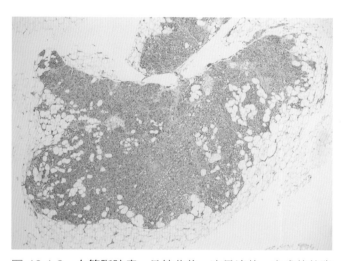

图 10.1.6　**血管脂肪瘤**　呈结节状，边界清楚，由成熟的脂肪组织和非浸润性小血管组成

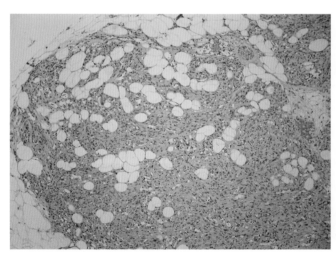

图 10.1.7　**血管脂肪瘤**　血管细小、密集、拥挤

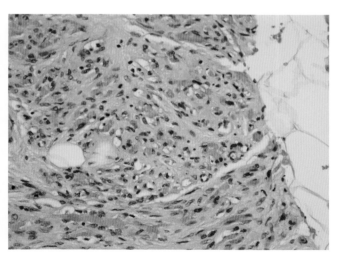

图 10.1.8　**血管脂肪瘤**　小血管腔排列紧密，类似肉芽组织

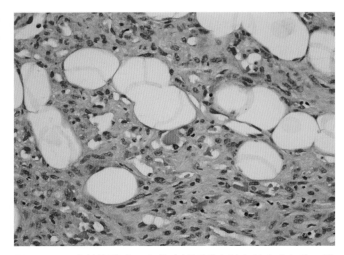

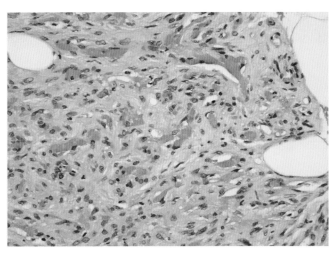

图 10.1.9　**血管脂肪瘤**　血管腔衬覆形态温和的内皮细胞，微血栓常见

图 10.1.10　**血管脂肪瘤**　内皮细胞偶尔呈梭形

	小叶周围毛细血管瘤	不典型血管病变
年龄	中年或老年女性	中老年女性（通常为50~60岁）
部位	乳腺的任何部位	乳房皮肤
临床表现	为偶然发现	放疗后数年（平均为3~4年）出现丘疹或斑块，呈红褐色或粉红色
影像学	无或呈小结节影	可能表现为皮肤增厚
病因学	不明	射线暴露，通常由于乳腺癌治疗
组织学	1. 边界清楚的薄壁毛细血管增生，可能累及小叶内或小叶外间质（*图 10.2.1 ~ 10.2.3*） 2. 累及小叶单位，但不侵犯上皮结构（*图 10.2.1 ~ 10.2.4*） 3. 毛细血管内衬薄的内皮细胞，细胞核小，缺乏异型性（*图 10.2.4, 10.2.5*）	1. 真皮内局限性的常呈楔形的血管病变，血管排列不规则，血管腔局灶扩张，病变可能很不明显（*图 10.2.6, 10.2.7*） 2. 血管腔可呈复杂的分支状，可相互吻合（*图 10.2.8*） 3. 血管腔局限于真皮内，内衬单层的肥胖内皮细胞，细胞核呈鞋钉样、核深染，无核分裂象（*图 10.2.9*） 4. 血管的存在提示浸润性病变；但由于病变总体体积小、边界清楚，支持诊断为不典型血管病变（*图 10.2.7*）
特殊检查	无	与毛细血管瘤相鉴别时无须特殊检查
治疗	无须治疗，不需要切除	不典型血管病变应切除，并保证切缘阴性
临床意义	无，良性，为偶然发现	完全切除后，大多数患者表现为良性临床过程，少数病例报道局部复发或进展为血管肉瘤

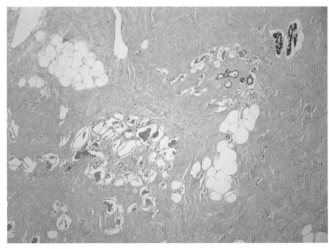

图 10.2.1　**小叶周围毛细血管瘤**　本例表现为扩张的毛细血管不明显增生，病变位于几个相邻小叶单位特化的和周围非特化的结缔组织中

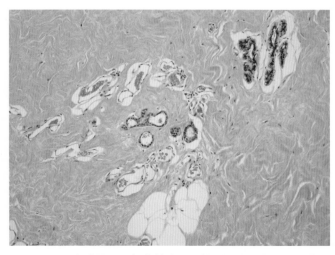

图 10.2.2　**小叶周围毛细血管瘤**　可能累及小叶内和小叶外间质，但整体边界清楚

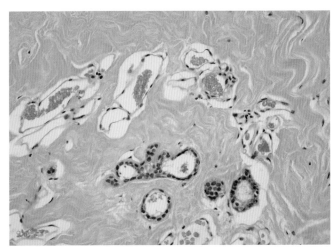

图 10.2.3　**小叶周围毛细血管瘤**　薄壁毛细血管常包绕小叶单位的腺泡，但不侵犯上皮结构

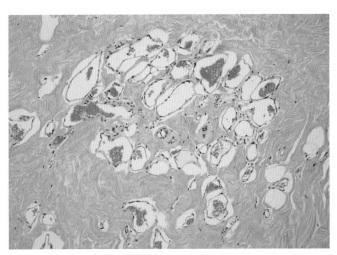

图 10.2.4　**小叶周围毛细血管瘤**　毛细血管内衬薄的内皮细胞，细胞核小，缺乏异型性

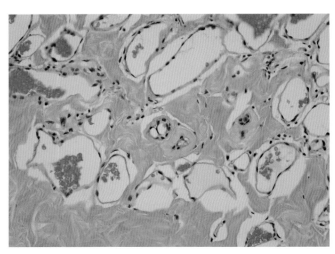

图 10.2.5　**小叶周围毛细血管瘤**　被累及的小叶单位常萎缩

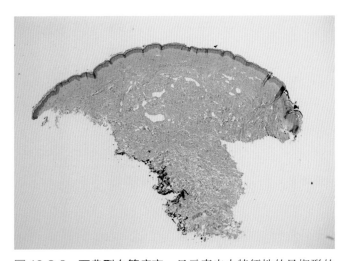

图 10.2.6　**不典型血管病变**　显示真皮内特征性的呈楔形的血管病变，血管排列不规则，局灶血管腔扩张

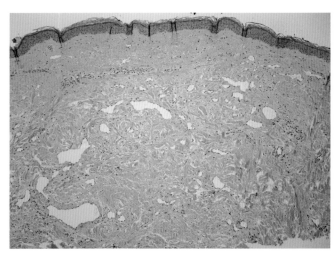

图 10.2.7　**不典型血管病变**　血管排列不规则，不含红细胞，无红细胞外渗

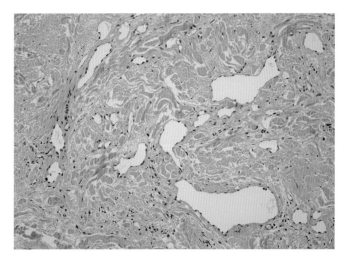

图 10.2.8　**不典型血管病变**　血管腔分布不规则，被小束状真皮胶原分隔

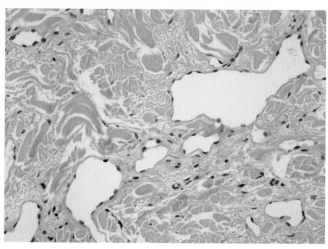

图 10.2.9　**不典型血管病变**　内衬肥胖的内皮细胞,常见细胞核呈鞋钉样、深染,但不存在明显的核不典型性、内皮细胞复层化、核分裂象以及皮下和乳腺实质结构的浸润

	不典型血管病变	低级别组织形态的放射后血管肉瘤
年龄	中老年女性（通常为50~60岁）	50岁以上的女性（约较原发性血管肉瘤患者年长20岁），放疗后2.5~11.5年（中位数4.5年）内确诊；放疗后发生血管肉瘤的风险约为0.3%。
部位	乳房皮肤	乳房皮肤，可侵犯邻近的乳腺实质
临床表现	放疗后数年（平均为3~4年）内出现丘疹或斑块，呈红棕色或粉红色	放疗区域的皮肤可见多灶紫蓝色和红色斑块、丘疹或结节，可进而侵犯邻近的乳腺实质
影像学	皮肤增厚或无异常发现	皮肤增厚或无异常发现；累及乳腺实质的病变表现为边界不清的密度影；MRI检查可能有助于确定病变大小
病因学	射线暴露，通常由于乳腺癌治疗	乳腺癌的放疗
组织学	1. 真皮内局限性的常呈楔形的血管病变，血管排列不规则，局灶血管腔扩张；病变可能很不明显（*图10.3.1*） 2. 血管间隙可呈复杂的分支状，可相互吻合（*图10.3.2，10.3.3*） 3. 血管腔局限于真皮内，内衬单层的肥胖内皮细胞，细胞核呈鞋钉样、核深染，无核分裂象（*图10.3.4*） 4. 血管腔被小束状真皮胶原分隔（*图10.3.4*） 5. 血管的存在提示是浸润性病变；但病变总体积小、边界清楚，支持诊断为不典型血管病变	1. 侵犯真皮和（或）乳腺实质的复杂的、相互吻合的血管（*图10.3.5，10.3.6*） 2. 血管腔边界清楚，内衬有明显细胞核的突向血管腔的内皮细胞（*图10.3.7，10.3.8*） 3. 血管可轻微穿入脂肪组织，类似血管脂肪瘤 4. 在病变周边可能含有不典型血管病变样区域；在核芯针穿刺活检标本中很难将其与不典型血管病变区分开，需要手术切除才能确诊
特殊检查	免疫组化染色显示不表达c-myc，FISH显示缺乏MYC扩增，可据此将其与血管肉瘤区分开，特异性好；免疫组化染色检测ERG的表达可帮助确认此病变的局限程度，但不能将其与血管肉瘤相区分；血管标志物的免疫组化染色不能将其与血管肉瘤区分开	MYC扩增在超过50%的放射后血管肉瘤中存在，但在不典型血管病变中不存在；C-MYC的免疫组化染色结果与FISH检测到的MYC扩增结果几乎100%一致；血管标志物的免疫组化染色不能将其与不典型血管病变相鉴别
治疗	不典型血管病变应手术切除，并保证切缘阴性；当粗针穿刺活检确诊时，一般建议手术切除以排除血管肉瘤	全乳腺切除手术；单纯广泛切除与高复发率相关；放疗和化疗无效
临床意义	完全切除后，大多数患者表现为良性临床过程，少数病例报告局部复发或进展为血管肉瘤；为避免过度手术和不适当的预后评估，将其与血管肉瘤区分开是至关重要的	放射后血管肉瘤，不论级别高低，预后均差，平均生存期为1~2年

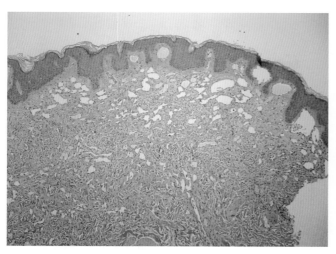

图 10.3.1　**不典型血管病变**　显示真皮中有大量大小不一、杂乱排列的血管腔

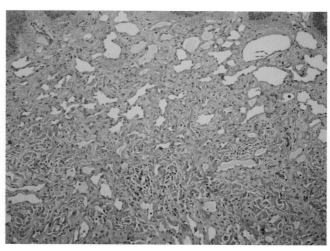

图 10.3.2　**不典型血管病变**　病变中的血管分布不规则，形状各异，但不含红细胞，间质内未见红细胞外渗

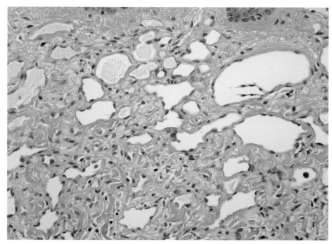

图 10.3.3　**不典型血管病变**　血管腔衬覆肥胖的内皮细胞，呈鞋钉样、深染的细胞核很常见，但未见明显的核不典型性、内皮细胞复层化、核分裂象以及皮下和乳腺实质结构的浸润

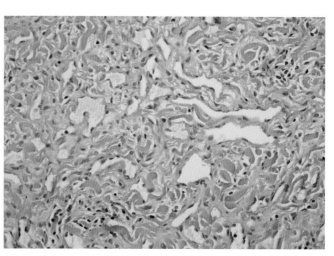

图 10.3.4　**不典型血管病变**　小束状真皮胶原散在分布于不规则排列的血管腔之间

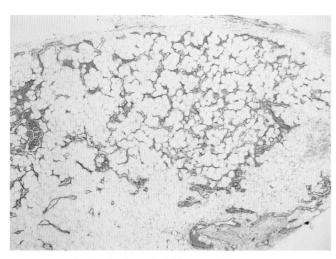

图 10.3.5　**低级别组织形态的放射后血管肉瘤**　可见杂乱排列、相互吻合的血管浸润脂肪

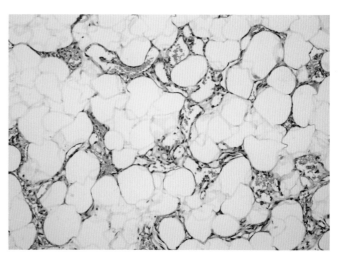

图 10.3.6　**低级别组织形态的放射后血管肉瘤**　扩张的、相互吻合的血管腔内可见红细胞

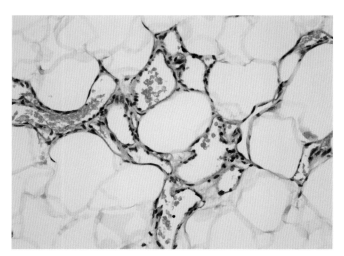 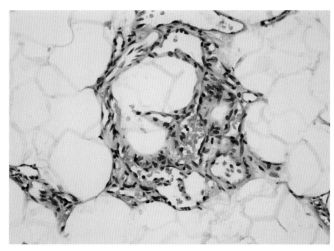

图 10.3.7　**低级别组织形态的放射后血管肉瘤**　血管腔内衬肥胖的内皮细胞，细胞核深染，突向管腔

图 10.3.8　**低级别组织形态的放射后血管肉瘤**　内衬单层、体积增大的内皮细胞，无簇状生长或核分裂象

	原发性血管肉瘤	放射后血管肉瘤
年龄	17～70岁之间的女性（中位年龄为38岁）	50岁以上的女性（约较原发性血管肉瘤患者年长20岁），放疗后2.5～11.5年（中位数4.5年）内确诊；放疗后发生血管肉瘤的风险约为0.3%
部位	乳腺或乳房皮肤	乳房皮肤，可侵犯邻近的乳腺实质
临床表现	孤立、无痛性肿块（直径通常大于5 cm），为深部病变，可能没有外部体征或症状	放疗区域的皮肤可见多灶紫蓝色和红色斑块、丘疹或结节，可进而侵犯邻近的乳腺实质
影像学	乳腺实质内可见无微小钙化灶的结构紊乱区或大的界限不清的结节影，MRI检查可能有助于确定病变大小	皮肤增厚或无异常发现；累及乳腺实质的病变表现为边界不清的密度影，MRI检查可能有助于确定病变大小
病因学	不明，散发	乳腺癌的放疗
组织学	1. 组织学表现为分化良好、伴有明显血管形成的病变，可以是实性、分化差的肿瘤；单个病变中可出现不同分化程度的各种组织学表现（*图10.4.1～10.4.4*） 2. 分化良好的区域显示复杂的、吻合的血管浸润真皮和（或）乳腺实质（*图10.4.1，10.4.2*） 3. 血管腔边界清晰，衬覆细胞具有明显的、突向腔内的细胞核（*图10.4.3，10.4.4*） 4. 内皮细胞簇很轻微，无乳头状结构形成（*图10.4.4*） 5. 可穿入脂肪组织，形态类似血管脂肪瘤（*图10.4.2*） 6. 无论是原发性还是放射后的血管肉瘤，分化较差的血管肉瘤均可见明显恶性、核分裂象活跃的细胞形成明显的内皮细胞簇、乳头状结构或复层增生 7. 无论是原发还是放射后的血管肉瘤，实性或梭形细胞灶、血湖、坏死和血管分化不明显均是分化差的血管肉瘤的特征性改变	1. 组织学表现可以是分化良好、伴有明显血管形成的病变，也可以是实性、分化差的肿瘤；单个病变中可以出现不同分化程度的各种组织学表现；大部分放射后的血管肉瘤都是高级别的（*图10.4.5～10.4.9*） 2. 分化良好的区域显示复杂的、吻合的血管浸润真皮和（或）乳腺实质；血管腔边界清晰，衬覆细胞具有明显的、突向腔内的细胞核；内皮细胞簇很轻微，无乳头状结构形成；可穿入脂肪组织，形态类似血管脂肪瘤 3. 分化较差的类型可见明显的内皮细胞簇、乳头状结构形成或明显恶性、核分裂活跃的细胞呈复层增生（*图10.4.7～10.4.9*） 4. 实性或梭形细胞灶、血湖和坏死是低分化血管肉瘤的特征，部分病例可能观察不到血管分化的证据 5. 数量不等的裂隙状腔隙，含有管腔内红细胞、红细胞外渗或间质出血形成血湖，是低分化病变的典型表现，但并不是都出现（*图10.4.8，10.4.9*） 6. 红细胞外渗明显（*图10.4.8*）
特殊检查	MYC扩增频率低于放射后血管肉瘤，c-myc免疫组化染色结果与FISH检测的MYC扩增几乎100%一致；血管标志物的免疫组化染色有助于诊断有限或缺乏血管形成区域的低分化肿瘤	超过50%的放射后血管肉瘤和一部分非放射相关性血管肉瘤存在MYC扩增，c-myc免疫组化染色结果与FISH检测到的MYC扩增几乎100%一致；血管标志物的免疫组化染色有助于诊断有限或缺乏血管形成区域的低分化肿瘤
治疗	全乳切除术；仅扩大切除与高复发率相关；放疗和化疗无效	全乳切除术；仅扩大切除与高复发率相关；放疗和化疗无效
临床意义	原发性血管肉瘤，不论级别高低，预后均差，平均生存期为1～2年	放射后血管肉瘤，不论级别高低，预后均差，平均生存期为1～2年

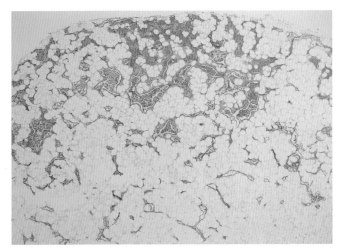

图 10.4.1　**原发性血管肉瘤**　显示弥漫性浸润的脂肪组织

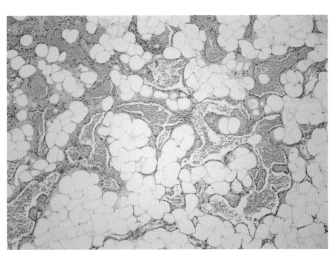

图 10.4.2　**原发性血管肉瘤**　复杂、相互吻合、充满红细胞的扩张血管腔是放射后血管肉瘤的特征性表现

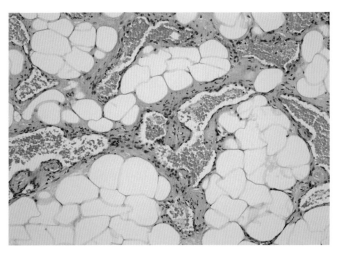

图 10.4.3　**原发性血管肉瘤**　血管腔衬覆单层内皮细胞，细胞不成簇

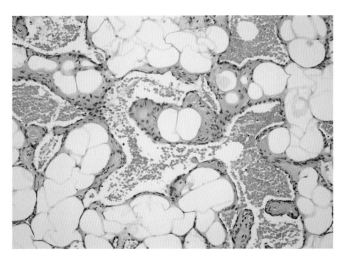

图 10.4.4　**原发性血管肉瘤**　血管肉瘤中相互吻合的血管腔隙浸润脂肪组织

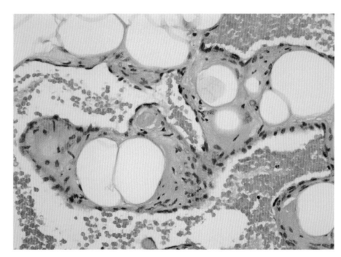

图 10.4.5　**放射后血管肉瘤**　可见肥胖的细胞核突入血管腔

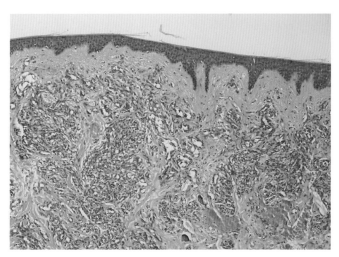

图 10.4.6　**放射后血管肉瘤**　本例中可见血管腔衬覆多层细胞，细胞核增大、具有多形性；注意血湖形成

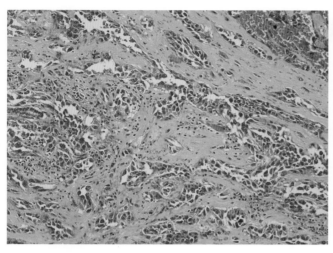

图 10.4.7 **放射后血管肉瘤** 红细胞外渗是低级别血管肉瘤的常见表现

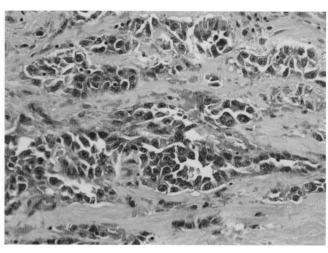

图 10.4.8 **放射后血管肉瘤** 在一些血管肉瘤中，恶性内皮细胞的多层结构可能类似实性生长

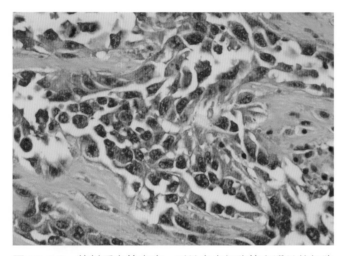

图 10.4.9 **放射后血管肉瘤** 可见内皮细胞簇和明显的细胞核多形性

	上皮样血管肉瘤	低分化浸润性乳腺癌
年龄	50岁以上的女性（约比原发性血管肉瘤患者年长20岁），多数发生在放疗后2.5~11.5年（中位数为4.5年）内	成年女性，通常是中年或老年人
部位	乳房皮肤，常延伸至邻近的乳腺实质，可能是广泛的	乳腺的任何部位
临床表现	放疗区域的皮肤可见多灶紫蓝色和红色斑块、丘疹或结节，经常累及邻近的乳腺实质；几乎仅见于有放疗史的患者	乳腺钼靶检查发现肿块，常为间隔癌或可触及肿块
影像学	皮肤增厚或无异常表现；累及下方乳腺实质的会有相关的边界不清的密度影；MRI检查有助于确定肿瘤大小	乳腺钼靶检查显示边缘毛刺状的实性肿块；在超声检查中肿块的高大于宽，边界不清
病因学	乳腺癌的放疗	不明
组织学	1. 低分化的浸润性肿瘤，细胞边界不清，实性生长方式和上皮样形态类似低分化癌（*图10.5.1~10.5.4*） 2. 肿瘤细胞的细胞核深染，核分裂象易见，可见病理性核分裂（*图10.5.4*） 3. 上皮样内皮细胞可见丰富的嗜双色到嗜酸性细胞质和大的泡状核（*图10.5.4*） 4. 当病变侵犯乳腺实质时，可见肿瘤呈实性岛状浸润周围组织或破坏小叶结构（*图10.5.3*） 5. 常缺乏血管腔、血湖或含有渗出红细胞的裂隙状腔隙（*图10.5.3，10.5.4*） 6. 免疫组化染色可能是显示血管分化的重要辅助手段（*图10.5.5~10.5.8*）	1. 组织学分级较高的非特殊型乳腺浸润性癌（*图10.5.9~10.5.11*） 2. 呈无腺腔形成的实性生长方式（*图10.5.10*） 3. 细胞核大且多形性显著（*图10.5.11*） 4. 核分裂活跃（*图10.5.11*）
特殊检查	超过50%的放射后血管肉瘤存在MYC扩增；c-myc免疫组化染色结果与FISH检测到的MYC扩增几乎100%一致；由于低分化的血管肉瘤可能仅表达有限的内皮细胞标志物，因此经常需要使用一组标志物（Ⅷ因子、CD31、CD34、D2-40和FLI-1）染色，有报道称，细胞角蛋白（CAM5.2和AEL/AE3）和EMA在上皮样血管肉瘤中的表达可高达50%，易误诊为癌	可通过强而弥漫的细胞角蛋白表达与血管肉瘤相鉴别；部分病例可能不表达CK7和（或）GATA3；常为三阴性（ER⁻、PR⁻、HER2⁻）；不表达内皮细胞标志物
治疗	全乳切除术；仅广泛切除与高复发率相关；放疗和化疗无效	新辅助化疗后进行肿物切除术或乳房切除术及腋窝淋巴结评估；进行（或不进行）放疗
临床意义	放疗后的上皮样血管肉瘤，不论级别高低，预后均差，平均生存期为1~2年	复发率大约为35%，大多数发生在诊断后的5年内

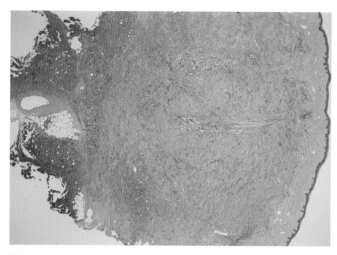

图 10.5.1　**上皮样血管肉瘤**　实性肿瘤成分侵犯皮肤和邻近的乳腺实质

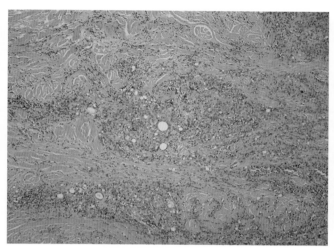

图 10.5.2　**上皮样血管肉瘤**　浸润真皮胶原，缺乏明显的血管形成区

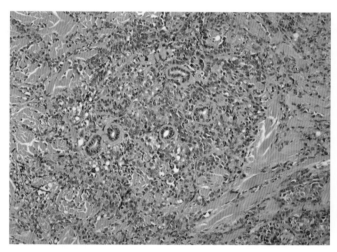

图 10.5.3　**上皮样血管肉瘤**　小叶单位和邻近的非特化的纤维结缔组织被上皮样血管肉瘤浸润

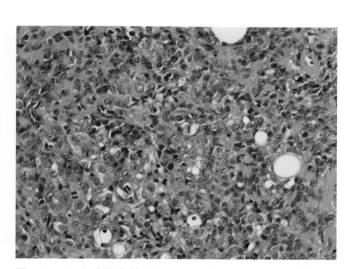

图 10.5.4　**上皮样血管肉瘤**　恶性肿瘤细胞呈实性生长，具有恶性上皮的细胞学特征，核分裂象多见

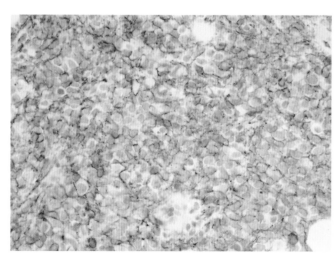

图 10.5.5　**上皮样血管肉瘤**　免疫组化染色显示上皮样血管肉瘤肿瘤细胞膜呈CD31强阳性

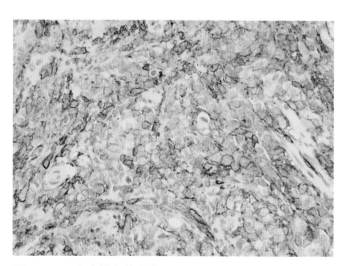

图 10.5.6　**上皮样血管肉瘤**　肿瘤细胞膜呈CD34强阳性

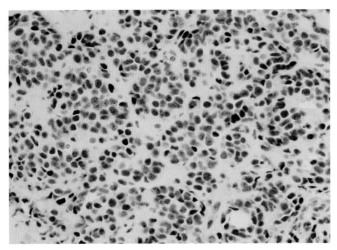

图 10.5.7　**上皮样血管肉瘤**　FLI-1（核表达）是上皮样血管肉瘤的敏感标志物

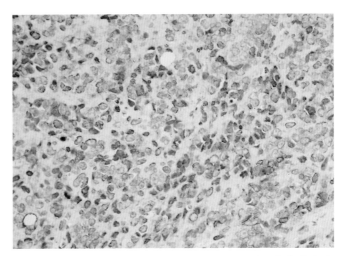

图 10.5.8　**上皮样血管肉瘤**　D2-40在上皮样血管肉瘤中为细胞质表达

图 10.5.9　**低分化浸润性乳腺癌**　非特殊型，显示实性恶性上皮细胞巢

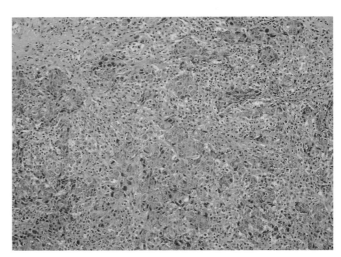

图 10.5.10　**低分化浸润性乳腺癌**　非特殊型，显示较高的组织学分级

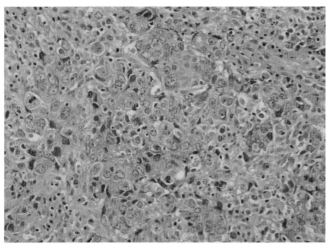

图 10.5.11　**低分化浸润性乳腺癌**　恶性上皮细胞巢和核分裂象多见是具有高组织学分级的非特殊型乳腺浸润性癌的特征性表现

参考文献

Billings SD, McKenney JK, Folpe AL, et al. Cutaneous angiosarcoma following breast-conserving surgery and radiation: an analysis of 27 cases. Am J Surg Pathol. 2004;28:781–788.

Brenn T, Fletcher CD. Postradiation vascular proliferations: an increasing problem. Histopathology. 2006;48:106–114.

Brenn T, Fletcher CD. Radiation-associated cutaneous atypical vascular lesions and angiosarcoma: clinicopathologic analysis of 42 cases. Am J Surg Pathol. 2005;29:983–996.

Fineberg S, Rosen PP. Cutaneous angiosarcoma and atypical vascular lesions of the skin and breast after radiation therapy for breast carcinoma. Am J Clin Pathol. 1994;102:757–763.

Folpe AL, Chand EM, Goldblum JR, et al. Expression of Fli-1, a nuclear transcription factor, distinguishes vascular neoplasms from potential mimics. Am J Surg Pathol. 2001;25:1061–1066.

Kryvenko ON, Chitale DA, VanEgmond EM, et al. Angiolipoma of the female breast: clinicomorphological correlation of 52 cases. Int J Surg Pathol. 2011;19:35–43.

Lakhani SR, Ellis IO, Schnitt SJ, et al., ed. WHO Classification of Tumors of the Breast. 4 ed. Lyon: IARC; 2012.

Lucas DR. Angiosarcoma, radiation-associated angiosarcoma, and atypical vascular lesion. Archiv Pathol Lab Med. 2009;133:1804–1809.

Monroe AT, Feigenberg SJ, Mendenhall NP. Angiosarcoma after breast-conserving therapy. Cancer. 2003;97:1832–1840.

Nascimento AF, Raut CP, Fletcher CD. Primary angiosarcoma of the breast: clinicopathologic analysis of 49 cases, suggesting that grade is not prognostic. Am J Surg Pathol. 2008;32:1896–1904.

Patton KT, Deyrup AT, Weiss SW. Atypical vascular lesions after surgery and radiation of the breast: a clinicopathologic study of 32 cases analyzing histologic heterogeneity and association with angiosarcoma. Am J Surg Pathol. 2008;32:943–950.

Requena L, Kutzner H, Mentzel T, et al. Benign vascular proliferations in irradiated skin. Am J Surg Pathol. 2002;26:328–37.

Rosen PP, Kimmel M, Ernsberger D. Mammary angiosarcoma. The prognostic significance of tumor differentiation. Cancer. 1988;62:2145–2151.

Rosen PP, Ridolfi RL. The perilobular hemangioma. A benign microscopic vascular lesion of the breast. Am J Clin Pathol. 1977;68:21–23.

Schnitt SJ. Angiosarcoma of the mammary skin following conservative surgery and radiation therapy for breast cancer. Pathol Case Rev. 1999;4:194–198.

Vorburger SA, Xing Y, Hunt KK, et al. Angiosarcoma of the breast. Cancer. 2005;104:2682–2688.

Yap J, Chuba PJ, Thomas R, et al. Sarcoma as a second malignancy after treatment for breast cancer. Int J Radiat Oncol Biol Phys. 2002;52:1231–1237.

（杨召阳译，杜强、薛丽燕审校）

第十一章
男性乳腺

	旺炽型男性乳腺发育	男性乳腺发育中的导管上皮非典型增生（ADH）
年龄	青春期男性及 50~70 岁的男性，新生儿（罕见）	18 岁以上的成年男性
部位	单侧或双侧，中央区和乳晕后	中央区，乳晕后
临床表现	单侧或双侧乳腺肿块	在男性长期乳腺发育患者的乳腺标本中罕见发现
影像学	乳腺钼靶检查显示结节状密度影；超声检查显示平行于胸壁的无血管、低回声结节状或界限不清的密度影，无后方回声增强或声影	乳腺钼靶检查显示结节状密度影；超声检查显示平行于胸壁的无血管、低回声结节状或界限不清的密度影，无后方回声增强或声影
病因学	相对或绝对雌激素过量：①因治疗前列腺癌应用雌激素；②肿瘤（如 Leydig 细胞瘤）产生内源性雌激素；③雄激素转化为雌激素的芳香化作用增强（如酒精性肝硬化、肥胖和衰老）；④雄激素与雌激素比例失调（肝硬化、肾衰竭、青春期、衰老、同化激素）；⑤降低雄激素作用的药物，包括非法药物；⑥男性婴儿短暂暴露于母体激素	不明；通常与男性乳腺发育有关，但是导致男性在乳腺发育中发生 ADH 的病因尚不清楚
组织学	1. 乳腺纤维间质中导管增多伴导管周围水肿和黏液样间质 *（图 11.1.1）* 2. 导管上皮增生，伴有细的顶端膨大的微乳头结构，后者由细胞质稀少、细胞核固缩的细胞构成 *（图 11.1.1 ~ 11.1.3）* 3. 微乳头看起来更像黏附在下方管腔上皮，而不像从基底膜直接生发出来 *（图 11.1.3，11.1.4）* 4. 细胞之间的排列不规则，细胞边界不清 *（图 11.1.4）* 5. 间质常与假性血管瘤样间质增生相似	1. 导管被形态一致且温和的细胞增生部分累及；部分受累对诊断至关重要，因为男性乳腺组织中（通常）不存在小叶单位 *（图 11.1.5，11.1.6）* 2. 细胞分布均匀，二级腺腔僵硬，伴微小菊形团形成 *（图 11.1.6 ~ 11.1.8）* 3. 残存的极性正常的上皮存在于部分导管的外周 *（图 11.1.8）*
特殊检查	无	无
治疗	无须治疗，通常会自行消退；如果影响外观可切除	乳腺全切
临床意义	无，没有发展为癌的风险	由于罕见，临床意义尚不清楚，但是乳腺切除术是有效且常用的治疗方法

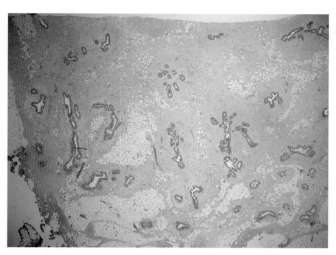

图 11.1.1 **旺炽型男性乳腺发育** 许多导管因上皮细胞增生而扩大，并被致密的间质包绕

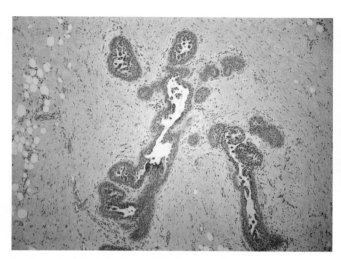

图 11.1.2 **旺炽型男性乳腺发育** 显示大量的微乳头

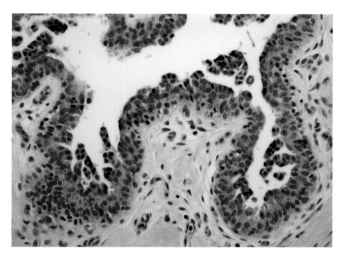

图 11.1.3 **旺炽型男性乳腺发育** 微乳头细、顶端膨大，由细胞核固缩的细胞组成

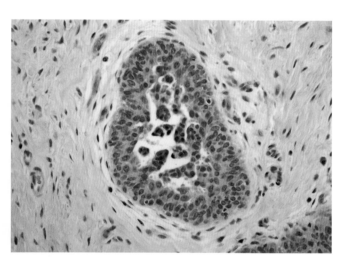

图 11.1.4 **旺炽型男性乳腺发育** 微乳头看起来更像黏附在管腔上皮上而不像从基底膜直接生发出来

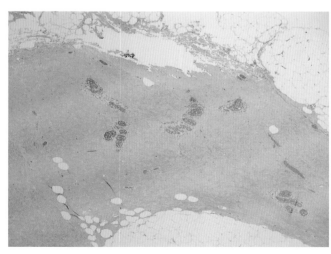

图 11.1.5 **男性乳腺发育中的非典型导管上皮增生（ＡＤＨ）** 图中几个导管因上皮细胞增生而扩大

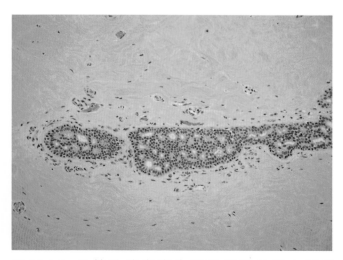

图 11.1.6 **男性乳腺发育中的非典型导管上皮增生（ＡＤＨ）** 存在细胞一致性和僵硬的二级腺腔，在本例中，一些二级腺腔呈裂隙状，并可见存在于外周的正常细胞群

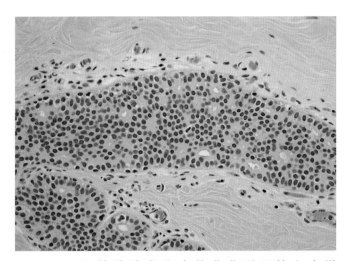

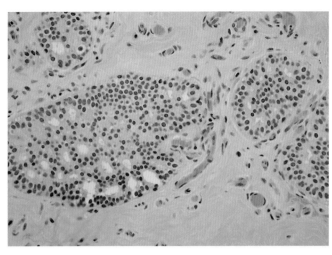

图 11.1.7　男 性 乳 腺 发 育 中 的 非 典 型 导 管 上 皮 增 生（ＡＤＨ）　存在一些不规则的二级腺腔和残留的正常上皮

图 11.1.8　男 性 乳 腺 发 育 中 的 非 典 型 导 管 上 皮 增 生（ＡＤＨ）　虽然存在一些微小菊形团，但其他的二级腺腔是不规则的

	ADH	低级别导管原味癌（DCIS）
年龄	18 岁以上的成年男性	成年男性
部位	中央区，乳晕后	中央区，乳晕后
临床表现	为长期乳腺发育的男性患者的乳腺标本中的罕见发现	为长期乳腺发育的男性患者的乳腺标本中的罕见发现；可触及的乳腺肿块或血性乳头溢液更为罕见
影像学	与男性乳腺发育表现的相同；乳腺钼靶检查显示结节状密度影；超声检查显示平行于胸壁的无血管、低回声结节状或界限不清的密度影，无后方回声增强或声影	没有足以与男性乳腺发育相区分的特异表现；乳腺钼靶显示结节状密度影；超声检查显示平行于胸壁的无血管、低回声结节状或界限不清的密度影，无后方回声增强或声影；罕见伴有钙化
病因学	不明；通常与男性乳腺发育有关，但是导致男性乳腺发育中发生 ADH 的病因尚不清楚	不明
组织学	1. 导管被形态一致且温和的细胞增生部分累及；部分受累对诊断至关重要，因为男性乳腺组织中（通常）不存在小叶单位（图 11.2.1～11.2.4） 2. 细胞分布均匀，二级腺腔僵硬，伴微小菊形团形成，但不规则的二级腺腔仍保留（图 11.2.3） 3. 残余的极性正常的上皮存在于部分导管的外周（图 11.2.4）	1. 范围较广泛；多个导管因形态一致的上皮细胞增生而扩张和变形（图 11.2.5） 2. 通常为低级别或中级别，常为伴有微小菊形团形成的实性生长方式（图 11.2.6～11.2.8）
特殊检查	无	与女性的 DCIS 相同，应进行激素受体状态的免疫组化评估
治疗	乳腺全切术	乳腺全切术
临床意义	由于罕见，临床意义尚不清楚，但是，乳腺切除术是有效且常用的治疗方法	乳腺全切术可以治愈

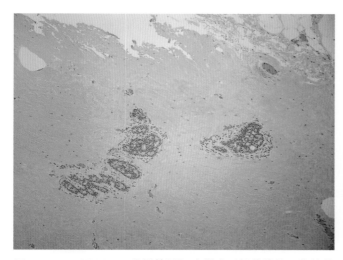

图 11.2.1　ADH　一些导管因细胞增殖而部分扩张，伴筛状结构

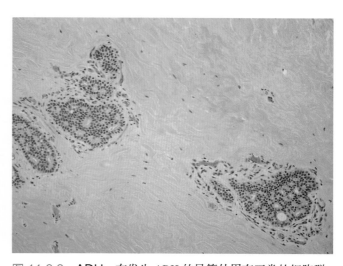

图 11.2.2　ADH　在发生 ADH 的导管外周有正常的细胞群

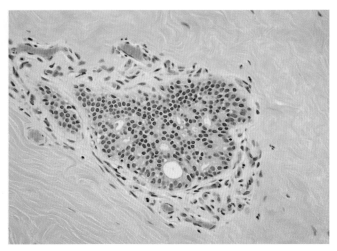

图 11.2.3 **ADH** 部分腺腔的腔缘整齐，部分形态不规则，支持 ADH 的诊断

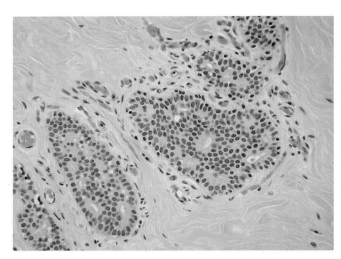

图 11.2.4 **ADH** 在本例中，导管中央可见形态温和、一致的细胞群；注意外周极性正常的细胞和一些不规则的二级腺腔

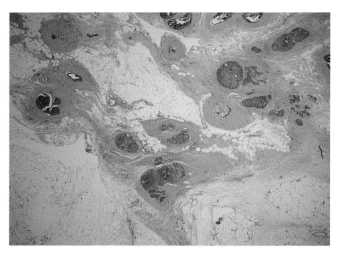

图 11.2.5 **低级别导管原位癌（DCIS）** 在本例中，导管因上皮细胞增生而严重扭曲

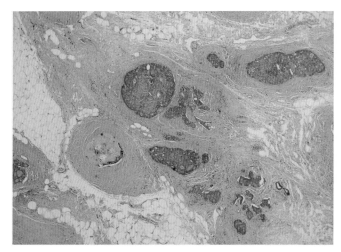

图 11.2.6 **低级别导管原位癌（DCIS）** 上皮增生导致导管扩张，呈实性生长方式

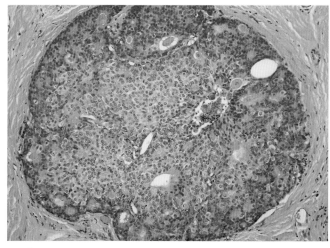

图 11.2.7 **低级别导管原位癌（DCIS）** 尽管存在不规则的二级腺腔，但根据细胞增殖程度和一致性应诊断为 DCIS

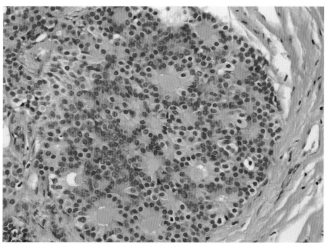

图 11.2.8 **低级别导管原位癌（DCIS）** 在本例中可见典型的微小菊形团结构

	乳头状瘤中的实体型 DCIS	伴结节状生长方式的浸润性乳腺癌（提示起源于乳头状瘤）
年龄	成年男性	成年男性
部位	中央区，乳晕后	中央区，乳晕后
临床表现	最常见的是可触及的乳晕下结节	最常见的是可触及的、坚实的、不规则的乳晕下结节
影像学	结节状密度影；超声检查显示不规则肿块，伴有微分叶状边缘	乳腺钼靶检查可见不规则的乳晕下肿块伴有毛刺或界限不清；超声检查显示不规则肿块，伴有微分叶状边缘
病因学	不明	不明
组织学	1. 由实性、均匀一致的增生上皮细胞构成边界清楚的囊内结节（*图 11.3.1*） 2. 纤维血管轴心可能不明显（*图 11.3.2*） 3. 残留的导管壁被覆上皮可能不明显（*图 11.3.3*） 4. 肿瘤性增生的细胞通常具有低级别或中级别的细胞核（*图 11.3.4*） 5. 肿瘤细胞呈线性排列，周围伴有含铁血黄素沉积，可能类似间质浸润（*图 11.3.4*）	1. 膨胀性肿块，伴有延伸到脂肪中的结节（*图 11.3.5 ～ 11.3.7*） 2. 缺乏纤维性导管壁（*图 11.3.6*） 3. 肿瘤呈实性生长方式，细胞核为中级别或高级别（*图 11.3.7*）
特殊检查	无，肌上皮细胞的存在可能有助于显示纤维血管轴心或残余的导管上皮，但肌上皮缺失不等于浸润性癌	与女性乳腺癌相同，对激素受体和 HER2 状态进行评估是必要的（*图 11.3.8*）
治疗	乳腺全切术	乳腺切除术、前哨淋巴结清扫和化疗（取决于分期和辅助检查结果）
临床意义	乳腺全切术可以治愈	生存率基于分期，与女性浸润性乳腺癌患者相似

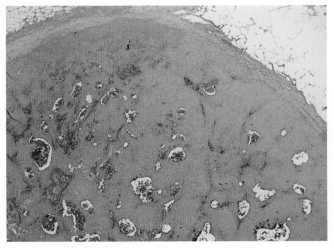

图 11.3.1　**乳头状瘤中的实体型 DCIS**　肿瘤边界清晰，可见纤维血管轴心

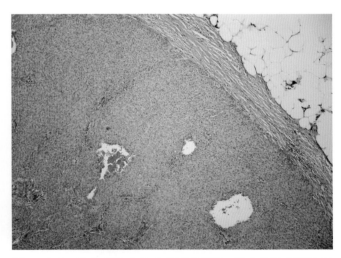

图 11.3.2　**乳头状瘤中的实体型 DCIS**　增生的肿瘤细胞仅局限于导管内乳头状瘤中，边界清晰，外周可见纤维性导管壁包裹

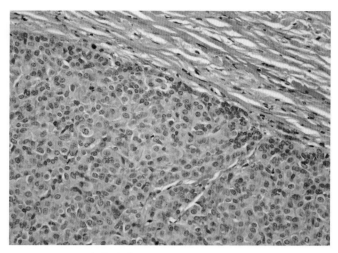

图 11.3.3　**乳头状瘤中的实体型 DCIS**　低级别的细胞核是其特征

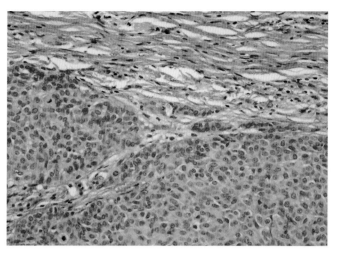

图 11.3.4　**乳头状瘤中的实体型 DCIS**　一些肿瘤细胞巢存在于纤维囊壁中，伴有含铁血黄素沉积，呈线性排列，提示为陷入纤维间质中而非浸润性生长

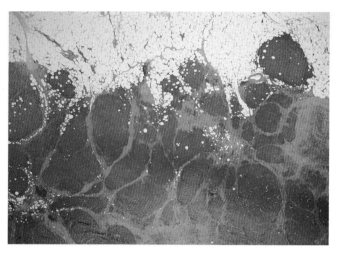

图 11.3.5　**伴结节状生长方式的浸润性乳腺癌（非特殊型）**　在本例中，浸润性癌的膨胀性结节与相邻脂肪组织边界不清

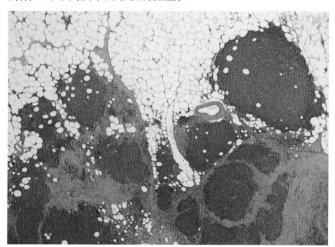

图 11.3.6　**伴结节状生长方式的浸润性乳腺癌（非特殊型）**　多个浸润性癌巢伸入脂肪

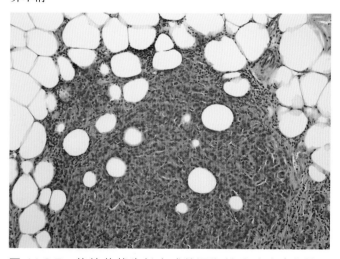

图 11.3.7　**伴结节状生长方式的浸润性乳腺癌（非特殊型）**　男性浸润性乳腺癌应用改良的诺丁汉分级系统进行分级，本例的组织学分级为中级（2级）

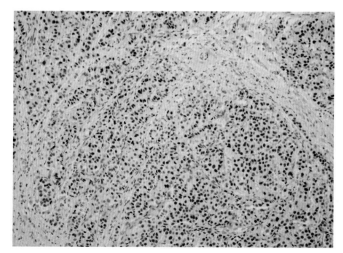

图 11.3.8　**伴结节状生长方式的浸润性乳腺癌（非特殊型）**　如本例所示，超过 90％ 的男性乳腺癌显示特征性的雌激素受体的强表达，所有男性浸润性乳腺癌均应进行激素受体分析和 HER2 评价

第十一章 男性乳腺

参考文献

Anderson WF, Devesa SS. In situ male breast carcinoma in the surveillance, epidemiology, and end results database of the National Cancer Institute. Cancer. 2005;104:1733–1741.

Bannayan GA, Hajdu SI. Gynecomastia: clinicopathologic study of 351 cases. Am J Clin Pathol. 1972;57:431–437.

Camus MG, Joshi MG, Mackarem G, et al. Ductal carcinoma in situ of the male breast. Cancer. 1994;74:1289–1293.

Hittmair AP, Lininger RA, Tavassoli FA. Ductal carcinoma in situ (DCIS) in the male breast: a morphologic study of 84 cases of pure DCIS and 30 cases of DCIS associated with invasive carcinoma–a preliminary report. Cancer. 1998;83:2139–2149.

Joshi MG, Lee AK, Loda M, et al. Male breast carcinoma: an evaluation of prognostic factors contributing to a poorer outcome. Cancer. 1996;77:490–498.

Lapid O, Jolink F, Meijer SL. Pathological findings in gynecomastia: analysis of 5113 breasts. Ann Plast Surg. 2013;74(2):163–166.

Pant K, Dutta U. Understanding and management of male breast cancer: a critical review. Med Oncol. 2008;25:294–298.

（方庆译，杜强、薛丽燕审校）

Index
索引

注：数字后加字母"f"指该页面显示的图片

（方庆译，杜强、薛丽燕审校）